COURS

SUR LES GÉNÉRALITÉS

DE LA

MÉDECINE PRATIQUE,

ET SUR LA

PHILOSOPHIE DE LA MÉDECINE,

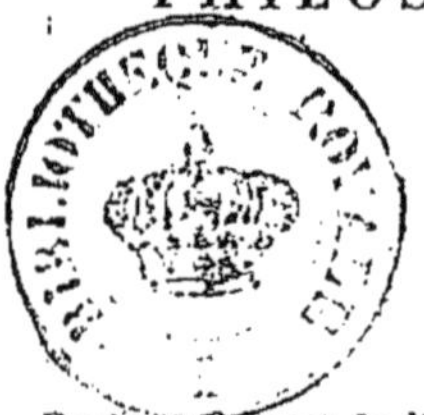

PAR

J. J. LEROUX,

Docteur-Régent de l'ancienne Faculté de médecine de Paris, ancien Doyen et ancien Professeur de clinique interne de la Faculté de médecine actuelle, Membre titulaire de l'Académie royale de médecine, Membre du Cercle médical, du Conseil de salubrité et de plusieurs Sociétés savantes ; Chevalier de la Légion-d'Honneur.

Cet ouvrage paraîtra par cahier de six feuilles, le 1er de chaque mois, à partir du 1er juin 1825 ; ce qui fera trois volumes par an, de chacun 24 feuilles.

L'ouvrage sera divisé par leçons, telles que l'auteur devait les faire dans l'amphithéâtre de la Clinique interne.

La pagination se suivra de manière qu'on pourra réunir 4 cahiers pour faire un volume.

CONDITIONS DE LA SOUSCRIPTION.

Le prix de la souscription par cahier pour Paris sera de.................................. 1 fr. 50 cent.

Par la poste.......................... 1 80

Il suffit de s'inscrire pour être souscripteur. On paiera en recevant chaque livraison.

On souscrit à Paris,

Chez MÉQUIGNON père, libraire de la Faculté de médecine, rue de l'École de Médecine, n° 7.

BÉCHET jeune, libraire de l'Académie royale de médecine, place de l'École de médecine, n° 4.

CROULLEBOIS, libraire, rue Pierre-Sarrasin, n° 14.

GABON, libraire, rue de l'École de médecine, n° 10.

Mme HUZARD, imprimeur-libraire, rue de l'Éperon, n° 7.

CREVOT, libraire, rue de l'École de médecine, n° 3.

Au Secrétariat de l'Académie royale de médecine, rue de Poitiers, n° 8.

Et chez les principaux libraires des départemens et de l'étranger.

DE L'IMPRIMERIE DE DIDOT LE JEUNE,
rue des Maçons-Sorbonne, n° 13.

COURS
SUR LES GÉNÉRALITÉS
DE LA
MÉDECINE PRATIQUE,
ET SUR LA
PHILOSOPHIE DE LA MÉDECINE.

COURS

SUR LES GÉNÉRALITÉS

DE LA

MÉDECINE PRATIQUE,

ET SUR LA

PHILOSOPHIE DE LA MÉDECINE,

PAR

J. J. LEROUX,

Docteur-Régent de l'ancienne Faculté de médecine de Paris, ancien Doyen et ancien Professeur de clinique interne de la Faculté de médecine actuelle, Membre titulaire de l'Académie royale de médecine, Membre du Cercle médical, du Conseil de salubrité et de plusieurs Sociétés savantes; Chevalier de la Légion-d'Honneur.

TOME PREMIER.

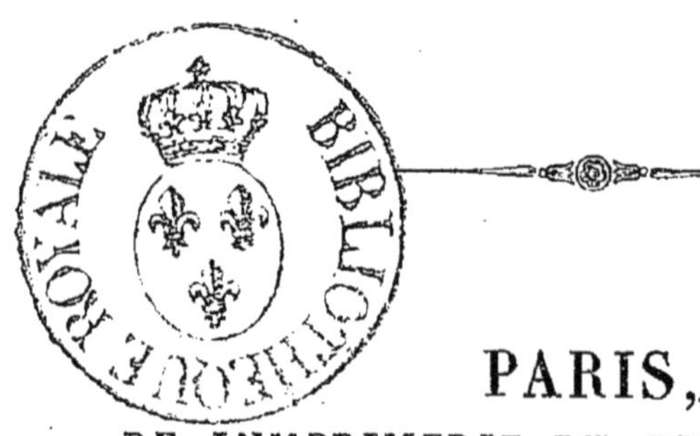

PARIS,
DE L'IMPRIMERIE DE DIDOT LE JEUNE.
IMPRIMEUR DE LA FACULTÉ DE MÉDECINE.
RUE DES MAÇONS-SORBONNE, N° 13.

1825.

AUX

ANCIENS ÉLÈVES

DE LA CLINIQUE INTERNE DE LA FACULTÉ DE MÉDECINE DE PARIS.

ET

AUX MEMBRES

DE LA SOCIÉTÉ D'INSTRUCTION MÉDICALE.

LEUR AMI.

J. J. LEROUX.

AVANT-PROPOS.

Si j'entreprenais de faire un traité de médecine, de présenter une théorie nouvelle, ou, plus encore, d'établir un système, la raison me dirait que ce n'est point quand on est presque octogénaire qu'on doit commencer à prendre rang parmi les écrivains; je resterais dans mon obscurité.

Mais le devoir parle. Dois-je laisser perdre le fruit de cinquante ans d'exercice de la médecine, de vingt-huit ans de professorat, dont plus de vingt-cinq passées dans la chaire de Clinique interne, et de douze ans de décanat? Laisserai-je enfouie la collection nombreuse d'observations recueillies pendant tant d'années, et rédigées avec tant de soin?... J'espérais terminer ma carrière médicale en faisant un *cours sur les généralités de la médecine pratique, et sur la philosophie de la médecine*. Tous les matériaux étaient amassés, les leçons étaient disposées, le discours d'ouverture était fait (1) : il contient le plan et la distribution des leçons que je devais faire de vive voix, et dans lesquelles j'aurais présenté des exemples vivans des maladies dont j'aurais parlé. Des élèves s'étaient engagés, non pas à extraire ces leçons, mais à les écrire en entier à la manière des logographes; je ne les aurais livrées à l'impression qu'après y avoir inséré ce qui me serait venu par inspiration en improvisant, et qu'après les avoir corrigées d'après les avis que m'auraient donnés des confrères sur le jugement desquels je pouvais compter, et qui m'avaient promis d'assister au cours... Je ne suis plus doyen, je ne suis plus professeur, je n'ai plus le droit de faire des leçons dans l'amphithéâtre de la Clinique interne!... J'ai pensé que cela ne me dispensait pas d'acquitter ma dette. Mais il m'a fallu, pour la première partie de ce cours, préparer dans le silence

(1) J'en ai d'abord fait une lecture à M. l'abbé Nicolle, recteur de l'académie de Paris; ensuite je l'ai prié d'en accepter une copie. Cet homme respectable reconnaîtra que ce discours, sauf quelques corrections indispensables, est tel que je l'ai déposé entre ses mains le 5 décembre 1822.

du cabinet ce qui eût été bien plus facile pour le professeur, et bien plus avantageux pour les élèves, si les observations eussent été faites au lit des malades. Alors j'ai compulsé ma collection, j'en ai extrait des faits..... *Des faits*, qui seuls conviennent à celui qui écrit sur la médecine pratique; je les ai coordonnés, j'en ai tiré des conséquences, et l'on jugera que j'ai dû m'y croire autorisé, quand on saura que, depuis le moment où je suis devenu le collègue de Corvisart, je me suis occupé de faire recueillir les observations qui se faisaient à la Clinique interne (1), quand on saura que, depuis la formation de la *Société d'instruction médicale* établie entre les élèves qui suivaient la clinique, j'ai régularisé ce travail, et que, quoique j'aie perdu un grand nombre d'observations, le nombre de celles qui m'ont été remises s'élève à 4,361.

Ces observations sont authentiques; elles ont toutes été faites par les professeurs de clinique, en présence de nombreux élèves très-instruits.

(1) J'en ai présenté un premier tableau dans le compte que j'ai rendu à l'École de médecine en 1806.

Pour en être convaincu, il ne faut que jeter les yeux sur la liste que je vais présenter ici. Parmi les noms de ces élèves, on trouvera ceux d'un grand nombre de confrères qui sont aujourd'hui au premier rang des praticiens de Paris et des Départemens. Plusieurs d'entre eux occupent d'une manière très-distinguée des chaires de professeurs dans les facultés de médecine et dans les écoles secondaires du royaume, ou bien sont placés à la tête des grands hôpitaux.

En joignant aux observations faites à la Clinique celles que m'ont procurées les élèves attachés aux autres hôpitaux de la capitale, correspondans de la société, et les élèves qui ne suivaient plus la clinique, mais qui restaient membres de la société; ma collection totale se monte à 5,589. Ces observations étrangères ont été recueillies d'après les principes et le mode établis à la Clinique interne; elles ont été vérifiées avec le plus grand soin : ainsi elles méritent la même confiance. Cependant je n'en ferai presque point usage dans le cours de ces leçons, parce que je ne veux offrir que ce qui a été dirigé par les professeurs de Clinique interne, ou ce que j'ai observé dans la ville.

C'est dans cette collection que je puiserai lorsque je traiterai du diagnostic. Je rapporterai un assez grand nombre d'observations intéressantes, qui me serviront à établir et à prouver ce que je dirai des symptômes, des causes, de la marche et de la terminaison des maladies, et surtout des désorganisations pathologiques reconnues par l'ouverture des cadavres.

Ces observations seront en quelque sorte ma caution. Les anciens élèves de la Clinique, les membres de la société d'instruction médicale les reconnaîtront. Ils jugeront de ma bonne foi, ils croiront entendre encore leur professeur. On ne rompt point facilement de douces habitudes ; ainsi je conserverai le ton que j'avais adopté dans les conférences que je tenais avec les jeunes médecins après la visite des malades. Je croirai être toujours au milieu de mes amis ; je leur adresserai la parole. Je ne chercherai point à les éblouir : mon ambition se bornera aujourd'hui, comme elle se bornait autrefois, à leur indiquer la route qu'ils doivent tenir dans leurs études, et les principes qui doivent les guider dans l'exercice de l'art de guérir.

LISTE

DE MESSIEURS LES ÉLÈVES QUI ONT RECUEILLI LES OBSERVATIONS QUE JE POSSÈDE (1).

A.

Messieurs

Abaud.
Abraham aîné.
Abraham jeune.
Abrahamye.
Adelon.
Adrien aîné.
Adrien jeune.
Aillaud.
Albert.
Allenet.
Allevy.
Alliait.
Alliant.
Allier aîné.
Allier jeune.
Amic.
Ancey.
Aphalo (Grec).

Messieurs

Arbel.
Archambault.
Arlin.
Arnané.
Arnaud.
Arnaud d'Argenteuil.
Arrant.
Assegond.
Aubert.
Aubin (aide de clinique).
Aubouer.
Aubry.
Aufort.
Aussandon.
Aussant.
Aygobert.
Aymen.

B.

Bachet.
Ballet.
Bamps (Anglais).

Baraillier.
Barba.
Barbeguière.

(1) Cette liste est loin d'être complète. Un grand nombre d'élèves n'ont point signé les observations qu'ils remettaient aux professeurs ou à la société ; d'autres ont une signature tout-à-fait illisible : il m'a été impossible de la reconnaître. Mais n'est-il pas avantageux d'avoir plus de 870 témoins irrécusables d'une partie des travaux qui se faisaient à la Clinique interne et dans le sein de la société d'instruction médicale ?

MESSIEURS

Barbette.
Bardenat.
Bardet.
Bardout.
Barginier.
Bares.
Baret.
Barré.
Baron (aide de clinique).
Baron (G.).
Baron (J. B.).
Barot.
Barout.
Barras.
Baschet.
Battut.
Baudin.
Bazin.
Bayle (Gaspard, aide de cliniq.).
Bayle jeune.
Beaudié.
Beaugendre.
Béclard.
Bedel.
Bedor.
Beguinot.
Beireys.
Belin.
Belot.
Bendry.
Benoist.
Benoît.
Berdolou.
Beres.
Bergomioux.

MESSIEURS

Berlios.
Bernard.
Berry.
Berthomieux.
Bertrand.
Bertroud.
Bichebois.
Bidou.
Bienvenu.
Bigneur.
Billaut.
Billet.
Billiolet.
Billon.
Billout.
Billy.
Blain.
Blanc.
Blanchard.
Bleny.
Blount (Anglais).
Bodinier.
Boileau.
Boisseau.
Boisseau d'Alreville.
Boivin.
Bon.
Bonfils.
Bonnerot.
Bordes.
Bordot.
Bouchez.
Boudot.
Boulay.
Boulenot.

Messieurs

Boullant.
Bouquet.
Bouquit.
Bourbon.
Bourdon.
Bourgès.
Bourrut de La Ganterie.
Bourruts.
Bousquet.
Boussant.
Boutonnet.
Bouvenot.
Brachet.
Brayer.
Bréheret.
Breon.
Breschet.

Messieurs

Bricheteau.
Bridou.
Brion.
Brisset.
Brohier.
Brontin.
Broutin du Manoir.
Brugnon.
Brun.
Bruneryе.
Brunet.
Bruté aîné.
Bruté jeune.
Bunel.
Bunoult.
Burdel.
Buron.

C.

Cabiran.
Caillies.
Callard.
Cambray.
Campaignac.
Camus du Vigneau.
Canard.
Carleux.
Carnet.
Caron.
Caron (Prosper).
Carrere.
Carteron.
Cassignol.
Castella.
Casteran.

Catel.
Causse.
Cavalier.
Caviol.
Cayol.
Cazes.
Cérou.
Chabannes de Saint-Georges.
Chabor.
Chabrat.
Chaffin.
Chaix.
Chalons.
Chalupt.
Chalvet.
Chalvon.

Messieurs

Chamberet.
Chapeau.
Chardel aîné.
Chardel jeune.
Charlot.
Charpentier.
Chauchard.
Chaudouet.
Chaumas.
Chaumet.
Chauvin.
Chenet.
Chenuau.
Chevalier.
Chevans.
Chevillot.
Chevreux.
Chevrey.
Chollet.
Chopin.
Choussy.
Christophe.
Claret.
Claret (Prosper).
Clément.
Cloquet aîné (aide de clinique).
Cloquet jeune.
Closset.
Cochon.
Cœur de Roy.
Cohadon.

Messieurs

Coiffier.
Colin.
Collet.
Collineau.
Collinet.
Collomb.
Collot.
Comet.
Conan.
Congé.
Constant.
Corafa (Grec).
Cordier.
Cormac.
Cornet.
Cornudet.
Cortade.
Cosnard.
Cosse.
Costa (Espagnol).
Cotelle.
Cotenet.
Coulange.
Coutelle.
Coutens.
Crou.
Crouet.
Cruveilher.
Cullery.
Cuvilier.

D.

Dagama (Espagnol).
Dagonnet.
Dalbant.
Damy.
Darrimajou.
Darrime.

Messieurs

Da Sylva (Espagnol).
Daucy.
David.
De Bast.
De Bragéas.
Debry.
De Caignou.
Decerfs.
Decogis.
Degenssac.
Degonnet.
Delabigne.
Delabigne des Champs.
Delabigne Villeneuve.
De La Chaise.
De La Coux.
De La Croix.
De Laignes.
Delan.
Delaporte.
De La Roche.
De La Tour.
De L'Eau.
De Lens.
Deleuse.
De Lima (Espagnol).
Della Bona (Espagnol).
Delpech.
Delpino (Espagnol).
De Luc.
Delvaux.
D'Haussy.
Dieudonné.
Domanget.
Dombreval.

Messieurs

Doriel.
Doucas.
Doumic.
Doumier.
Dourgis.
Douville.
Drappier.
Drouart.
Dubedout.
Dubois.
Dubois de Sigismond.
Dubuisson (J.).
Ducasse.
Du Castaing.
Duchêne.
Duclos.
Ducoux.
Ducrest.
Ducrot.
Dudon.
Dudouit.
Duffourc.
Duguessac.
Dujan.
Dujarry.
Dulignier.
Dumont.
Duplan.
Duplessis.
Duprez.
Duprilot.
Dupuch La Pointe.
Dupuis.
Dupuytren.
Durand.

Messieurs	Messieurs
Du Rocher (C.).	Duval.
Duseuil.	Duvergier.
Dutar.	Du Voisin.
Du Trouil.	

E.

Élie.	Estager.
Énault.	Étienne.
Escalier.	Évrard.

F.

Fabre.	Flagues.
Fabre (Amédée).	Flahaut.
Fabret.	Flaudin.
Falcoz.	Fleury.
Fallret.	Fleury (junior).
Fannuette.	Fort.
Fasileau.	Fortassin.
Fauché.	Foubert.
Favrot.	Fouquier.
Fayet.	Fourcy.
Fayolle.	Foureau Beauregard.
Ferot.	Fournier.
Ferran.	Frain.
Ferry.	Franchinet.
Filhol.	Fremont.
Fillon.	Fromentin.
Fizeau.	Fron.

G.

Gaignepain.	Gantheret.
Gaillard.	Garnier.
Gallereux.	Gaspard.
Gamichon.	Gassault.
Ganard.	Gatard.
Ganaud.	Gaudin.

Messieurs

Gaulay.
Gaussen.
Gauthier.
Gautron.
Gauvain.
Gendron.
Gerardin.
Germignac.
Geneuil.
Genouville.
Geoffroy.
Geros.
Gerot.
Giard.
Giffard.
Giganon.
Gilbert.
Gilbert Savigny.
Gilibert.
Gilles.
Gillet.
Gintrac.
Gipoulon.
Giraud.
Gleyrose.
Gonet.
Gouindart.
Goubert.
Goupilleau.
Grandjean.

Messieurs

Grangier.
Graperon.
Gratreau.
Grenet.
Greset.
Greslet.
Grimoux.
Gringore.
Grousset.
Gruere.
Gubian.
Guenier.
Guerdon.
Guerin.
Guerin (Alexandre).
Guerin Desbrosses.
Guerin Grand Launay.
Guerry.
Guiaud.
Guibert.
Guignand.
Guignard.
Guillaume.
Guillaumeau.
Guillé.
Guillemot.
Guillolet.
Guillory.
Guyonnet.

H.

Hachard.
Haime.
Hamel.
Hanin.
Harant.
Hardy.

MESSIEURS

Hardi Martinière.
Hareau.
Hebert.
Hedoin.
Heller.
Hellis.
Henault Champglen.
Henry.
Héon.
Héraut.
Hermelin.
Hervey.

MESSIEURS

Higonnet.
Hoarau (de l'île Bourbon).
Hodot.
Honoré.
Horeau (aide de clinique).
Hostelard.
Houchard.
Houssart.
Hudelet.
Hue.
Hugon.
Husson.

I.

Imbert.
Ingrand.

Isnard.

J.

Jacob aîné.
Jacob jeune.
Jacques.
Jadelot.
Jamin.
Janin.
Janoyer.
Jaymes.
Jolly.
Josse.
Jouanneau.

Jouard.
Jouet.
Jourel.
Jousselin.
Jouve.
Jubré.
Judcy.
Juge.
Jullier.
Junod.

K.

Kirwan.

L.

Labadie.
Labonnardière.
Labruyère.
Lachaud.

Lacombe.
La Cordaire.
Lacroix.
Laënnec.

Messieurs

Laforgue.
Laforgue Sainte-Rose.
Lafosse.
L'Agneau.
Laignelet.
Lalanne.
Lamalthie.
Lamarche.
Lamare.
Lamarque.
Lamothe.
Lamothe (junior).
Lamoureux.
Lanos.
Laroche (aide de clinique).
Laroché-Foucault.
Larroque.
Larroques.
Lasfaux Saint-Omer.
Lasmezas.
Lassan.
Lasseré.
Latil-Thimécourt.
Laurent.
Laussant.
Lavalade.
Laville.
Lebel.
Lebreton.
Lebreux.

Messieurs

Lebrun.
Leconte-Trecœur de Sainte-Susanne.
Lecussan.
Lecuyer.
Le Dain.
Ledesert.
Ledoyen.
Leducq.
Lefaucheux.
Lefebure.
Lefebvre.
Lefevre.
Legay.
Leglay.
Legras.
Legouais.
Lemonier.
Leport.
Leroux fils.
L'Hermite.
Liard.
Liebaut.
Lignac.
Lisle.
Longuet.
Louyer-Villermay.
Lozes.
Lucas.
Lugol.

M.

Maccary.
Magne.
Magnier.
Maignen.
Mainbourneau.
Maingault.

MESSIEURS

Mairet.
Mallet.
Manoury.
Manry.
Mansuy.
Marbeau.
Marcadet.
Marchand.
Maréchal.
Mareschal.
Marie.
Marié.
Marien.
Marindal.
Marinpom.
Marle.
Marteau.
Martel.
Martin.
Martineau.
Masson.
Mathey.
Maugenest.
Mauger.
Mauny.
Maurial.
Mauvif.
Mavré.
Mege.
Meirieu.
Ménage.
Meplain.
Mérat (aide de clinique).

MESSIEURS

Mérat (junior).
Merilhou.
Mesnier.
Mestivier.
Métivier.
Meusnier.
Michel.
Mignard.
Milher.
Millet.
Millier.
Millios.
Mitivier.
Modas.
Molière.
Mollard.
Mollis.
Moncourier.
Mondville.
Monet.
Monfange.
Mongelas.
Monin.
Montain.
Montau.
Montazeau.
Montègre.
Moreau.
Morel.
Moulin.
Moulinet.
Moulinié.
Moumiet.

Messieurs | Messieurs

N.

Nauche.
Nerbonneau.
Neuville.
Nicod.
Nicolas.
Nicolas (junior).
Nicot.
Noguès.
Nollot.
Normand.
Nouël.

O.

Odoart.
Olivaud.
Ordinaire.
O' Reardon (Irlandais).
Osnon.
Ouvrard.

P.

Pailled.
Pain.
Palais.
Pandelé.
Papillon.
Paradis.
Pariset.
Pasteur.
Patissier.
Pavet de Courteille.
Payen.
Payen (junior).
Peaucellier.
Pechoir.
Peigné.
Pelissier.
Pellerin.
Pellieux.
Pelloux.
Peltier.
Penard.
Peneau.
Pensens.
Pepin.
Perdreau.
Perin.
Pernet.
Peron (navigateur).
Perrio.
Perroteau.
Perusel.
Petel.
Petit (Alexis).
Petretin.
Peudefer.
Philippe.
Picard.
Picart.
Pichery.
Pichoir.
Pied.
Pied-noël.

MESSIEURS

Piemont.
Pierson.
Piffon.
Pigarche.
Pin.
Pinard.
Pinel.
Pingault.
Pingeon.
Piolet.
Piorry.
Piquet.
Piron.
Piron Sampigny.
Pistolets.
Pitet.
Plisson.
Poidevin.
Pointe.
Poitevin.
Pommier.
Pons.

MESSIEURS

Porcheret.
Poritieret.
Potot.
Potot Angely.
Pouillot.
Poultier.
Poumeau.
Poupillier.
Pourry.
Poutier.
Pradignat.
Praud.
Premagny.
Prémont.
Presle Duplessis.
Pressat.
Prévallée.
Prévencher.
Prevost.
Provot.
Pucheu.
Puyramond.

Q.

Quemont.

R.

Racine.
Ragouneaux.
Ramon.
Ramy.
Ratheau.
Rault.
Ravier.
Raynal.
Raynaud.

Rechin.
Remond.
Remusat.
Renaud.
Renault.
Rendu.
Revelle.
Reverchon.
Reverdit.

Messieurs

Ressayre.
Rey.
Rey (Cesaire).
Rhodier.
Ribault.
Ricart.
Richard.
Ricordeau.
Ripens.
Rivalier.
Riviere.
Robin.
Roubaud.

Messieurs.

Rouchez.
Rouget.
Rouhier.
Rouly.
Rouvain.
Roux.
Roy.
Roy (Charles).
Roy (Émile).
Roy (Prudent).
Ruault.
Rullier (aide de clinique).

S.

Saint-Amand.
Saintes.
Salher.
Salviat.
Sancho (Espagnol).
Sanneret.
Sanson.
Saulier.
Sauné.
Sauthier.
Sauvé.
Sauvée.
Sauveur de La Villeraye.
Savary.
Savigne.
Savigny.
Savin.
Scellier.
Schouipe.
Scillan.
Scudery.

Ségalas.
Segret.
Seguin.
Seillan.
Sellier.
Senaux.
Sepz.
Séraphin.
Sereul.
Serré.
Serres aîné.
Serres jeune.
Serrieres.
Sersiron.
Sicard.
Simon.
Simonin.
Simonnet.
Sion.
Smith.
Suyers.

MESSIEURS

Sorlin.
Soulier.
Souque.
Sugier.

T.

Tabuteau.
Tacheron.
Taffanel.
Taffin.
Taillefer.
Taillepierre (Grec).
Tallard.
Tauzin.
Tavernier.
Teillier.
Tellier.
Terrel.
Tesniere
Tessier.
Themeau.
Thermes.
Thion.
Thomas.
Thouret.
Tipaldo (Grec).
Tisseyre.
Tissot.
Titon.
Toché.
Tonnelier.
Tournadour.
Tournier.
Tournillac.
Tort.
Touzey.
Transtour.
Trevaux.
Truteau.

V.

Vallée.
Valleran.
Valleran Delafosse.
Valleraye.
Vareliaud.
Varron.
Vaucheret.
Vaudin.
Vêne.
Vérie.
Verrien.
Verriere.
Verrieres.
Vignols.
Villeflose.
Villeneuve.
Vinot.
Vizerie.

W.

Williaume.

Y.

Yvonneau

Z.

Zandick.
Zallouy (Grec).

DISCOURS D'OUVERTURE (1).

Messieurs,

En vous rassemblant dans cette enceinte, un souvenir douloureux et tendre vient réchauffer mon cœur. Je sens renaître le respect et l'admiration que m'avait inspirés mon illustre ami, M. Corvisart, fondateur de cette école; Corvisart, que je n'hésite point à proclamer l'observateur le plus profond et le plus judicieux, le praticien par excellence, le professeur de clinique le plus étonnant du siècle.

Mon intention n'est pas de recommencer à vous faire des leçons. J'ai déposé entre les mains de M. Fouquier, mon collègue et mon ami (2), le soin de veiller à votre instruction. Les brillantes garanties qu'il donne depuis tant d'années prouvent de jour en jour combien il était digne du choix de la Faculté.

En me présentant devant vous, Messieurs, je me ressouviens du sentiment de crainte et de retenue qui me saisissait au commencement de chaque leçon. Lorsque j'entrais dans cet amphithéâtre, je pensais à Périclès

(1) Qui devait être prononcé à la première séance du cours dans l'amphithéâtre de la Clinique interne.

(2) M. Fouquier était, depuis la mort de M. Corvisart, professeur de clinique interne.

montant à la tribune, et se disant : *Songe que tu vas parler devant des Athéniens.* Et moi je me disais : *Songe que tu vas parler devant une jeunesse studieuse, instruite ; devant les meilleurs juges, les juges les plus sûrs de l'instruction que tu es chargé de leur donner sur la médecine pratique.*

Aujourd'hui le vieillard vient vous faire ses adieux. Je veux mériter encore le titre glorieux que vous m'avez donné de *père des élèves.* Oui, je serai un père au milieu de ses enfans chéris.

Nous tiendrons ensemble des conversations sur l'art de guérir. Je vous confierai le fruit de mon expérience et de mes réflexions ; je vous indiquerai la route qui doit vous conduire à une pratique heureuse, utile pour vos malades, et glorieuse pour vous ; je vous signalerai les écueils que vous devez éviter.

Je ne prétendrai pas vous enseigner rien de nouveau en médecine pratique. Ce ne sera point un cours complet de clinique, mais un plan général d'études (*modus studendi*), suivi de préceptes et d'avertissemens sur la conduite que vous avez à tenir dans l'exercice de la médecine (*modus agendi*).

Je ne vous ferai point de leçons propres à composer un traité de médecine ; à plus forte raison je n'ai pas l'intention de vous présenter une nosologie ni une nosographie, encore moins de créer un système, quelque brillant qu'il puisse me paraître. J'adresserai simplement mes conseils à ceux qui se destinent, en général, à l'exercice de l'art de guérir, à quelque partie qu'ils se livrent, médecine ou chirurgie.

Je ne vous offrirai l'histoire particulière d'aucune

maladie ; ce sera de la médecine, mais elle sera dessinée à grands traits. Je me contenterai de vous ouvrir la lice, de vous montrer le but auquel vous devez prétendre, sans marquer tous les pas que vous serez obligés de faire, soit dans vos études, soit dans votre pratique.

L'art de guérir est un : c'est le tronc qui se partage en deux branches principales, la *pathologie* et la *clinique*. C'est à tort que l'on a distingué la *médecine* de la *chirurgie ;* ces deux parties de l'art de guérir sont indivisibles, comme le sont dans la peinture le dessin et l'application de la couleur. Les études sont les mêmes, la pratique seule est un peu différente. Je ne crains pas de vous redire un axiome qui, à force d'avoir été répété, paraît presque trivial : *Il n'y a point de vrai médecin qu'il ne sache de la chirurgie; il n'y a point de vrai chirurgien qu'il ne sache de la médecine.* Ainsi, dans le cours de ces conférences, je ne me servirai, la plupart du temps, que du mot de *médecine* pour exprimer ce que l'on nomme *l'art de guérir*, et qu'on devrait appeler *l'art de traiter ;* et que du mot de *médecin* pour désigner celui qui pratique cet art.

Nos conférences seront partagées en deux grandes sections.

PREMIÈRE SECTION.

Dans la première section, nous nous convaincrons que *la medecine existe*, qu'il n'y a qu'une médecine, la *médecine d'observation ;* que tous les systèmes, toutes les théories, toutes les explications qui ne sont point fondées sur l'observation sont plus ou moins fautifs.

Pour prouver l'existence de la médecine, nous combattrons les préjugés des gens du peuple, des incrédules en médecine, des plaisans, des satiriques, de leurs imitateurs. Nous combattrons ceux des ignorans, des gens à secrets, ceux des médecins eux-mêmes; ce qui nous portera cependant à faire des concessions raisonnables et satisfaisantes.

J'exhumerai devant vous quelques-uns des systèmes qui, avec leurs auteurs, attendent dans la nuit du tombeau que le temps couche auprès d'eux leurs successeurs avec leurs ouvrages.

Nous analyserons quelques théories, nous les apprécierons, nous en extrairons ce qu'elles contiennent de bon et d'utile.

Nous nous arrêterons long-temps, très-long-temps sur l'art de diagnostiquer, qui est sans contredit la partie la plus importante et la plus difficile de la médecine.

Pour établir le *diagnostic*, nous verrons qu'il faut explorer les *symptômes*, remonter aux *causes* autant que possible, et fondre, pour ainsi dire, ensemble les uns et les autres, pour en tirer le plus souvent des conséquences lumineuses et certaines.

Je vous dirai que dans nombre de cas il est possible de porter, à la première vue, ce que j'appelle un *préjugement* de la maladie.

Nous nous étendrons sur les symptômes généraux et communs, sur les symptômes particuliers, sur les symptômes pathognomoniques, sur ceux qui sont, pour ainsi dire, individuels, et dont il faut faire peu de cas; sur les vices de conformation, sur l'usage du tissu cellulaire, sur la différence des âges depuis la naissance jusqu'à la vieillesse la plus avancée.

C'est après avoir recherché les symptômes que le médecin doit s'occuper des causes, que nous diviserons, avec tous les praticiens, en causes *prédisposantes*, en causes *efficientes* ou *occasionnelles*, et en causes *accidentelles*, produisant des maladies auxquelles on ne devait pas soupçonner que le sujet fût exposé.

Nous reconnaîtrons des causes *générales* et des causes *particulières*, par exemple, les causes générales d'une phlegmasie quelconque, et celles qui produisent l'inflammation de tel ou tel organe. Nous conviendrons que les causes sont souvent très-difficiles à découvrir, et nous reconnaîtrons que, dans un très-grand nombre de cas, on ne doit pas admettre le prétendu axiome : *Sublatâ causâ, tollitur effectus.*

Nous établirons les différences qui existent entre des maladies qui portent le même nom et doivent le porter; et nous nous convaincrons que c'est une erreur de croire que l'on connaisse toutes les maladies portant un nom commun pour en avoir lu la description dans les meilleurs auteurs. Il faut les avoir vues, les avoir étudiées pour apprécier leur analogie et leurs différences.

De même qu'il est prouvé qu'on n'apprend l'anatomie que par la dissection, il est aussi très-certain qu'on n'apprend la médecine pratique, qu'on n'apprend à nommer une maladie qu'en voyant, en examinant des malades, qu'en étudiant des maladies et les comparant entre elles. Alors seulement, faisant état des symptômes reconnus et des causes, si l'on est parvenu à les découvrir, le médecin peut établir le diagnostic; mais nous verrons par la suite que la chose n'est pas toujours possible.

Du diagnostic nous passerons au *prognostic*, et les

difficultés se multiplieront. Nous sentirons combien l'art de prognostiquer juste est difficile, combien il est hasardeux. Nous avouerons qu'il est le fruit d'une longue expérience, qu'il en est en quelque sorte le cachet.

Nous disserterons sur la fièvre, sur les différentes espèces de fièvre, sur les virus, sur la contagion et sur l'infection.

Je vous présenterai des vues générales sur les maladies aiguës, sur les maladies chroniques et organiques, sur celles que l'on peut espérer de guérir et celles qui sont devenues incurables; sur les maladies que l'on peut appeler *essentielles*; sur les maladies *secondaires* et sur les complications; sur les maladies larvées, sur les maladies héréditaires et les maladies innées; sur les maladies simples ou indispositions, qu'il faut abandonner à la nature, le premier et le plus grand médecin; sur celles qu'il est dangereux de traiter; sur celles dans lesquelles la médecine sagement administrée est efficace, et sur celles qui sont aggravées par un traitement mal combiné, ou parce que la maladie n'a pas été connue; sur les maladies particulières au sexe féminin; sur celles des enfans, des adultes, des vieillards; sur les maladies de l'imagination; sur les maladies factices ou simulées.

Je parcourrai avec vous cette grande division de maladies sporadiques, épidémiques, endémiques, périodiques, contagieuses, etc. Nous ferons un chapitre des épidémies, soit meurtrières, soit de peu d'importance. Un article particulier sera consacré aux affections nerveuses: nous ferons voir ce qu'elles ont de réel et ce qu'elles ont d'imaginaire.

Nous remarquerons les sympathies, nous reconnaîtrons leur existence. Dans l'impuissance d'en donner une explication satisfaisante, nous nous contenterons de les signaler.

Nous parlerons des épiphénomènes; nous distinguerons ceux qu'il faut combattre de ceux qui ne méritent aucune attention.

Nous nous arrêterons sur les simples infirmités habituelles; nous considérerons les individus privés de quelques membres, de quelques sens ou de quelques fonctions.

Nous reconnaîtrons qu'il y a une foule de maladies qu'on ne saurait classer et faire entrer dans un cadre nosologique.

Nous exposerons les conversions d'une maladie en une autre; mais nous ferons voir que souvent ce que l'on prend pour une véritable conversion n'est autre chose que l'accomplissement de l'intention de la nature, que les premiers accidens que l'on a regardés comme une maladie distincte, et les phénomènes subséquens, appartiennent à la même maladie, dont la marche, plus ou moins rapide, n'a point été interrompue depuis son invasion jusqu'à sa terminaison.

Nous entrerons dans quelques détails sur les différentes terminaisons des maladies, soit par résolution, soit par crises, soit par dégénération d'une maladie en une autre, soit par métastases; et sur les rechutes.

Nous distinguerons soigneusement la marche du système de celle de l'observation, et les écarts de l'imagination des résultats de la vérité.

Nous apprécierons l'utilité en médecine pratique de l'anatomie et de la physiologie; de la chirurgie, qui ne peut pas plus être séparée de la médecine que la médecine ne peut l'être de la chirurgie ; de l'utilité de la pathologie externe et interne ; de l'hygiène et du régime, nommé improprement *hygiène des malades ;* de la médecine légale ; de la matière médicale et de la pharmacie ; des spécifiques, des succédanés ; en un mot, de tout ce qui constitue la thérapeutique.

Nous ferons voir en quoi les observations météorologiques sont avantageuses dans la médecine pratique, surtout dans un hôpital ; par conséquent quelle est l'influence des climats, des saisons, des variations de l'atmosphère ; ce qui nous conduira à vous entretenir des topographies et des constitutions médicales. Nous dirons un mot des eaux minérales ; nous ferons des réflexions sur la gymnastique. Nous n'oublierons point de parler du magnétisme animal, de l'électricité, du galvanisme, de la vaccine, et d'apprécier la valeur réelle de ces différens moyens qu'on a fait entrer dans la thérapeutique.

Ensuite nous récapitulerons fort en détail les sciences et les connaissances dont a besoin celui qui prétend à l'honorable titre de vrai médecin ou de vrai chirurgien.

Nous jugerons les nomenclatures anciennes et modernes, les classifications diverses, et nous finirons par convenir que, si, pour étudier les maladies, on a dû les ranger en ordres, en classes, en espèces, la nature n'a, pour ainsi dire, fait que des invividus, et qu'au lit du malade, aux yeux de l'observateur, tous les cadres nosologiques et nosographiques se confondent, s'effacent, disparaissent presqu'en entier. Toutes ces réflexions nous ramèneront à la vérité que j'ai émise : *Il n'y a qu'une médecine, la médecine d'observation.*

Nous conviendrons que, dans nombre de cas, tout ce que peut faire le médecin, c'est de retarder la mort du malade, sans pouvoir se flatter de le ramener à la vie.

Nous consacrerons quelques articles à parler des morts subites.

Nous ferons sentir l'utilité des ouvertures de corps, et nous indiquerons la manière de les faire, pour que cette utilité soit très-grande.

Nous ferons des réflexions sur les morts apparentes, sur les moyens de rappeler à la vie ceux dans lesquels elle n'est pas entièrement éteinte, par conséquent sur les signes non équivoques de la mort. Nous parlerons des inhumations et des exhumations.

Nous spécifierons d'une façon particulière ce qu'on doit entendre par *expérience* opposée à la *routine*, et par *génie* opposé à l'*audace* coupable.

Nous raisonnerons ensemble sur la manière de faire des expériences, sur les nouvelles méthodes de traiter certaines maladies, et sur l'emploi des remèdes nouveaux, sans risquer de compromettre le salut des malades.

Mais nous nous mettrons en garde contre la polypharmacie. Nous verrons que le succès dans le traitement ne dépend point du grand nombre de médicamens que l'on emploie, mais de leur choix, de leur bonne application, de la juste précision des doses, et surtout de leur fidèle préparation et de leur ponctuelle administration, ce qui nous conduira naturellement à porter nos regards sur les pharmacies et les pharmaciens, et à soumettre à notre examen les garde-malades des deux sexes, soit dans la ville, soit dans les hôpitaux.

Nous nous étendrons sur la convalescence, partie si

importante de la médecine pratique, et trop souvent négligée par l'insousiance et l'indocilité du malade, et quelquefois par la négligence du médecin.

Nous jetterons un coup-d'œil sur les consultations par écrit; mais nous reporterons à la deuxième section de ce cours les consultations faites auprès des malades.

Quand nous traiterons de la manière de recueillir et de rédiger des observations, nous n'aurons qu'à faire l'application des préceptes qui sont exposés dans le règlement de la *société d'instruction médicale*. Il en sera de même de l'étude des auteurs et de la manière d'en faire des extraits.

Lorsque nous parlerons des préjugés populaires, nous ne passerons pas sous silence ce que le peuple appelle *la médecine de précaution*. Nous ferons voir jusqu'à quel point il faut respecter ces pratiques lorsqu'elles sont passées en habitudes.

Nous ne manquerons pas de noter ce que les gens du monde appellent *la petite médecine*.

Nous passerons à une division bien plus importante de médecines : expectante, agissante, perturbatrice, palliative, prophylactique, explorative, symptomatique, peut-être la seule qui existe, de la médecine consolatrice, ou médecine morale, souvent la plus puissante; ce qui nous conduira à parler des médecins qui reçoivent les noms d'*empiriques*, de *dogmatiques*, de *systématiques*, de *physiologistes*, d'*humoristes* ou *solidistes*, de *méthodistes*, d'*observateurs*, de *praticiens*, de *routiniers*, d'*imitateurs*.

Nous distinguerons le médecin qui n'est que savant du praticien consommé, le beau diseur du bon observateur, l'homme de génie du routinier, le vrai médecin du charlatan.

Nous blâmerons fortement la manie de certains médecins, âgés comme jeunes, de vouloir tout expliquer, même ce qu'ils n'entendent pas eux-mêmes. Nous ferons voir qu'ils sont entraînés dans une grande erreur, ou guidés par une folle prétention.

En parlant des hôpitaux, nous remarquerons combien ils approchent aujourd'hui de la perfection, les avantages qu'ils présentent aux malades, aux médecins, aux élèves; et nous ferons connaître ce qu'ils laissent à désirer.

Nous ne manquerons pas d'apprécier la valeur réelle et l'utilité des hospices, des infirmeries, des dispensaires, des comités de bienfaisance, des consultations gratuites, des maisons de santé, des sœurs de charité, des distributions de médicamens.

Des hôpitaux, hospices, etc., nous passerons aux asiles pour les aliénés et pour les vieillards.

Nous entrerons dans les prisons. Partout nous scruterons la manière dont s'y fait la médecine.

Nous terminerons par vous entretenir des lazarets.

DEUXIÈME SECTION.

Dans la deuxième section, j'exposerai les qualités et les dispositions physiques et morales, naturelles ou acquises que doivent posséder ceux qui se destinent à la médecine et à la chirurgie. Je ne pense point comme ce philosophe qui disait : *Si j'avais la main pleine de vérités, je me garderais de l'ouvrir.* Moi, Messieurs, j'ouvrirai les deux mains, je vous ouvrirai mon cœur, je répandrai devant vous tout ce que je saurai être des vérités.

Nous verrons que, pour devenir un praticien recommandable, il faut tenir de la nature une excellente organisation, avoir reçu de ses parens et de ses maîtres une éducation soignée, une instruction solide et très-étendue; il faut avoir acquis de l'expérience, et posséder le goût et le génie de la science et de l'art; il faut, dans tous les instans de sa vie, suivre une philosophie pratique et mener une conduite irréprochable.

Nous traiterons successivement du plan que les élèves doivent se former et suivre dans leurs études, des devoirs qu'ils ont à remplir, des efforts qu'ils doivent faire pour se distinguer aux yeux de leurs professeurs, et ensuite dans les actes publics qu'ils seront obligés de soutenir; en un mot, des moyens certains de profiter de leur éducation et de leur instruction.

Là nous exposerons la conduite que les élèves doivent tenir envers leurs parens, envers leurs professeurs, envers leurs correspondans, envers leurs hôtes, envers leurs condisciples; quels doivent être leurs liaisons, les plaisirs honnêtes auxquels ils peuvent se livrer, la dépense qu'ils doivent faire, le bon emploi de leur temps, les objets dont ils doivent s'occuper pour leur propre intérêt; ce qui convient à leur âge, à leurs devoirs d'étudians, qui sont bien différens de leurs devoirs et de leurs droits de citoyens.

Nous pèserons dans une juste balance les avantages que procurent pour l'instruction médicale les cours et les examens dans les facultés de médecine, dans les écoles secondaires, dans les grands hôpitaux, soit civils, soit militaires ou de marine, et les leçons des professeurs particuliers.

Je prouverai de quelle grande utilité l'école pratique de la Faculté peut être, est, en effet, pour les élèves studieux, et combien sont blâmables ceux qui voient avec indifférence un si bel établissement.

Nous passerons aux avantages que les étudians trouvent à être élèves des hôpitaux. Nous ferons voir combien l'établissement des concours de toute espèce est favorable pour obtenir ces places. Cela nous donnera occasion de traiter des concours en général, de tels concours en particulier, et surtout d'indiquer ce qu'il faudrait ajouter à ces sortes de preuves données en public pour les rendre parfaitement justes et parfaitement probantes.

Nous entrerons dans des détails sur l'institution des cliniques; nous dirons particulièrement ce qu'était la clinique interne; nous ferons sentir la différence qui doit exister entre un hospice de clinique et un hôpital ordinaire.

Nous serons convaincus que c'est dans les cliniques de la Faculté que les élèves apprennent à bien observer; mais que c'est dans les divers hôpitaux, et en y suivant plusieurs médecins praticiens, qu'ils acquièrent le complément de la médecine par la comparaison et le rapprochement des diverses manières d'exercer l'art de guérir.

Je ferai sentir la grande différence qui existe, en général, entre les élèves qui se destinent à se faire recevoir *docteurs* et ceux qui comptent se borner au titre d'*officiers de santé*, entre ceux qui arrivent à Paris et ceux qui l'habitent depuis quelque temps.

J'adresserai particulièrement des conseils aux candidats sur ce qu'ils doivent être lorsqu'ils se présentent aux actes pour parvenir au doctorat, sur la manière de se conduire dans tout le cours de leurs examens. Je présenterai à quelques-uns le tableau fidèle de leur insouciance, de leur négligence, de leurs caprices, des petites supercheries qu'ils essaient de faire; à d'autres, leur excessive timidité ou leur audace inconsidérée, leur méfiance dans leurs propres forces ou leur présomption mal placée; enfin je signalerai ceux qui se traînent d'ajournement en ajournement jusqu'au doctorat.

Nous ne craindrons point d'aborder la grande question de savoir jusqu'où les sciences et les connaissances accessoires à la médecine doivent être portées pour servir dans la pratique. Nous dirons en quoi elles peuvent devenir inutiles, et même quelquefois nuisibles. Nous prendrons nos exemples parmi d'illustres praticiens, depuis Hippocrate jusqu'à Corvisart.

Nous vous ferons sentir la grande utilité pour un médecin qui est lancé dans la haute pratique d'avoir de la littérature, de parler et d'écrire purement sa langue; et pour celui qui est théoricien, et même qui n'est que théoricien, l'indispensable nécessité d'étudier les langues étrangères tant anciennes que modernes.

Nous considérerons en quoi l'académie royale et toutes les autres sociétés de médecine peuvent contribuer à l'avancement de la science et servir indirectement à la médecine pratique.

Nous ferons voir qu'après que l'enseignement a été commun, il peut être avantageux dans l'exercice de l'art que chacun se livre à la pratique, pour ainsi dire exclusive, de telle ou telle partie pour laquelle il se sent plus d'aptitude, plus de goût, plus de talens.

Quand nous nous occuperons des consultations auprès des malades de la ville, nous rappellerons la manière dont elles se faisaient autrefois; nous indiquerons comment il nous semble qu'elles devraient se faire pour être parfaitement utiles. Soyez persuadés, Messieurs, que nous ne serons pas entraîné par un esprit de critique, mais guidé par l'amour de la vérité, par le respect que le médecin doit à ses confrères et à lui-même. Cependant nous dévoilerons tout ce qui, dans les consultations, se fait trop souvent contre la loyauté qui devrait y régner.

Nous proclamerons les avantages que les jeunes médecins peuvent retirer des consultations gratuites faites sous l'inspection d'un praticien, surtout lorsqu'ils ont la facilité de continuer à donner chez les malades qui sont venus consulter des soins assidus, et toujours dirigés par les conseils de leurs professeurs. Nous y mêlerons quelquefois le reproche fondé de ne pas savoir profiter pour eux-mêmes du bienfait de pareilles institutions. Nous prouverons que c'est le plus sûr moyen de les initier à la pratique de l'art de guérir sans faire courir à leurs malades aucun risque de l'inexpérience, de la timidité ou de la présomption.

Passant à des considérations qui ont une certaine importance, nous suivrons les jeunes gens qui s'attachent à des médecins plus ou moins recommandables pour les seconder dans leur pratique ou les représenter dans l'occasion. Nous établirons les avantages que quelques-uns en retirent, le tort que cela fait à d'autres.

Nous jetterons, en passant, un coup-d'œil sur ceux qui

sont chargés de constater les décès et d'indiquer la cause de la mort. Nous entrerons dans les détails relatifs aux difficultés que présente une telle mission, aux abus qui s'y glissent. Nous prouverons que l'institution, en elle-même, est utile, mais que dans l'exécution le but est manqué.

Nous consacrerons un article aux rapports, aux procès-verbaux sollicités, ordonnés par des juges. Nous ferons remarquer combien la loi est sage, combien s'en éloignent quelquefois ceux qui sont chargés de la mettre à exécution.

Nous ferons voir que la liaison qui existe entre la médecine unie à la chirurgie et l'art vétérinaire est la même qui se trouve entre l'anatomie de l'homme et celle des animaux, entre les épidémies et les épizooties, et nous prouverons que ces deux sciences peuvent se prêter un mutuel secours.

Nous scruterons la valeur du droit que la loi accorde à certaines personnes d'exercer l'art de guérir sous le titre d'*officiers de santé*. Nous ferons voir la nécessité de cette classe d'hommes, malgré les inconvéniens qui en résultent, et nous indiquerons les moyens de la rendre aussi utile qu'elle est souvent dangereuse.

Nous ferons un rapprochement entre les matrones du temps passé et les sages-femmes d'aujourd'hui, depuis l'établissement de l'hospice de la Maternité, depuis les cours institués dans les facultés, dans les écoles secondaires, dans les hôpitaux des grandes villes; depuis, en un mot, qu'on veille à leur enseignement, et que les jurys de médecine mettent dans leurs examens la rigueur nécessaire pour s'assurer de leur instruction.

Nous exposerons les vertus et les qualités que doivent posséder les médecins ; les vices, les défauts dont ils doivent se garantir ; la conduite qu'ils doivent tenir lorsqu'ils ont le bonheur d'être médecins d'un hôpital, d'un dispensaire, d'un comité de bienfaisance ; celle qui leur convient comme praticiens dans les villes et dans les campagnes ; leur conduite envers le public en général, envers leurs malades et ceux qui les entourent, envers leurs confrères, envers les pharmaciens, et même envers les garde-malades. Nous parlerons de leurs devoirs envers leurs élèves lorsqu'ils seront devenus professeurs, des écrits qu'ils devront publier. Nous nous rendrons compte de ce qu'on doit entendre par *philosophie de la médecine*, *politique de la médecine*, *esprit de conduite du médecin*. Nous nous appesantirons sur le respect et la réserve que tout homme exerçant l'art de guérir doit pratiquer envers les lois, envers la religion, envers le gouvernement, et relativement aux opinions politiques. Nous distinguerons toujours la façon de penser de la conduite, parce que la façon de penser et de sentir appartient à l'individu ; et que les propos, les écrits appartiennent au public, à toute la société, et parce que la pratique de l'art de guérir est une espèce de sacerdoce qu'il faut exercer avec honneur, sans quoi l'on se déclare indigne de l'exercer.

Revenant sur chacune de ces parties de philosophie que nous aurons traitées en détail, nous ferons sentir qu'il ne suffit pas, pour exercer dignement l'art de guérir, d'avoir de grands talens, mais qu'il faut surtout pratiquer les vertus, avoir les qualités qui conviennent au médecin. Ainsi je vous dirai, je vous répéterai, je vous crierai : *Jamais vous ne serez un médecin estimable, si vous ne prenez la morale la plus pure pour base de votre conduite ; et le plus sublime précepte de la morale se trouve dans ces paroles de l'Évangile :* NE FAIS A TON PROCHAIN QUE CE QUE TU VOUDRAIS QUI TE FÛT FAIT; NE LUI FAIS RIEN DE CE QUE TU CRAINDRAIS POUR TOI-MÊME. De ce précepte divin découle la tolérance, qui s'étend à tous ses semblables, l'indulgence sans bornes pour les autres, la sévérité pour soi seul.

Vous achèverez vous-mêmes votre éducation, vous apprendrez à réprimer la présomption, la jactance, l'indiscrétion, la négligence, l'abandon dans les plaisirs. Vous deviendrez capables des plus grands sacrifices pour remplir fidèlement vos devoirs, et vous placerez toujours vos malades avant votre famille, avant vous-mêmes.

Nous conviendrons ensemble que l'état le plus tranquille serait de vivre sans ambition et dans une impassibilité parfaite ; mais ce serait se condamner à une nullité absolue. Il est une ambition noble ; il faut en sentir l'aiguillon ; mais il faut que la raison y mette des bornes. Ainsi nous traiterons de l'ambition noble, de l'ambition démesurée, du besoin de connaître ses forces et de les apprécier.

Mais quelque légitime, quelque raisonnable que soit l'ambition, il n'a peut-être jamais existé un homme d'un mérite plus ou moins transcendant sans qu'il ait excité dans les âmes basses la jalousie, le désir de lui nuire ; sans qu'il ait trouvé des détracteurs, des ennemis acharnés dans ceux que son mérite offusque. Il ne faut pas que les efforts de l'envie arrêtent en lui les élans d'une ambition bien placée ; mais il doit alors employer tous ses moyens pour soutenir, pour augmenter une réputation méritée et acquise; il doit, vis-à-vis de ces ennemis méprisables, avoir la générosité des hommes prodigieusement forts, et dédaigner de punir les insultes des êtres faibles et méchans qui osent l'attaquer.

Vous apprendrez la conduite que vous devez tenir quand vous prétendrez à une place, les moyens que vous devez employer, la franchise et la noblesse dont vous devez faire usage. Nous établirons qu'il est plus glorieux de mériter un emploi, un honneur public, que de les obtenir. Nous prouverons qu'il y a une différence immense entre l'honneur et les honneurs, entre le mérite et des récompenses usurpées.

Nous reconnaîtrons qu'il y a des défauts qui naissent de l'excès des vertus et des bonnes qualités, et ceux-là sont presque incorrigibles; on ne peut, quelque effort que l'on fasse, que les faire excuser. Il y en a d'autres qui sont de peu d'importance; nous ne ferons, pour employer l'expression favorite de Corvisart, que les *indigiter*.

En parlant de l'éducation, nous établirons que presque tous nos vices et nos défauts, toutes nos vertus et nos qualités en dérivent.

Mais si vous avez le malheur d'avoir des vices ou de grands défauts dont vous n'ayez pas la force de vous corriger, au moins couvrez-les d'un voile si épais, que vous évitiez le scandale.

Nous gémirons, nous exprimerons notre horreur sur les êtres dégradés qui commettent des actions indignes de l'honnête homme, à plus forte raison indignes du médecin, qui doit présenter le modèle des vertus publiques et privées; des actions qui réclament le bras vengeur de la justice, et qui leur font infliger des peines infamantes.

Nous ferons des vœux pour qu'il s'établisse une *police médicale* à l'imitation du *conseil de discipline* des avocats, à l'imitation de la *régence* instituée dans l'ancienne Faculté de médecine de Paris, à l'imitation de l'ancien *collége de chirurgie;* ce qui, tout naturellement, nous amènera à parler des corporations des médecins et des chirurgiens.

Quand nous examinerons la conduite et la vie privée du médecin, nous reconnaîtrons qu'on peut allier la pratique des devoirs avec les délassemens honnêtes de l'esprit, avec les exercices du corps, de manière à conserver sa santé, à se livrer à sa famille et à ses amis, à jouir de la société, à mener avec décence, avec gaîté la vie d'un honnête homme. Ainsi nous arrêterons nos regards sur le bonheur de la vie domestique, nous apprécierons les charmes de l'amitié, nous en savourerons les douceurs; nous sentirons les jouissances attachées à la bienfaisance pratiquée sans ostentation.

En opposition avec la manière noble d'exercer la médecine, nous exposerons au grand jour le charlatanisme dans tous les genres, et les charlatans de toute espèce.

Après avoir épuisé autant que possible ce qui a rapport aux élèves, aux candidats, aux docteurs, aux pharmaciens, aux officiers de santé, aux sages-femmes, aux garde-malades, aux charlatans, nous scruterons la conduite et les manières des malades, des gens du monde envers les médecins, envers les soi-disans guérisseurs, afin de vous mettre en garde contre toutes les attaques qui vous seront faites dans l'exercice de votre art.

Nous réduirons à leur juste valeur le zèle et la philanthropie des gens riches, surtout des dames, qui, dans leurs terres ou leurs maisons de campagne, rassemblent une collection de médicamens, une espèce de pharmacie, et qui en font usage pour les habitans qui les entourent. Nous distinguerons le bien qu'ils procurent et le mal qu'ils peuvent faire involontairement. Cela nous conduira à voir la médecine, la chirurgie et la pharmacie livrées aux mains des personnes qui n'ont pour elles que leur ignorance et leur impudence.

Je vous armerai contre les politesses excessives et les offres de ceux qui ont besoin de vous, contre l'ingratitude des malades auxquels vous aurez été utiles, contre l'inconséquence, je dirais presque l'insolence de certaines gens. Je vous apprendrai à distinguer la douleur vraie de la douleur factice, l'intérêt bien senti de l'intérêt simulé; à juger de l'empressement, des grandes exclamations, des phrases banales, des éclats, des crispations de commande, des protestations d'état violent, des larmes à volonté, lorsque le cœur est sec et froid..... Mais je vous consolerai en vous offrant le tableau de la reconnaissance, tableau moins fréquent que celui de l'ingratitude, mais délicieux à contempler.

C'est alors que je vous entretiendrai de la rétribution que vous avez droit d'exiger et de la manière dont vous devez proportionner avec noblesse, avec générosité, mais avec justice, le prix de vos soins, à la fortune et aux procédés de vos cliens.

Dans le cours de ces conférences, lorsque l'occasion s'en présentera, j'extrairai de plusieurs discours que j'ai prononcés et de mémoires que j'ai faits; j'extrairai, dis-je, des fragmens propres à rendre mes idées. On ne pourra m'accuser de plagiat, puisque je ne ferai, avec plus de raison que Molière, que reprendre mon bien où je l'aurai déposé.

Il y a long-temps, Messieurs, que je m'étais persuadé que ce cours et que l'ouvrage qui en sera nécessairement la suite manquaient en médecine, malgré l'abondance et l'excellence de tous les traités anciens et modernes. Je pensais qu'un pareil travail ne pouvait, ne devait être entrepris que par un vieux praticien, peut-être que par un professeur de clinique, peut-être même que par un doyen qui eût vécu long-temps parmi les élèves, qui les connût bien, qui les eût toujours affectionnés, qui en fût aimé. Il y a plus de quinze ans (1), et la plupart de vous le savent, que je m'occupe de ce projet. Des devoirs à remplir m'ont pendant long-temps écarté du but que je m'étais proposé.

Dans toutes ces conférences, je ne prétendrai annoncer rien de nouveau; je ne ferai que réunir dans un cadre plus resserré ce qui est épars dans les bons auteurs, et ce qu'une longue pratique m'a offert de vrai. Si je me trompe, ce sera de bonne foi. Je ne chercherai point dans ces leçons à étonner, à subjuguer par des idées que je donnerais pour neuves, par des pensées que l'on croirait profondes à cause de leur exaltation; je n'aurai pas l'intention de faire secte; je ne perdrai jamais de vue les images précieuses du créateur de la mé-

(1) J'écrivais cela en 1821; aujourd'hui, en 1825, il y a 19 ans.

decine, le divin Hippocrate, et du défenseur des sages doctrines, notre maître Corvisart (1).

Oui, notre maître à nous tous qui avons profité de ses leçons. J'ai eu le bonheur d'être son *collègue*, son *compagnon*, et, je le dis avec orgueil, son *premier élève*. Je dois justifier l'honneur que j'ai eu de partager ses travaux. Ainsi, quoique j'eusse depuis si long-temps l'intention de faire ce cours que nous commençons ensemble, j'en reculais l'époque pour le rendre le plus digne possible de l'ami que je regrette, et que j'ai toujours désiré d'imiter.

Peut-être ai-je trop attendu, peut-être, lorsque la vieillesse s'est appesantie sur moi, n'ai-je plus que mon zèle et le désir de vous être utile, mais que je manque des moyens d'exécuter tout ce que j'avais dessein de faire. Je ne me pressais point, je l'avoue; des circonstances imprévues me forçant aujourd'hui à me hâter, j'ai senti renaître mon courage, j'ai connu....., peut-être, hélas! n'ai-je fait que rêver que j'avais encore de la force..... Messieurs, qu'il me soit permis de penser à Sophocle traduit devant l'Aréopage par des fils ingrats qui voulaient le faire interdire. Sophocle, pour toute défense, lut son *OEdipe à Colone*, qu'il venait d'achever.....; et moi..... je viens au milieu de mes amis leur présenter le dernier fruit de mes travaux pour gage de l'attachement que je leur ai juré.

(1) Je devais placer sur la table de l'amphithéâtre, d'un côté le buste d'Hippocrate, de l'autre celui de Corvisart.

COURS
SUR LES GÉNÉRALITÉS
DE LA
MÉDECINE PRATIQUE,
ET SUR LA
PHILOSOPHIE DE LA MÉDECINE.

PREMIÈRE LEÇON.

LA MÉDECINE EXISTE. IL N'Y A QU'UNE MÉDECINE, LA MÉDECINE D'OBSERVATION.

1. La médecine existe, elle est aussi ancienne que la maladie. Il faut entendre par *médecine* les moyens de connaître les maux qui affligent l'homme et les animaux, et les moyens de les traiter, soit par des médicamens appropriés, soit par des opérations de chirurgie, moyens différens de ceux que la nature emploie pour ramener à la santé.

2. Pour prouver l'existence de la médecine, nous considérerons la *médecine d'instinct ;* la *médecine due au hasard ;* la *médecine d'observation, fondée par la réflexion et par l'expérience des siècles ;* la *médecine enrichie par toutes les connaissances humaines et par les sciences qu'elle met à contribution, ou dont elle a reculé les bornes ;* en un mot, ce qui constitue la médecine telle qu'elle existe maintenant.

3. C'est alors, quand nous l'aurons dégagée des systèmes erronés dont on l'a surchargée, des théories vaines dont on l'a voilée, des préjugés de la routine qui l'ont dénaturée; c'est alors, dis-je, que nous aurons prouvé qu'il ne peut y avoir que la *médecine d'observation.*

Médecine d'instinct.

4. J'entends par *médecine d'instinct* celle que pratiquent les animaux, tant domestiques que sauvages, la seule que connaisse l'homme avant d'être réuni en société.

5. Nous voyons tous les jours des animaux manger de certaines plantes pour provoquer le vomissement; d'autres boire de l'eau en abondance. Les uns lèchent continuellement leurs plaies et leurs ulcères, et les font cicatriser; les autres ont assez d'instinct pour achever avec leurs dents des amputations commencées par un

accident quelconque; tous savent se soumettre à la diète la plus sévère.

6. L'homme sauvage connaît des remèdes contre la morsure des serpens ou la piqûre des insectes venimeux. S'il a l'art cruel d'empoisonner les flèches, il sait en guérir les blessures, qui deviendraient mortelles; il emploie avec succès la ligature, le tampon, la succion, les lotions, les frictions, le suc de certaines plantes, un grand nombre de végétaux et de baumes que lui procurent les forêts qu'il habite, soit qu'il en fasse usage à l'intérieur, soit qu'il les applique à l'extérieur.

Médecine due au hasard.

7. Je ne fais aucun doute que la médecine d'instinct ait été fortifiée par celle que j'appelle *due au hasard*. Ce sera par hasard que l'homme aura reconnu la vertu de certains médicamens, l'utilité de certaines pratiques. Rien ne répugne à croire ce que l'on dit de la cigogne qui s'injecte de l'eau avec son bec; de l'hippopotame qui se saigne en se frottant sur les roseaux coupés aux bords du Nil; de la chèvre qui fut guérie d'une inflammation à l'œil par une blessure qui lui fit perdre beaucoup de sang; comme c'est du hasard que le derviche a appris la propriété du café.

8. Le sauvage, qui n'a point sa subsistance assurée, lorsqu'il trouve à faire un ample repas, se gorge de nourriture, et se donne une indigestion comme le citadin. Il aura reconnu que le vomissement soulageait, il l'a excité par des substances qu'il avait remarqué le provoquer dans les animaux.

9. Dans les cas de suppression de transpiration, le hasard aura indiqué à l'homme la vertu des sudorifiques, en tête desquels il a dû placer les eaux thermales et les cavernes dans lesquelles la sueur est excitée.

10. N'est-ce point par hasard qu'il a trouvé les fébrifuges, et particulièrement le quinquina; qu'il a reconnu la vertu des sudorifiques contre la maladie vénérienne, à laquelle les habitans de l'Amérique étaient exposés? Je pourrais multiplier à l'infini les exemples qui prouveraient que la médecine doit beaucoup au hasard, ainsi qu'à l'instinct.

11. Dans l'origine des sociétés, la médecine a dû être simple comme les maladies elles-mêmes. L'homme sauvage n'a pas plus besoin de moyens curatifs très-compliqués que le reste des animaux, sauvages comme lui. Cette médecine se sera transmise par tradition de générations en générations. Les jongleurs, les prêtres en étaient seuls en possession et en faisaient un secret.

12. Lorsque les sociétés se sont agrandies, avant même que la civilisation eût fait des progrès sensibles, l'homme a connu de nouveaux besoins, il s'est fait de nouvelles jouissances, il s'est livré à de nouveaux travaux, il a été soumis à l'empire de nouvelles passions, et tout le monde sait que ces jouissances de la civilisation font naître et développent des maladies peu communes dans l'origine des sociétés, inconnues dans l'état sauvage.

Médecine d'observation.

13. Reconnaissant que, dans des cas semblables, les remèdes internes et les traitemens externes, sagement employés, réussissaient constamment, ou au moins le plus ordinairement, l'observateur a été persuadé que les moyens de combattre les maux physiques existaient. Il n'y avait encore ni science ni art; il n'y avait pas plus de médecine alors qu'il n'y avait d'architecture lorsque l'homme a bâti ses premières cabanes. Mais cet empirisme aveugle était le germe que le temps à développé, que l'expérience a fécondé.

14. La civilisation, faisant des progrès, avait amené des maladies : on a cherché de nouveaux remèdes pour les combattre, on a recueilli un grand nombre de faits, on a mis à contribution

l'expérience des temps passés, ce que l'instinct avait indiqué, ce que le hasard avait fait découvrir; les pratiques chirurgicales des hordes sauvages ont été employées avec discernement, avec adresse; ce n'était pas encore de la chirurgie. On a étudié les végétaux dont on avait reconnu les propriétés, on en a fait usage; ce n'était pas encore de la matière médicale. On a fait quelques mélanges qui n'étaient pas de la pharmacie. Mais la *médecine d'observation* a pris naissance.

15. Eh bien! Messieurs, aujourd'hui que la médecine est devenue une science qui est liée à presque toutes les autres sciences, qu'elle s'appuie sur l'expérience des siècles, que le raisonnement en unit fortement toutes les parties; aujourd'hui que la chirurgie jette dans toute l'Europe, et particulièrement en France, un très-grand éclat, qu'elle étend sa gloire au-delà des bornes que l'esprit humain lui avait assignées; aujourd'hui que la chimie embrasse toute la nature et que la pharmacie s'est enrichie de ses sublimes et immenses découvertes, peut-il y avoir une autre médecine que la *médecine d'observation?*

16. N'est-ce pas pour avoir observé, n'est-ce pas en observant sans cesse les divers phénomènes des maladies et les effets que produisent les moyens curatifs que le médecin parvient à

les connaître et à les apprécier? Est-ce autre chose que l'observation qui a conduit nos chirurgiens illustres à tenter des opérations aussi heureuses que hardies? Et quels autres que des médecins et des chirurgiens observateurs ont appris à manier aussi habilement les médicamens, et quelquefois à changer des poisons en des remèdes salutaires?

17. Nous traiterons bientôt des écarts du raisonnement, en parlant des systèmes et des diverses théories qui peuvent égarer les jeunes médecins, systèmes ou théories qu'on ne doit point admettre sans un mûr examen, et qui, en dépit de leurs auteurs mêmes, se rapportent presque tous à la médecine d'observation.

18. Mais il ne nous suffit pas d'avoir établi que la médecine existe, il faut le prouver, et prouver ensuite qu'il n'y a que la médecine d'observation. Quoique le médecin n'empêche pas de mourir, quoiqu'il ne soit pas toujours sûr de guérir, il n'en est pas moins incontestable que la médecine triomphe de la plupart de nos maux, ou y apporte un soulagement manifeste; par conséquent peut-on soutenir que la médecine n'existe pas? J'entends toujours la médecine et la chirurgie marchant de concert pour constituer l'art de traiter les maladies.

19. Pour prouver que la médecine existe et

qu'il n'y a que la médecine d'observation, portons nos regards sur quelques maladies prises au hasard, et dont plusieurs n'auraient qu'une terminaison funeste, si l'art ne venait pas au secours de la nature. Il est reconnu que de graves accidens accompagnent quelquefois l'accouchement, tels que les convulsions, les syncopes, les hémorrhagies utérines, tant externes qu'internes, la mauvaise position du fœtus; que ces accidens peuvent faire périr presque subitement la mère et l'enfant, si la médecine et la chirurgie, qui sont inséparables, ne s'empressent de sauver ces deux victimes! Mais, lorsque des soins administrés par un homme instruit et habile ne sont pas couronnés du succès, est-on en droit d'en conclure que la médecine n'existe pas?

20. On sait que les amers, principalement le quinquina et ses diverses préparations, sagement employés, réussissent, dans le plus grand nombre des cas, contre les fièvres intermittentes? Si parfois ils échouent, est-ce une preuve que la médecine n'existe pas?

21. Les maladies syphilitiques, après des siècles d'observation, sont combattues victorieusement par le mercure et les sudorifiques. De ce que l'on ne parvient point à les guérir toutes, est-ce une raison de soutenir que ce traitement

n'est pas dû à l'observation, et que la médecine n'existe pas?

22. Dans toutes les inflammations aiguës, et même chroniques, le régime antiphlogistique réussit. S'il manque quelquefois son but, peut-on penser qu'il n'est pas bien indiqué et que la médecine n'existe pas?

23. Une maladie affreuse afflige l'humanité. La petite vérole décime la population. Jenner est servi par un hasard favorable; il découvre le préservatif de ce fléau, la vaccine est connue. Jenner est observateur; il prouve en même temps l'existence de la médecine, et qu'il n'y a que la médecine d'observation. Mais si quelquefois la vaccine ne se développe pas, si même, après qu'elle s'est développée convenablement, des personnes destinées à avoir plusieurs fois la petite vérole ne sont pas à l'abri de l'infection, a-t-on le droit d'assurer que la vaccine n'est pas le préservatif de la variole? Peut-on croire que la médecine n'existe pas?

24. Un animal enragé fait une morsure qui finirait par causer la mort de l'individu blessé: voyons agir la médecine, uniquement la médecine d'observation. Elle apprend que la cautérisation est le préservatif sûr de la rage. Mais de ce que ce traitement ne réussit pas dans tous les cas, quelle que soit la cause du non-succès,

peut-on dire que la médecine d'observation n'existe pas?

25. Est-ce autre chose que l'observation qui ait appris au médecin l'usage des pectoraux, des délayans, des diurétiques, des sudorifiques, des émolliens, des toniques, des émétiques, des purgatifs, des antiscorbutiques, des antispasmodiques, des anthelmenthiques, etc.; l'usage des saignées, soit générales, soit locales, des exutoires, des compositions chimiques et pharmaceutiques? Mais, parce qu'on n'en obtient pas toujours l'effet désiré, doit-on conclure que ces moyens n'ont pas les propriétés qu'on leur a reconnues, qu'il n'y a point de médecine, point de médecine d'observation?

26. Des plaies énormes sont traitées convenablement, l'opération de la taille est faite avec toute la dextérité possible, une amputation est pratiquée avec la plus grande habileté, des dépôts considérables sont ouverts d'après toutes les règles de l'art, des fractures, des luxations sont parfaitement réduites..... Mais les humeurs du malade peuvent être viciées, la gangrène peut se déclarer, des accidens imprévus peuvent survenir, la fièvre peut s'allumer, l'influence de l'air, mille autres causes peuvent s'opposer au succès de l'opération. Cependant n'est-ce point l'observation, secondée par le génie, qui indique

les moyens de combattre ces phénomènes? N'est-ce point l'observation qui apprend qu'il faut inciser le doigt pour faire avorter le panaris; qu'il faut débrider dans certaines occasions; qu'il y a un terme fixe pour ouvrir les abcès et par quel moyen on doit les ouvrir; que c'est inutilement qu'on ferait une amputation avant que la gangrène fût bornée; qu'il y a des carcinomes que l'on doit enlever, qu'il y en a d'autres qu'il faut se garder d'opérer, qui ont reçu particulièrement le nom de *noli me tangere?*

27. Eh bien! de ce que le chirurgien le plus adroit, le plus instruit en médecine n'a pas toujours le bonheur de réussir, conclurait-on avec raison que la chirurgie n'existe pas, que la chirurgie, comme la médecine, n'est pas fondée sur l'observation? C'est comme si, de ce que toutes les expériences de physique, toutes les opérations de chimie ne réussissent pas; de ce que tous les problèmes de mathématiques ne sont pas résolus, on en concluait que ces sciences n'existent pas.

28. Pour nous, au contraire, d'après les exemples que je viens de vous citer, et que je pourrais multiplier à l'infini, nous pouvons conclure que la *médecine existe, et qu'il n'y a que la médecine d'observation.*

Médecine enrichie par les connaissances humaines.

29. Pour achever de prouver que la médecine existe, et qu'elle est une science, considérons-la telle qu'elle se présente maintenant, et toujours ne faisant qu'un avec la chirurgie. Pourrait-on, sans la plus insigne mauvaise foi, la voir isolée des autres sciences et de la plupart des arts utiles qu'elle met à contribution, ou auxquels elle est associée? Pourrait-on ne pas convenir qu'elle a fourni elle-même son rayon de lumière au foyer des connaissances humaines?

30. Sans remonter jusqu'au temps de profonde ignorance et de barbarie; sans aller fouiller dans les décombres de l'Égypte, qui a été pour les Grecs et ensuite pour nous le berceau des sciences; l'Égypte, dans laquelle la caste des prêtres était en même temps celle des savans, des philosophes et des médecins, passons au siècle qui a vu naître Hippocrate et ses disciples, à ceux qui possédèrent Aristote, Démocrite, Dioscorides et tant d'autres, nous verrons que les médecins faisaient partie des hommes les plus instruits de la Grèce, par conséquent de l'Europe et de l'Asie. En méditant leurs ouvrages, on ne peut douter qu'ils eussent des connaissances très-étendues en anatomie, malgré les difficultés presque insurmontables que le respect pour les

morts apportait à l'étude de cette science. D'après leurs ingénieuses observations sur les battemens du cœur, sur le pouls, sur la respiration, on ne peut nier qu'ils eussent deviné les principaux phénomènes qui constituent la physiologie. Ne savaient-ils pas d'ailleurs tout ce que l'on connaissait alors en astronomie, en météorologie, en histoire naturelle, etc., etc.? Mais toutes ces connaissances, auraient-ils pu les acquérir, s'ils n'eussent pas été éminemment observateurs?

31. Depuis la renaissance des lettres, n'a-t-on pas toujours compté des médecins parmi ceux qui ont le plus contribué à l'avancement et au perfectionnement des sciences, et même de plusieurs arts utiles? Aujourd'hui la médecine est plus ou moins essentiellement liée à tout ce qui fait l'orgueil du siècle et le bonheur des peuples. Tout, pour ainsi dire, est de son ressort direct ou se rapporte indirectement à elle.

32. La médecine a créé, elle possède et cultive presque exclusivement l'anatomie et la physiologie; elle a seule la connaissance des maux qui affligent l'humanité, et des moyens de les soulager ou de les prévenir.

33. La médecine ne peut marcher sans la philosophie : on a dit, et nous le répétons, si la philosophie se perdait sur la terre, ce serait parmi les médecins qu'on la retrouverait. La lo-

gique assure sa marche, l'éloquence ne lui est pas étrangère, les mathématiques lui prêtent un appui; la physique, la chimie, l'histoire naturelle dans tout son ensemble, sont pour elle de puissans auxiliaires. Elle doit porter des regards attentifs sur l'agriculture, l'économie rurale, les défrichemens, les colonisations; sur les travaux des manufactures, des ateliers; sur la navigation; sur les campemens, la marche des armées, afin de connaître les maladies des cultivateurs, des artisans, des marins, des militaires, et pouvoir, dans l'occasion, donner des avis salutaires. L'étude des langues et de l'histoire lui est presque indispensable. Elle étend son domaine sur le dessin, la peinture, la sculpture, l'architecture, soit pour rendre sensibles aux yeux les formes du corps humain ou les désorganisations pathologiques, soit pour guider les artistes dans la construction et l'arrangement des asiles des malades, dans celle des divers instrumens, des machines, ou des meubles à leur usage. Elle doit s'occuper de la gymnastique, de la musique, de la littérature, pour juger de leurs effets, pour les prescrire d'après les lois de l'hygiène, afin de traiter le moral des malades. Elle embrasse jusqu'à la religion, la jurisprudence et la politique; et toujours, et dans toutes les circonstances, c'est l'observation qui assure les études du médecin, qui le guide dans la pratique.

34. Ici, Messieurs, je vais commencer à me citer moi-même, je vais vous répéter ce que je disais en 1806 (1).

« La médecine d'observation est la seule vraie médecine; elle met à contribution toutes les branches de l'art de guérir, elle en lie ensemble toutes les parties. On peut avoir de grandes connaissances en anatomie et en physiologie, en matière médicale et en pharmacie, en histoire naturelle, en botanique, en chimie, et n'être pas médecin On peut avoir étudié, médité tous les traités de nosologie, de nosographie, s'être pénétré de tous les systèmes les plus ingénieux, des théories les plus brillantes; faire sur ces divers sujets les raisonnemens les plus probables, les plus séduisans, et n'être pas médecin. On peut être instruit, même savant, et alors il ne faut pas se croire médecin, mais seulement disposé à le devenir. Sans les faits, les ouvrages soi-disant de médecine perdent tout leur éclat devant l'observation.

« Dans la pratique, la nature semble se jouer des rêves de l'imagination, des théories, des explications. Elle crie au médecin : *voyez, observez, méditez.* Nous le répéterons jusqu'à satiété, on

(1) Discours prononcé dans l'amphithéâtre de la Clinique interne, au sujet de l'inauguration des nouvelles salles de l'hospice clinique.

ne devient médecin qu'en voyant beaucoup de malades, qu'en observant, en observant bien. On ne forme des praticiens que par le moyen des observations bien faites. C'est par la médecine d'observation que se sont illustrés ceux qui ont écrit sur la médecine, à commencer par *Hippocrate* et finir par *Corvisart.* »

35. Mais ne croyez pas, Messieurs, qu'il faille approfondir toutes les sciences, tous les arts qui ne sont point essentiels à la médecine. Pour parvenir à posséder toutes ces connaissances, la vie de plusieurs hommes serait insuffisante, tout se confondrait dans le cerveau. Au lieu d'une richesse utile au praticien, ce serait une surabondance embarrassante, et souvent dangereuse. Il suffit au médecin d'en avoir fait une étude générale suivie de mûres réflexions; il lui suffit de pouvoir en appliquer les principes à l'hygiène et au traitement des maladies. Nous rechercherons dans la suite jusqu'où la connaissance des sciences accessoires est utile au médecin.

36. Vous trouverez dans la société des gens qui nient l'existence de la médecine, et par conséquent son utilité; mais qu'ils tombent malades, vous les verrez appeler un médecin, à moins que, cédant à leurs préjugés, ils ne soient dévoués aux plus vils charlatans, aux ignorans les plus déhontés. Ces gens ressemblent à ceux qui

veulent se donner la réputation d'esprits forts, d'incrédules en religion, et qui, au moindre accès de fièvre, font venir un confesseur.

37. Si vous n'avez affaire qu'à des demi-savans, fléaux des sociétés; des faiseurs d'épigrammes, qui ont toujours le sarcasme à la bouche; tournez la chose en plaisanterie, faites-leur vous-même des contes, rapportez des anecdotes qui abondent dans leur sens, enchérissez sur tout ce qu'ils débiteront d'après Boileau, d'après Molière, d'après J. J. Rousseau, d'après Beaumarchais; et surtout dédaignez de leur opposer des raisons.

38. Mais, dans la compagnie, vous aurez remarqué des hommes sensés; détournez adroitement la conversation, de manière à ce qu'ils s'en emparent avec vous. Alors traitez la chose sérieusement, tout le monde vous écoutera, n'en doutez point; car tout le monde s'intéresse à ces sortes de questions. Ne vous contentez pas de persuader vos auditeurs, prétendez à les convaincre. Commencez par convenir que la médecine, livrée aux ignorans, aux petits soi-disant chirurgiens qui ne l'ont jamais connue, aux accoucheurs, ceux que Baudelocque nommait si plaisamment des *sages-femmes en culotte*, et qui, quand ils sont introduits dans une maison, y font la médecine et la chirurgie depuis le rez-de-chaussée

jusqu'au toit; livrée aux officiers de santé qui se sont fait recevoir pour être oculistes, dentistes, herniaires; aux pharmaciens que l'on force à la pratiquer; aux herboristes qui fraudent les lois; aux sages-femmes, aux garde-malades, aux sœurs de charité, aux vieux soldats, aux commères à recettes, aux charlatans de toute couleur, aux hommes à secrets de toute espèce; convenez, dis-je, que la médecine ainsi avilie, ainsi dégradée, est certainement un art meurtrier, plus meurtrier que la guerre et la peste. Mais, après avoir fait ces concessions, parlez avec noblesse de la médecine bien administrée par des hommes instruits et sages; développez-en les avantages avec modestie, avec l'accent de la vérité; prouvez que l'on prend l'abus pour la chose, le charlatanisme pour la médecine, le brigandage et l'audace impudente pour la science: les mauvais plaisans se tairont, les rieurs se tourneront de votre côté.

39. D'autres vous soutiendront que la médecine est une science conjecturale, et que la chirurgie est un art certain. Commencez par établir en principe que la médecine et la chirurgie ne font qu'un sous le nom d'*art de guérir;* ensuite conseillez-leur de consulter des chirurgiens de ligne, qui tous conviendront que, dans la plupart des grandes opérations, quoique bien faites,

ils n'obtiennent un succès complet qu'en s'aidant de leurs connaissances en médecine et qu'en ayant recours aux moyens que ces incrédules croient être uniquement du domaine de la médecine proprement dite.

40. Prenez garde à ces personnes en deuil qui éprouvent ou qui affectent une affliction profonde; elles viennent de perdre un parent ou une personne qui leur était chère : à les entendre, c'est à coup sûr le médecin qui l'a tué. Selon elles, il n'y a point de médecins, point de chirurgiens, il n'y a que des assassins, des empoisonneurs, des bourreaux. Avouez d'abord que par ignorance, par défaut d'attention, par manque d'expérience, ou par maladresse, on voit périr des malades qu'on devait avoir l'espoir de sauver, et cela n'arrive que trop souvent. Ensuite, en les plaignant de leur malheur, en versant dans leur âme une douce consolation, faites-leur entendre qu'il y a des maladies qui sont au-dessus des ressources de la science et de l'art, et que c'est à tort que l'on s'en prend au médecin, tandis qu'on devrait n'accuser que la nature, qui se sert de la maladie pour accomplir les décrets éternels, pour exécuter la loi universelle qui soumet à la mort tous les êtres vivans.

41. Il y a, vous dira-t-on, des médecins qui

ont la réputation de ne pas croire à la médecine. Si l'on entend par là ne pas croire que dans toutes les circonstances la médecine soit triomphante, je ne vois dans cette opinion rien que de très-raisonnable, rien dont un médecin probe et instruit ne doive être convaincu. Mais il n'est pas possible que celui qui tous les jours arrête une fièvre intermittente pernicieuse après le premier accès, parce qu'il sait que le deuxième ou le troisième peut faire périr le malade; celui qui fait disparaître une syphilis en pratiquant un traitement convenable; celui qui prévient les effets de la morsure d'un animal enragé en cautérisant la plaie; celui qui sauve les jours d'une femme au moment de l'accouchement, et qui la garantit des accidens affreux dont elle est menacée; celui qui borne et finit par détruire la gangrène ou la carie des os par des médicamens internes unis aux opérations de la main; celui qui arrête tous les dangers des phlegmasies par un traitement antiphlogistique; celui enfin qui prolonge les jours des valétudinaires par un régime approprié, etc., etc.; il n'est pas possible, dis-je, qu'un tel homme ne croie pas à la médecine, qu'il exerce avec tant de succès et tant de bonheur pour l'humanité.

Je vous disais en 1806 :

« Croire en la médecine, ce n'est pas croire

que toujours, et dans tous les cas, le médecin puisse guérir toutes sortes de maladies. Ce n'est pas donner une confiance aveugle aux moyens que l'on emploie; mais c'est être persuadé, c'est être convaincu qu'en opposant un traitement convenable, quelquefois on guérit par les seuls secours de l'art, sagement, savamment administrés; le plus souvent, on corrige les erreurs de la nature, on favorise ses opérations, on contribue puissamment à la cure des maladies; que tantôt on soulage le malade, on retarde les progrès de son mal, on prolonge son existence; tantôt on engourdit ses douleurs; tantôt enfin on écarte de lui tout ce que l'ignorance ou la charlatanerie peuvent apporter de malfaisant, de propre à aggraver ses maux. C'est être convaincu qu'en faisant une application raisonnable des préceptes de l'hygiène, on entretient la santé, on prévient chez les valétudinaires des affections graves, on triomphe des indispositions légères; mais le médecin probe et instruit qui croit en la médecine ne partage pas l'opinion de ceux qui ne reconnaissent point de bornes à cet art, qui ont pour lui une véritable dévotion, un fanatisme outré; qui lui attribuent tous les succès, toutes les guérisons. Plus il a de savoir et d'expérience, plus il doute, plus il est retenu dans ses jugemens. Eh bien! il arrive souvent que sa modestie, qui n'est point feinte; que la franchise avec laquelle il s'exprime, que la gaîté même qu'il se permet avec les gens du monde deviennent la cause de la réputation qu'on lui fait de ne pas croire en la médecine. »

« Il faut le dire, au moins une fois, les hommes, pour la plupart, veulent être abusés; cela tient à leur bonheur. Il faudrait peut-être pour leur intérêt que la médecine fût encore, comme chez les Égyptiens, couverte d'un voile impénétrable, soumise à des pratiques superstitieuses. Il leur faudrait toujours du merveilleux, du surnaturel, du mystérieux. Il est dans la nature de certains hommes de cesser d'admirer ce qui est trop près d'eux, de retirer leur confiance à ce qu'ils conçoivent; et comme s'ils voulaient se venger de ce que la médecine a des limites étroites, ils se plaisent à calomnier les médecins, en leur attribuant leurs travers, en leur supposant la manière de voir qu'ils ont ou qu'ils affectent. »

42. Quelques-uns emploient des raisonnemens spécieux. Ils vous attaquent sur les différens systèmes, sur les théories diverses qui partagent les opinions des médecins. Ils vous disent que l'on obtient également des succès, quoique l'on combatte la maladie par des moyens entièrement opposés. Répondez-leur qu'ils confondent ensemble des choses très-distinctes, savoir : la

science de la médecine, dans laquelle on peut errer, et la pratiqne, qui n'est que la médecine d'observation; qu'ils confondent les vrais médecins avec la horde des prétendus guérisseurs et ceux qui veulent se singulariser et faire du bruit, avec les praticiens sages qui ont une longue expérience; enfin qu'ils confondent ceux qui réussissent quelquefois, en mettant au hasard et ceux qui abhorrent cette maxime atroce : *faciamus experientiam in animâ vili.*

43. D'autres vous disent encore que des remèdes de charlatans font des miracles; ils vous en citent qui paraissent incontestables; mais ils se gardent bien de compter le nombre de malades qui sont victimes de leur confiance imprudente. Ne cherchez point à dissuader ces gens encroûtés de sottise et de préjugés. Jamais vous ne leur ferez comprendre les grandes vérités suivantes : savoir, qu'il y a des individus doués d'une constitution si vigoureuse, d'une organisation si parfaite, qu'ils peuvent résister et à la maladie et à l'homme qui a prétendu la traiter. La nature a tout fait dans la guérison; cependant on vante un remède qui n'a pas empoisonné le malade, on loue un charlatan qui n'a pu venir à bout de le tuer. Qu'il y a des cas où les meilleurs praticiens eux-mêmes réussissent en employant une médecine perturbatrice, dont

nous traiterons dans la suite de ce cours.

44. Aussi, Messieurs, malgré le pyrrhonisme de certains philosophes, malgré les plaisanteries des gens du monde, malgré les systèmes erronés qui écartent de la bonne voie, malgré les théories qui égarent par les écarts de l'imagination, ou les fausses conséquences que l'on en tire, ou les fausses applications que l'on en fait; malgré le charlatanisme qui verse tant de maux sur l'espèce humaine, les esprits justes, les hommes d'un jugement sain, concluront avec nous que la *médecine existe, qu'il n'y a que la médecine d'observation.* Je sens bien, Messieurs, que je répète cette expression peut-être jusqu'à satiété; mais elle me paraît la seule propre à rendre mon idée sur une grande vérité.

Des systèmes.

45. Pour donner encore plus de force à nos conclusions, examinons quelques systèmes. Nous devons repousser les systèmes dans leur ensemble, quoiqu'il faille convenir qu'il n'en est peut-être pas un qui ne contienne quelque chose de vrai, quelque trait de génie. Après ce que nous venons de dire, les analyser tous, serait perdre notre temps; il suffira d'en signaler quelques-uns, pour faire voir que la plupart ne présentent rien de nouveau. En effet, les mots *sthénie*

et *asthénie* de Brown sont-ils autre chose que le *strictum* et le *laxum* de Themison? L'*âme* de Stahl ressemble à l'*archée* de Vanhelmont; ils ont donné naissance au *fluide nerveux*, aux *esprits vitaux*, peut-être au *magnétisme animal*, etc. Lorsqu'on admet ces agens inconnus purement et simplement, on est réduit à expliquer *obscurum per obscurius*; on applique à une organisation toute physique des idées métaphysiques, et le médecin de bonne foi qui tient le pouls d'un malade est forcé de se demander à quoi bon toutes ces choses dans la médecine clinique.

46. Serait-il plus satisfait, s'il avait recours aux mécaniciens, aux physiciens, aux chimistes qui ont aussi établi leurs systèmes? Que ferait-il avec leurs petits coins et leurs petits marteaux, avec leurs cribles et leurs globules rouges et blancs, avec leurs décompositions et leurs recompositions dans le corps humain comme dans un vaisseau de chimie? Cependant il faut convenir que ces folies, qui appartiennent aux élémens de la science, ont servi à développer les idées des savans de nos jours, et que, pour les rectifier, les physiologistes modernes se sont livrés à des expériences très-ingénieuses et qui sont devenues très-utiles.

47. Mais, pour que la médecine devînt une science, il fallait que le médecin et le chirurgien

pussent, d'après des principes certains, se rendre un compte satisfaisant de leur manière de se conduire. Les anatomistes et les physiologistes ont admis dans le corps humain une force inconnue, puissante, toujours agissante, imprimée par la nature, qui a gardé son secret. En cela, ils n'ont fait que changer les mots de *nature*, φύσις, d'Hippocrate, d'*archée*, d'*âme*, d'*esprits vitaux*, en celui de *forces vitales*.

48. Mais, pour rendre raison des phénomènes de la vie, ils ont fait une heureuse alliance des forces vitales avec la physique et la chimie, et surtout avec l'anatomie. Ils sont parvenus à jeter un grand jour sur les fonctions des organes qu'ils ont connus parfaitement. Alors ils ont expliqué l'action musculaire, le jeu de tous les sens; ils ont donné un aperçu de la sensibilité; ils ont fait connaître la digestion, la nutrition, la respiration, la circulation, la génération, etc., etc. Ils ont été jusqu'à définir la mort et la décomposition du corps. De temps en temps ils ont fait des chutes; mais la science a marché, et même à pas de géant.

49. Le théoricien s'est emparé de ces découvertes importantes, et, à son tour, il a tenté d'expliquer la cause des maladies et les moyens de guérison. Le génie de l'homme a brillé; mais souvent son imagination l'a égaré, il a pris

un jour trompeur pour la lumière pure, et l'erreur pour la vérité. Les systèmes et les théories qui avaient pris naissance dans les temps obscurs de l'ignorance se sont appuyés sur des bases, en apparence plus solides, mais en réalité tout aussi fragiles. La science, mal conçue, mal expliquée, allait perdre l'art..... L'observateur a fait une sage application des connaissances du siècle à la pratique de la médecine et de la chirurgie; la thérapeutique s'est enrichie, des remèdes nouveaux ont été essayés avec prudence, des instrumens ont été inventés, et c'est alors seulement que l'art de guérir est devenu une science plus perfectionnée; mais c'est en s'appuyant toujours et uniquement sur l'observation. Nous verrons par la suite avec quelle réserve il faut se livrer aux plus savantes spéculations, avec quel soin il faut rejeter tout ce qui n'est pas démontré clairement par le raisonnement, par l'analogie, ce qui n'est pas prouvé par l'expérience, tout ce qui n'est qu'un luxe d'érudition, le plus souvent inutile, et quelquefois nuisible dans le traitement des maladies.

50. Sans cette soumission à l'observation, ne pourrait-on pas se dire : Les médecins sont plus instruits, infiniment plus instruits, en guérissent-ils plus sûrement et plus souvent? Mais soyez rassurés sur le salut des malades; les enfans

de l'imagination n'ont point égaré le jugement des praticiens, ils n'ont porté aucune atteinte à la médecine d'observation, ils l'ont même rendue plus ferme dans sa marche.

51. Les systèmes erronés sur la médecine clinique ont pris place à côté de ceux que l'on avait créés sur la génération, sur les insectes qui produisent toutes les maladies de la peau, à côté de tous ceux dans lesquels on a voulu rapporter à une cause unique toutes les maladies, et à un moyen unique tous les traitemens.

52. De ces réflexions je crois pouvoir conclure qu'il n'y a, qu'il ne peut y avoir de systèmes un peu probables, un peu admissibles par des esprits judicieux, que ceux qui sont établis sur l'anatomie pathologique, sur la physiologie raisonnable et bien raisonnée, et surtout sur l'application constante de l'organisation aux phénomènes variés de la vie dans l'état sain et dans l'état de maladie, par conséquent que sur l'observation. Mais qui pourra jamais se flatter d'atteindre ce but? Jusque-là nous serons forcés de nous contenter de petits fanaux dont la lumière est trouble et incertaine, quand il nous faudrait de grandes masses de lumière bien pure.

Des théories.

53. Il en est des théories comme des systèmes.

Quand elles ne sont point fondées sur de grandes connaissances en anatomie pathologique, sur les principes d'une physiologie lumineuse et bien démontrée; quand elles sont exclusives et réclament une croyance aveugle, surtout quand elles ne sont pas appuyées sur une pratique longue et constamment heureuse, de quelque génie qu'elles aient l'air d'étinceler, leur base n'est pas solide; elles seront renversées aussitôt que l'engouement qu'elles ont produit sera passé.

54. C'est ainsi que des médecins, si l'on peut leur accorder ce titre, soumis à de vains préjugés, qu'ils appellent *leur théorie*, condamnent leurs malades à une diète trop rigoureuse, et retardent ainsi la convalescence. D'autres, voyant partout la bile jouer le grand rôle, les purgent, pour me servir d'une expression populaire, *jusqu'à extinction de chaleur naturelle.* Quelques-uns n'emploient dans le traitement de toutes les maladies que les bains, l'eau de veau ou de poulet, et le régime débilitant. Quelques-autres reconnaissent dans tous les cas une affection nerveuse, et prodiguent les antispasmodiques. Ceux-ci découvrent partout du scorbut; ceux-là, de la syphilis, même lorsque le sujet n'en a jamais été atteint et n'en a point reçu le germe de ses parens. Tels se gardent bien de donner plusieurs fois l'émétique dans la même maladie; tels autres

en continuent l'usage depuis son invasion jusqu'à sa terminaison. On en voit qui n'oseraient revenir à la saignée, quelque indication nouvelle qui se présente. Les plus ignorans se proclament les *conservateurs du précieux sang*; mais peut-il y avoir rien de plus contraire à une saine doctrine que de défendre dans toutes les circonstances, à tous les âges, dans toutes les maladies, d'en verser une seule goutte? Ce système, car c'en est un dont nous aurions dû parler plus haut, qu'on a voulu faire revivre dernièrement, est si erroné, qu'il suffit de l'énoncer pour le couvrir du ridicule qu'il mérite (1).

55. Mais doit-on, sans modification, admettre l'opinion contraire? Doit-on voir partout et toujours une inflammation, soit aiguë, soit chronique; soit nouvelle, soit ancienne; soit manifeste, soit cachée; être la cause puissante de la maladie actuelle, quelle qu'elle soit, et subsistant en dépit des véritables causes et des symptômes les plus opposés à l'inflammation? Doit-on, d'après ce principe unique, avoir toujours recours à une surabondante effusion du sang?

56. N'allez pas croire, Messieurs, que cette

(1) Il s'en est présenté qui, sur une machine propre à démontrer la force centrifuge et la force centripète, faisaient tourner des lapins, qu'ils asphyxiaient, pour les rendre ensuite à la vie; qui proposaient gravement d'employer ce moyen contre l'apoplexie, et qui appelaient cela leur théorie.

théorie soit nouvelle, car il faut lui rendre justice, c'est une théorie, et non point un système. Elle ne le paraît que parce qu'on ne veut pas prendre la peine de s'instruire. Sans aller chercher dans les temps reculés, ni chez les étrangers, n'avons-nous pas vu au siècle dernier des praticiens n'employer dans le traitement des maladies que la saignée et les délayans, et pour tout régime une diète absolue? Cette méthode n'a-t-elle pas été exposée plaisamment par Lesage dans son roman de *Gil Blas;* et l'épisode du docteur *Sangrado* (1), qui ne faisait d'autre ordonnance que *saigner et boire de l'eau chaude*, est-il autre chose que la critique de ces médecins? N'a-t-on pas vu Borie l'oncle, Bosquillon et leurs adhérens, auxquels on crut pouvoir reprocher, peut-être à tort, de prodiguer l'effusion du sang? Les médecins qui ont suivi la clinique interne depuis son établissement savent que, sans en faire un vain étalage et sans en abuser, la saignée était fréquemment pratiquée dans des cas où nombre de médecins n'osaient plus tirer du sang.

57. Telle était la doctrine du fondateur de cette école. Il la prêchait avec modestie; il la pratiquait avec discernement, avec modération; il n'était point effarouché lui-même de la lu-

(1) Ce nom signifie *saigneur*, en espagnol, et non point *sans grades*, comme beaucoup de personnes le croient.

mière qu'il aurait pu croire avoir produite, et qu'il ne faisait que dégager du voile qui la couvrait et placer plus favorablement; il cherchait à éclairer ses nombreux élèves, et non point à les éblouir; il ne prétendait pas faire une révolution en médecine, être fondateur d'une école moderne; il ne courait pas après le faux honneur d'être chef d'une secte; il savait trop qu'il ne doit pas y avoir de sectes en médecine, il ne voulait pas s'entourer de Séides. Il se serait bien gardé de salir ses belles leçons ou ses écrits par des invectives contre ceux dont il ne partageait pas les opinions. Il était convaincu que, quand on a la raison pour soi, on ne doit pas se fâcher et mettre de l'âcreté dans l'explication de sa doctrine; on ne doit pas commencer par insulter ceux que l'on provoque au combat, parce que l'injure que l'on prodigue à tort est comme la balle lancée contre un corps dur qui rebondit et vient frapper celui de la main duquel elle est partie.

58. Ainsi, Messieurs, voyons dans cette pratique non point un système, mais une méthode sage, très-médicale, et fondée sur l'observation; mais reconnaissons qu'on l'affaiblit en lui donnant trop d'extension, comme on affaiblit un câble en le tiraillant, en l'étendant outre mesure; et gémissons de voir des hommes de génie,

des hommes qui rendent un service essentiel à l'art, en propageant une saine doctrine, se laisser entraîner au-delà des bornes de l'observation ; gémissons de voir des hommes d'un vrai mérite jeter le gant au milieu de l'arène, et souhaiter de le voir relever pour avoir l'occasion de crier à la persécution, et celle de redoubler leurs sarcasmes, aussi sanglans qu'ils sont injustes.

59. D'après ce court examen, il me semble que nous avons prouvé que tout système qui n'est que le fruit de l'imagination doit être rejeté, parce qu'il s'oppose à toute bonne pratique de la médecine ; qu'une théorie doit être examinée, pesée soigneusement, éprouvée par le temps, et appuyée sur une nombreuse suite d'observations ; que toute doctrine sage n'admet jamais le système, porte sur la théorie le flambeau du raisonnement, de la réflexion, de l'expérience. Ainsi il me semble que nous devons, avec raison, conclure, comme nous l'avons annoncé, *qu'il n'y a, qu'il ne peut y avoir que la médecine d'observation.*

DEUXIÈME LEÇON.

DE LA SANTÉ.

1. Pour juger l'homme malade, il faut connaître l'homme bien portant. Ainsi, avant de chercher à établir le diagnostic d'une maladie, vous devez avoir une idée juste de la santé. Pour y parvenir, vous vous aiderez de vos connaissances en anatomie, en physiologie et en hygiène.

2. Ne croyez pas, Messieurs, que ces hommes à forme athlétique, doués d'une force remarquable, qui se livrent aux travavx les plus rudes et qui paraissent infatigables; qui sont grands mangeurs, grands buveurs, et qui digèrent parfaitement; qui, en apparence, ne font abus de rien parce qu'ils sont doués de puissans moyens; qui, comme on dit, portent sur leur teint *la fleur de la santé*, soient toujours ceux qui en jouissent le mieux et chez lesquels elle soit le plus assurée.

3. Mais, grands ou petits, forts ou faibles, gras ou maigres, colorés ou pâles, ce sont les individus dans lesquels il se trouve une harmonie presque parfaite entre tous les organcs et lcurs opérations; entre les passions, les goûts, les exercices et les forces, quelles qu'elles soient; ceux

chez lesquels, selon leur âge, leur sexe, leur tempérament et les circonstances diverses, toutes les fonctions s'opèrent sans trouble, sans désordre, et sont dans un équilibre complet; ce qui est très-rare, car nous naissons presque tous avec un organe plus ou moins disposé à être affecté, par conséquent à rompre ce précieux équilibre; ou parce qu'un accident quelconque a désorganisé quelque viscère important à la vie, de sorte que, chez les peuples civilisés, la santé parfaite est presque un être de raison.

4. Il ne faut pas croire non plus que ce soit toujours la modération, l'absence des passions, des peines du corps ou de l'âme et des travaux de l'esprit, qui assurent la santé et mènent à la longévité. Tel individu meurt de vieillesse avant cinquante ans, tel autre est encore jeune à soixante. Un homme faible, débile, valétudinaire même, et ne vivant que de régime et de privations, peut atteindre à une vieillesse très-avancée. Cornaro a passé quatre-vingts ans : son régime sévère l'empêchait de mourir; mais peut-on dire qu'il le faisait vivre? Voltaire a été à quatre-vingt-quatre ans, toujours infirme et toujours faisant abus de son esprit et de son génie. Fontenelle approcha de cent ans avec une constitution très-délicate. Le maréchal de Richelieu, qui avait donné dans tous les excès d'une vie licencieuse, a vécu

quatre-vingt-neuf ans. Notre confrère Tenon a passé quatre-vingt-dix ans; il a travaillé, il a étudié jusqu'aux derniers jours. Jacques Causeur a vécu jusqu'à cent trente ans; il était boucher en Bretagne, il avait toujours mené une vie laborieuse, et la sobriété n'était pas sa vertu favorite. Thomas Parr, Anglais, a poussé sa carrière jusqu'à cent cinquante-deux ans et neuf mois accomplis; il avait été soldat pendant quarante ans, il fut blessé plusieurs fois, mais jamais il n'avait eu ni maladie, ni indisposition; il conserva ses facultés jusqu'au dernier moment; à peine avait-il la vue affaiblie et l'ouïe un peu dure.

5. Si l'on compulsait les registres mortuaires des habitans du Nord, on trouverait un grand nombre d'exemples de longévité; mais, chez tous ces Nestors modernes, c'est l'harmonie entre les organes et les fonctions qui a entretenu la vie et a offert des modèles d'une santé aussi parfaite qu'il soit possible.

DU DIAGNOSTIC.

6. Après vous être rendu compte de la santé chez l'homme et la femme, soit enfant, soit adulte, soit vieillard, vous chercherez à reconnaître l'affection dont l'individu est travaillé. Pour établir le diagnostic, il faut approcher un malade sans la moindre prévention. Rien n'est plus

dangereux dans la pratique médicale que d'apporter un esprit imbu d'un système, ou abusé par une théorie qui flatte l'imagination, qui favorise la paresse, qui dispense de porter dans l'examen d'un malade l'attention la plus scrupuleuse, qui fait voir par les yeux du maître, qui donne à tous les objets la couleur que l'on a choisie, qui prive de l'usage des sens bien exercés, qui fait outrer les conseils les plus sages, qui substitue la témérité et l'audace à l'expérience.

Du préjugement.

7. Avant de traiter du diagnostic, je dois vous parler de ce que j'appelle le *préjugement*, qui n'est autre chose qu'un diagnostic anticipé.

8. Pour saisir ma pensée, vous conviendrez, Messieurs, qu'il n'est pas nécessaire d'être médecin pour reconnaître à la première vue le rachitis, la gibbosité, la claudication, le pied-bot, l'ophthalmie, le cancer ou les dartres à la face, les loupes, etc, etc, et qu'il suffit de jeter les yeux sur le malade.

9. Il y a des maladies que le praticien exercé reconnaît sur-le-champ, parce qu'elles ont des caractères si tranchés, qu'il ne peut s'y méprendre. Je vais vous indiquer quelques-unes de ces maladies ou infirmités.

10. Vous voyez une femme, surtout une jeune

fille dont l'œil est éteint, le visage décoloré et comme bouffi, les lèvres pâles; dont la démarche est lente et incertaine, vous préjugez que cette personne est atteinte de la chlorose, vulgairement dite *pâles-couleurs*.

11. Vous ne confondrez pas la jaunisse avec le teint basané, avec la couleur des mulâtres, ou celle des Indiens. Vous fixerez les yeux du malade; la teinte seule de la conjonctive vous servira d'indice certain pour reconnaître l'ictère.

12. Un homme se présente avec la bouche tirée d'un côté; il a une grande difficulté à prononcer ses paroles; ou bien la paupière supérieure couvre un œil; vous apercevez l'impotence ou le tremblement de quelque membre, votre préjugement sera qu'il y a paralysie partielle.

13. Si l'on vous présente un jeune sujet dont la peau est blafarde, et cependant sillonnée de vermillon; dont les mâchoires, surtout l'inférieure, sont larges; dont les lèvres, principalement la supérieure, sont tuméfiées; si vous apercevez quelques tumeurs au-dessous des oreilles, avant d'avoir exploré l'abdomen, avant d'avoir découvert d'autres symptômes, votre préjugement vous donne l'idée des scrophules.

14. Vous rencontrez inopinément un passant: sa maigreur vous frappe; vous remarquez son col allongé, ses joues creuses, ses pommettes

saillantes, la rougeur circonscrite de sa face, tranchant sur une peau communément blanche et fine; ses yeux ordinairement bleus, son air doux et languissant..., vous êtes porté à penser que cette personne est attaquée de la phthisie pulmonaire. Ou bien vous entendez derrière vous, dans la rue, pousser une toux creuse, profonde, quelquefois opiniâtre, et suivie d'expectoration, vous pensez d'abord que cette toux est celle d'un phthisique. Vous vous retournez, vous apercevez celui dont je viens de vous tracer le portrait, et vous ne doutez plus que votre préjugement ne soit fondé. Si, près d'entrer dans la chambre d'un malade que vous n'avez jamais vu, et dont on ne vous a rien appris, vous entendez une toux de la nature de celle que je viens de décrire; si l'aspect de ce malade est tel que je viens de le représenter, avant d'avoir vu les crachats, avant d'exercer le toucher, de pratiquer la percussion ou d'employer l'auscultation, avant d'être informé des causes et des accidens qui ont précédé, vous prononcerez affirmativement en vous-même que ce malade est phthisique, et tout ce que vous apprendrez confirmera votre préjugement.

15. Si vous apercevez un homme dont le visage est *vultueux*, haut en couleur, et comme vergeté, dont le regard est animé, les lèvres d'un rouge plus ou moins foncé; un homme qui res-

pire à peine, qui soit essoufflé au moindre mouvement, vous soupçonnerez une lésion organique du cœur ou des gros vaisseaux.

16. S'il se présente à vous un homme dont les yeux soient gros, ronds et à *fleur de tête;* qui porte des lunettes, vous n'hésitez pas à préjuger qu'il est myope.

17. Vous rencontrez un individu de l'âge adulte; il a des formes peu exprimées et arrondies comme celles des femmes; toute sa personne présente de la bouffissure et de la mollesse; il n'a point de barbe, ou n'a que quelques poils follets sur les lèvres et au menton, vous préjugez que cet individu est eunuque, soit parce qu'il a subi la castration, soit parce que chez lui les organes de la génération ne se sont pas développés, ou qu'ils ont été atteints de quelque maladie qui les ont atrophiés ou désorganisés. S'il fait entendre une voix grêle et sonore, qui ne soit ni celle de l'homme adulte, ni celle de la femme, votre préjugement se change en certitude.

18. Vous sentez, Messieurs, combien je pourrais multiplier ces exemples de maladies et d'infirmités; mais ce que je vous ai dit suffit pour prouver qu'il peut exister, dans un grand nombre de cas, un préjugement qui met le médecin sur la voie pour faire toutes les recherches nécessaires à l'établissement du diagnostic.

19. Le préjugement, appuyé sur de bons principes et après une observation longue, vous trompera rarement, l'examen attentif du malade le confirmera presque toujours.

20. Le préjugement peut se continuer dans une infirmerie, où toutes les maladies sont confondues.

21. Je suppose les malades au lit, enveloppés de leurs couvertures, qui ne laissent à découvert que le visage : vous distinguerez à la première vue les maladies aiguës et les maladies chroniques.

22. Il ne vous sera pas difficile, dans les maladies aiguës, d'apercevoir si le malade est en délire, si le délire est furieux, ou s'il y a de l'adynamie; vous reconnaîtrez également si c'est une maladie éruptive, et quelle est sa nature.

23. Le regard du malade, la teinte de la peau, sa maigreur ou sa bouffissure, vous feront juger que c'est une maladie chronique.

24. Dans l'un et l'autre cas, si votre œil est bien exercé, vous reconnaîtrez souvent les affections placées au-dessus du diaphragme, au *facies*, qui, en général, annonce la sérénité, et est assez ordinairement *vultueux;* et celles qui sont placées au-dessous du diaphragme, à la figure qu'on a nommée *grippée*, à l'air inquiet et chagrin. Chez les malades où ces deux caractères exis-

teront, vous penserez qu'il y a complication.

25. Vous jugerez aussi de l'âge. Quant au sexe, vous l'aurez appris d'avance; vous remarquerez si le malade est agité ou s'il est en prostration, etc.; ainsi la *vue* est le premier des sens dont vous faites usage pour continuer votre préjugement.

26. Ensuite usez de l'*odorat*. Là, vous serez frappé de l'odeur de la gangrène; ici, de l'odeur du cancer ulcéré; plus loin, de celle de la petite vérole; ailleurs, d'une odeur putride et nauséabonde, etc., etc.; toutes odeurs spécifiques, et que l'on peut bien dire être *sui generis*, mais qu'il faut avoir senties très-souvent pour les reconnaître, et dont on ne peut prendre une idée que par une longue expérience, une longue habitude de voir des malades.

27. L'*ouïe* est le troisième sens qui vous servira dans le préjugement qui précède toujours l'examen attentif et approfondi qui conduit au diagnostic. Vous serez frappé, presque involontairement, par la loquacité d'un malade ou par ses gémissemens; vous ferez particulièrement attention à la respiration, qui tantôt est tranquille, pleine, facile; tantôt difficile, bruyante, sifflante, entrecoupée, suspirieuse, comme suffocante, terminée par le hoquet. Quelquefois vous entendrez tousser le malade, et nous verrons

bientôt dans le diagnostic combien la nature de la toux peut être différente; d'autres fois il jette des cris; enfin il peut n'avoir plus que le râle, prélude de l'agonie.

28. Tous ces signes généraux, bien reconnus, vous serviront dans le diagnostic, et par suite dans le prognostic que vous aurez à porter.

29. Ce ne sera que quand vous voudrez établir le diagnostic que le sens du *toucher*, se joignant à la vue, à l'odorat, à l'ouïe, achèvera de vous éclairer sur la maladie que vous voulez reconnaître. Rarement le sens du *goût* vous sera utile dans la recherche des symptômes.

30. Le préjugement, dans un médecin, est le fruit d'une longue expérience; il est véritablement ce qu'on peut appeler le *coup-d'œil du praticien*; mais qu'il ne soit pas pour vous, mes jeunes confrères, un motif de confiance qui vous dispense d'explorer tous les symptômes de la maladie, de remonter soigneusement aux causes, de pousser vos recherches aussi loin que possible, de faire un usage raisonné de toutes vos connaissances. Le préjugement peut égarer l'homme le plus instruit, le praticien le plus consommé; il peut n'être pour lui qu'un éclair qui éblouit au lieu d'éclairer.

31. Ce que je vous ai dit du préjugement peut s'appliquer non-seulement à chacun des malades

couchés dans un hôpital ou dans une infirmerie, mais aussi à chaque malade isolé, soit levé, soit dans son lit. J'ai donné à plusieurs de vous des preuves qu'on peut en tirer un très-grand parti dans les consultations gratuites, dont nous ferons un article particulier dans ce cours.

32. Pour compléter votre préjugement, vous scrutez toute l'habitude du corps; vous faites état de la stature élevée ou petite, vous en aurez besoin lorsque vous tâterez le pouls; de la constitution ou athlétique, qui, en général, dispose aux maladies inflammatoires; ou grêle, délicate, qui menace de maladies de langueur. Vous remarquerez s'il y a de l'embonpoint, de l'obésité, ce qui vous fait soupçonner une maladie aiguë récente, ou de l'amaigrissement, du marasme, ce qui vous indique une maladie chronique ancienne.

33. Vous cherchez à découvrir sur tout le corps s'il y a quelque vice de conformation, soit naturel, soit accidentel, soit morbide. Vous comparez la longueur du tronc avec la tête, le col et les extrémités; vous apercevez si l'ampleur de l'abdomen répond aux autres parties.

34. Vous cherchez à saisir le caractère de la figure. Quoique les peuples modernes soient extrêmement mêlés et croisés, quoiqu'on ne retrouve plus en Europe, chez les hommes de cli-

mats et de pays différens cette espèce de cachet empreint par la nature, qui était si sensible dans les siècles passés, ce cachet qui ne permettait pas de confondre ensemble un Romain, un Gaulois, un Germain, etc., cependant vous distinguerez facilement un homme d'origine africaine ou d'origine asiatique. Vous pourrez même aller jusqu'à reconnaître un Anglais, un Danois, un Suédois, un Espagnol. Vous ne prendrez pas un Normand pour un Gascon, ni un Auvergnat pour un Picard, ni un citadin pour un campagnard, ni un Parisien pour un provincial, ni un bourgeois pour un artisan ou un portefaix, etc. Maintenant je les suppose tous confondus; vous applaudirez à l'observation de Porta, qui a trouvé que souvent dans la figure de l'homme il y a quelque chose qui semble calqué sur celle des animaux, observations qui ont été rendues sensibles par Le Brun, l'un des plus célèbres peintres de l'école française. C'est sur cette remarque que Lavater a bâti son système de physiognomonie, système qu'il a peut-être trop généralisé, mais dans lequel il y a un fond de vérité auquel l'observateur doit avoir égard. C'est ainsi que, de son propre aveu, Buffon tenait du lion; c'est ainsi que le grand Condé et notre confrère Astruc avaient une figure d'aigle; que Robespierre ressemblait à un tigre; c'est ainsi que tel a la tête busquée d'un mulet; tel autre a le profil et les petits yeux enfoncés d'un porc; que l'un a une tête de bœuf, ou de cheval; que l'autre ressemble à un bon chien couchant ou à un doguin. Vous trouverez à différens individus l'air luxurieux de la chèvre, l'air stupide de l'âne, l'air rusé du renard, l'air bonace du mouton, l'air éveillé de l'écureuil ou de la souris, etc., etc.; et cette ressemblance, quant aux formes, avec plusieurs espèces d'animaux, est assez souvent l'indice du caractère et des goûts de l'individu : le Lavater d'Athènes ne s'était point mépris à la tête de Socrate.

35. Je pourrais, Messieurs, vous présenter des modèles vivans de tous les portraits que je viens d'esquisser, et de bien d'autres; mais on m'accuserait d'y mettre de la malice; je laisse à votre sagacité le soin d'en faire vous-même l'application aux personnes de votre connaissance. J'ai dû seulement vous mettre sur la voie, parce que les observations que je vous indique peuvent aider le praticien à reconnaître le tempérament et le caractère de ses malades. Elles peuvent vous aider grandement à établir le diagnostic.

36. Après avoir considéré d'abord l'air du malade relativement à ce qui résulte de la composition des traits, air que j'appelle *naturel*, et dont nous traiterons plus en détail en parlant du mo-

ral des malades, vous chercherez des signes pathologiques. Vous verrez si l'air est tranquille, comme dans les maladies de la poitrine; s'il est abattu, languissant, chagrin, inquiet, comme dans les affections tristes de l'âme, les passions malheureuses, les maladies bilieuses, adynamiques; s'il est grippé, comme dans les affections de l'abdomen; s'il est vif, gai, comme dans le délire qui accompagne certaines phlegmasies des membranes muqueuses; ou s'il est furieux, comme dans le délire violent, dans les vésanies, les convulsions, la phrénésie, l'inflammation des méninges, ou, en général, celle des membranes séreuses, etc., etc.

37. Vous considérerez ensuite l'ensemble de la tête, qui peut être grosse ou petite, bien proportionnée ou mal conformée. Vous distinguerez, d'après vos connaissances en anatomie, en physiologie, si c'est l'état naturel, et quelles inductions vous devez en tirer; la pathologie vous apprendra à reconnaître quelle est l'affection qui travaille le malade. Voyez encore si la tête est penchée d'un côté, fléchie sur le tronc par faiblesse ou par état spasmodique; portée en arrière sur un corps roide, comme dans le tétanos, etc., etc.

38. De la tête, considérée en général, vous reviendrez au visage; vous en examinerez l'en-

semble; vous saisirez d'abord son état naturel; vous verrez s'il est long, court, rond, plein, régulier, déformé, cicatrisé, etc. Il y a des cas où ces observations ne sont point indifférentes pour juger encore mieux du caractère du malade. Ensuite vous considérerez son état pathologique, savoir, s'il est have, décharné, comme dans certaines maladies chroniques, dans le chagrin, ou après une fatigue longue et excessive; s'il est élargi vers les angles de la mâchoire inférieure, comme dans les scrophules; contourné, rabougri, comme dans le rachitis; noir, sphacélé dans un seul point, comme dans la pustule maligne, le charbon ou l'anthrax; injecté, comme dans les maladies du cœur; décoloré, comme dans la chlorose, ou après les grandes évacuations sanguines; bourgeonné, échauffé, comme chez les buveurs, les grands travailleurs, etc.; meurtri, ecchymosé, bleu, jaune, comme dans les blessures, les contusions; tiqueté, vergeté, comme à la suite d'une attaque d'épilepsie; enflé, bouffi, comme dans l'hydropisie secondaire; d'un rouge animé, comme dans la fièvre, le phlegmon, les maladies éruptives aiguës, etc., etc.; en un mot, vous y rechercherez tout ce qui constitue la physionomie, ce que les médecins appellent le *facies*. Nous reviendrons sur la plupart des signes pathologiques que le visage peut présenter, lorsque nous parlerons plus spécialement du diagnostic.

39. Ce que je viens de vous exposer ici est le passage du préjugement à l'examen suivi des symptômes. Il doit être saisi très-promptement, sans que le malade s'en aperçoive, et presque sans lui faire aucune question.

DU DIAGNOSTIC PROPREMENT DIT.

40. Nous allons maintenant nous occuper des moyens d'établir le *diagnostic* qui doit servir à confirmer ou à rectifier le *préjugement*.

41. Mais, avant d'entrer dans l'examen des symptômes dont la connaissance vous est indispensable, je vous ferai remarquer que souvent vous rencontrerez des symptômes communs à plusieurs maladies qui ont entre elles de l'analogie, et pour ainsi dire un air de famille. Vous vous abstiendrez de prononcer jusqu'à ce que vous ayez découvert les signes et les symptômes propres à éclairer votre diagnostic.

42. Voici quelques exemples de ces maladies qui présentent des symptômes communs.

Des symptômes communs.

43. Un enfant vif et gai, comme on l'est à cet âge, cesse tout à coup de se livrer à ses études

et à ses exercices journaliers; il renonce à ses jeux, il devient triste, il est accablé, il a de l'anorexie, des nausées, même des vomissemens; il ressent des douleurs à la tête, dans la région épigastrique et dans la région lombaire; ses yeux sont larmoyans, il a mal à la gorge, et une petite toux assez fréquente; sa peau est chaude, sa langue est blanche, son pouls est fébrile.

44. Vous pouvez bien annoncer une maladie éruptive; mais ce ne sera que dans la période suivante que vous reconnaîtrez si c'est une variole, une varicelle, une rougeole, une scarlatine, etc., etc., ce que nous expliquerons bientôt en parlant des maladies de la peau.

45. Un malade éprouve de la lassitude, il a des douleurs contusives dans les membres, de la céphalalgie, de l'anorexie; son pouls est fébrile, sa peau est chaude, sa langue est légèrement chargée. Ces symptômes sont communs à la courbature, à l'embarras gastrique, au début d'une fièvre bilieuse, ou putrido-bilieuse; vous resterez dans le doute.

46. Une jeune personne, et quelquefois une femme adulte éprouve des battemens de cœur, de violentes palpitations; en même temps elle a de fréquens spasmes nerveux, des lipothymies, des évanouissemens; son pouls est très-irrégulier, tantôt vif, fréquent, dur, élevé, serré, vi-

brant; tantôt doux, lent, faible, large, uniforme. Gardez-vous de conclure dans tous les cas qu'il y a lésion organique du cœur; reconnaissez une affection nerveuse essentielle et très-prononcée.

47. Mais la clinique vous aura appris que les maladies du cœur ou des gros vaisseaux donnent naissance aux affections nerveuses, et que des maladies essentiellement nerveuses simulent quelquefois les lésions organiques du cœur ou des gros vaisseaux. N'allez pas non plus conclure que les deux maladies n'existent pas simultanément; car c'est ce qui arrive dans nombre de circonstances.

48. Un homme adulte ou un vieillard a de la dyspnée, de l'essoufflement, presque de la suffocation au moindre exercice; il éprouve des battemens de cœur, son sommeil est troublé par des rêves pénibles; il se réveille en sursaut, il ne peut dormir que sur le dos, la tête et la poitrine élevées. Par la percussion exercée sur le thorax vous n'obtenez qu'un son mat, soit de toute la cavité, soit dans un seul point; les pieds et le bas des jambes sont œdémateux, le pouls est plein, lourd, rédondant, souvent intermittent; vous reconnaissez qu'il y a affection chronique de la poitrine, mais vous ne pouvez pas encore prononcer si c'est une maladie organique

du cœur ou des gros vaisseaux, si c'est un hydrothorax, si c'est un hydropéricarde.

49. Quand nous nous occuperons des lésions organiques et du traitement en général, nous entrerons dans de plus grands détails relativement à ces diverses maladies, qui ont des symptômes communs et des symptômes propres. Je n'ai voulu en ce moment que vous prévenir contre les jugemens précipités qui vous entraîneraient à un diagnostic erroné.

50. A la première visite, dans une maladie aiguë, pendant que le médecin exerce les sens que nous avons indiqués dans le préjugement; pendant qu'il promène ses regards sur le malade et sur tout ce qui l'entoure; pendant qu'il remarque sa position tranquille, affaissée ou agitée; son air assuré ou inquiet, toute sa face, et particulièrement ses yeux; pendant qu'il s'assure s'il y a ou non de la toux, de l'expectoration, et de quelle nature elle est; s'il y a du vomissement, etc., etc; le médecin, dis-je, par des questions bien méditées, bien ordonnées, et faites avec beaucoup d'adresse, apprend de la bouche du malade ou de celle des assistans tout ce qui a précédé l'état actuel depuis le début de la maladie, et tout ce qui existe dans le moment présent au jugement de ceux qu'il interroge. Il apprend quel est l'âge, l'organisation, le tempé-

rament du malade, quelle est sa profession, quelles sont ses occupations, son régime, ses habitudes et ses exercices. Il apprend s'il a toujours joui d'une bonne santé, ou quelles ont été ses maladies antérieures, ses indispositions, ses infirmités; il apprend ce qui se rapporte à ses parens, aux diverses circonstances dans lesquelles il s'est trouvé, aux accidens qui ont pu lui arriver; il apprend surtout de quelle manière et à quelle époque a eu lieu l'invasion de la maladie.

51. Passant ensuite au moral, le médecin apprécie jusqu'à quel point le malade est soumis à l'influence nerveuse; quelle a été son éducation, par quelles passions il est dominé; quelles sont ses affections de l'âme: il juge ainsi quel est son caractère.

52. Dans tout cet examen préliminaire, il faut voir ce qui est visible, et non pas ce que l'on voulait voir; entendre ce que l'ouïe perçoit, et non pas ce que l'on avait imaginé; sentir ce qui frappe l'odorat, et non pas ce que l'on s'attendait à flairer; convenir de ce qui est sensible au tact, et non pas ce que l'on désirait trouver.

53. Dans ses questions premières, ainsi que dans son examen subséquent, le médecin aura soin d'exprimer l'intérêt que tout malade doit lui inspirer; mais il aura soin aussi de conserver le plus grand calme, une sécurité parfaite; il

usera d'une profonde discrétion, d'une adresse singulière; il prendra un ton propre à inspirer toute confiance, tout espoir de guérison; il ménagera les termes de l'art de manière à ne point éveiller les soupçons du malade; car aujourd'hui la plupart des gens instruits ont la curiosité de consulter des livres de médecine, et des questions inconsidérées leur apprendraient ce qu'ils doivent ignorer pour leur intérêt.

54. Que votre contenance, votre impassibilité, vos regards scrutateurs n'inspirent aucune crainte au malade; si vous devez lire dans ses yeux, il essaie de lire dans les vôtres, il veut prévoir votre jugement, il cherche son arrêt. Armez-vous contre la difficulté d'apprendre toute la vérité. Il est quelquefois presque impossible d'obtenir des aveux francs, des récits fidèles, des détails nécessaires, la connaissance des causes. On vous interdit l'exercice convenable du toucher et de la vue; cette difficulté se rencontre particulièrement chez les femmes, pour des raisons qui font l'éloge de leur décence et de leur discrétion, mais qui laissent le médecin dans une ignorance préjudiciable à celles qui cachent la vérité.

55. Vous trouverez des malades qui sont vraiment stupides, qui ne répondent à aucune de vos questions, ou y répondent mal. Vous en trou-

verez d'autres qui vous étourdiront de propos insignifians, qui, à les entendre, ont toutes les maladies possibles et les expliquent à leur manière. Armez-vous de patience, mettez-y la plus grande douceur, parlez leur langage; vous finirez par vous faire bien comprendre, et vous apprendrez tout ce que vous désirez savoir.

56. Que toutes vos recherches soient promptes, que toutes vos questions soient claires et précises; qu'elles prouvent en vous un long exercice de la pratique, une expérience consommée, une grande sagacité; mais n'y mettez point de précipitation, ne troublez point votre malade, prenez le temps nécessaire de la réflexion; et si vous n'avez pu découvrir la vérité, suspendez votre jugement, n'ayez recours alors qu'à la médecine expectante, en attendant que vous soyez plus instruit.

57. Quand vous voudrez établir le diagnostic, vous aurez plusieurs boussoles pour vous guider: l'*aspect général du malade*, sa *respiration*, sa *langue* et son *pouls*, que vous joindrez à l'usage de vos *sens*, que déjà je vous ai recommandé.

Pour acquérir la connaissance parfaite de la maladie qui s'offre à votre observation, vous explorerez tous les organes et toutes les fonctions du corps. Pour parvenir à découvrir, à analyser les symptômes des maladies dont les organes peuvent être affectés, vous ferez usage de ce que vous ont appris l'anatomie descriptive et pathologique, la physiologie, la pathologie externe et interne, la clinique interne et externe.

58. Les fonctions que l'on doit interroger forment une espèce de cercle. Il importe peu par laquelle on commence; cependant il est utile d'adopter un certain ordre pour faire avec méthode les recherches nécessaires.

SUITE DU DIAGNOSTIC.

Système ou appareil cutané en général.

59. La peau (appareil cutané) paraît être naturellement le premier organe qui s'offre à votre examen. Lorsqu'il est question d'une maladie aiguë, après avoir porté votre préjugement, et pendant que vous recueillez tout ce qu'on peut vous apprendre, vous fixez de temps en temps vos regards sur le visage du malade, et surtout sur ses yeux; mais prenez garde d'y mettre trop d'affectation, vous l'inquiéteriez. Vous tâtez le pouls pour la première fois, en allant chercher le bras sous les couvertures, et vous notez bien en vous-même l'état dans lequel vous le trouvez, pour le comparer avec celui dans lequel il sera dans quelque temps. En même temps vous remarquez la teinte de la peau, sa pâleur ou sa coloration; vous sentez si elle est douce ou rude,

froide ou chaude; si la chaleur est halitueuse ou âcre, mordicante (1). Vous sentez s'il y a de la moiteur, ou même une véritable sueur, et si elle est abondante; si la sueur est symptomatique ou critique; si elle est gluante et annonçant la fin du malade, si elle répand une odeur particulière, si elle teint le linge : vous vous informez si elle picote la peau, si elle la macère; vous voyez si la peau est blanche, si elle a une teinte bilieuse, si elle est comme tannée, etc., etc. Vous jugez ainsi de quelle manière cet organe fait ses fonctions.

60. Après vous être occupé des fonctions de la peau, vous devez aller à la recherche des maladies aiguës dont elle peut être le siége. Vous distinguerez celles qui sont essentielles; celles qui sont le produit d'une autre maladie; celles qui sont simplement le symptôme principal et quelquefois la crise de la maladie essentielle; celles qui sont légères; enfin celles qui font complication à la maladie pour laquelle vous êtes

(1) La chaleur *halitueuse*, ainsi qu'on le remarque dans la fièvre inflammatoire, dans les phlegmasies de la poitrine, est humide; elle se dissipe aussitôt qu'on a retiré sa main de dessus la peau du malade. La chaleur *mordicante* laisse dans la paume de la main une impression qui se continue long-temps, et a l'air de pénétrer de plus en plus dans l'intérieur de la main du médecin, qui ne touche plus le poignet du malade; d'ailleurs la peau est sèche, et quelquefois rugueuse. C'est cette espèce de chaleur qu'on observe dans les fièvres putrides, les fièvres malignes, la fièvre lente, hectique, etc.

appelé, et qui n'exigent qu'un traitement local.

61. Vous trouverez des maladies de la peau qu'on peut nommer *sub-aiguës*, et qui sont dues au traitement antécédent. Telle est l'inflammation autour des piqûres des sangsues, autour des scarifications, des vésicatoires, des cautères, des sétons, etc.

62. Vous pourrez être consulté pour une maladie chronique de la peau, ou la découvrir faisant complication à une maladie aiguë, ou même ayant causé la maladie actuelle. Pour en établir le diagnostic, commencez, comme dans les maladies aiguës, par appliquer à la recherche des symptômes ce que vous savez de la structure de l'organe, ce que vous avez découvert de la lésion de ses fonctions. Ensuite faites usage de vos connaissances en pathologie, et principalement en clinique. Employez les sens de la vue, de l'odorat et du toucher. Vous porterez une grande attention à l'enflure des pieds, des jambes, des cuisses, de l'abdomen, des lombes, de la poitrine, des membres thoraciques, du col, de la figure. Vous rechercherez si cette enflure est due simplement à la grossesse, à la lassitude, à une pression, à une ligature; si elle est le résultat de la profession, si elle est le signe de la leucophlegmatie, de l'anasarque, ou si même elle n'indique pas une lésion grave de quelques viscères.

TROISIÈME LEÇON.

SUITE DU DIAGNOSTIC.

Des maladies de la peau.

1. La peau étant le premier organe qui se présente aux recherches de l'observateur, lorsqu'il veut établir le diagnostic, c'est par les maladies de la peau que nous croyons devoir commencer dans l'exploration des symptômes qui caractérisent ces maladies et des causes qui les produisent. Rappelez-vous, Messieurs, que la peau est un organe composé d'une grande quantité d'expansions nerveuses, de follicules sébacées, de vaisseaux sanguins et lymphatiques. Nous appuierons par des observations pratiques les opinions que nous aurons émises, l'observation nous paraissant toujours supérieure au raisonnement.

2. Nous diviserons les maladies de la peau en *aiguës* et en *chroniques*.

3. Parmi les premières nous placerons d'abord les maladies éruptives, précédées ou accompagnées d'une vive inflammation; ensuite celles

qui, sans être décidément éruptives, n'attaquent pas moins le tissu de la peau.

4. Parmi les secondes nous rangerons les maladies dont la marche est lente, et qui cependant amènent également la désorganisation de la peau.

5. Nous ne parlerons point ici de toutes les affections du système cutané qui ne sont qu'un symptôme d'une autre maladie, telles que l'ictère, la chlorose, l'œdème, etc., ou qui sont cause efficiente d'autres maladies, telles que la morsure d'animaux enragés, celles des reptiles venimeux, etc.

6. Parmi les maladies aiguës et éruptives, nous traiterons de la *petite vérole* et de son préservatif, de la *variole*, du *zona*, de la *rougeole*, de la *scarlatine*, de la *miliaire*, de l'*érysipèle*, du *coup de soleil*, de l'*urticaire*, du *pemphygus*, du *prurigo*, du *phlegmon*, du *furoncle*, de l'*anthrax*, de la *pustule maligne* et des *éruptions anomales*.

7. Parmi celles qui ne sont point éruptives, mais seulement aiguës, nous rangerons les *fluxions*, les *plaies*, la *brûlure*, l'*ecchymose*, les *contusions*, les *tumeurs*, etc., renvoyant à la pathologie et à la clinique externes celles qui lui appartiennent plus spécialement.

8. Nous nous occuperons de la gangrène, sans en faire un article à part, parce que, quoiqu'elle soit essentiellement chronique, elle est souvent

la suite ou la compagne des maladies éruptives aiguës.

9. Passant aux maladies chroniques, avec ou sans éruption, nous considérerons la *croûte laiteuse*, la *gale*, les *dartres*, la *teigne*, l'*éléphantiasis*, l'*ulcère*, le *carcinome*, le *cancer*, les *excroissances*, et d'autres affections légères, telles que les *engelures*, les *éphélides*, particulièrement ces taches qui suivent la grossesse et l'accouchement, et qui forment une espèce de *masque* sur le visage, etc. Nous les considérerons, dis-je, soit comme maladies essentielles, soit comme symptômes d'autres affections, et soit que nous les traitions spécialement, soit que, comme pour les maladies aiguës, nous les renvoyons à la pathologie et à la clinique externes.

10. Dans tous les articles, nous vous indiquerons la manière d'établir le diagnostic.

De la petite vérole.

11. La *petite vérole*, ou la *variole*, ou trivialement la *picote*, est une maladie éruptive aiguë essentiellement contagieuse et épidémique. Jusqu'à la découverte de la vaccine, on pouvait dire avec La Condamine qu'il n'y avait à l'abri de la petite vérole que ceux qui ne vivaient pas assez long-temps pour la contracter. Cette opinion cependant paraît avoir présenté des exceptions,

puisqu'on voit des familles entières dans lesquelles aucun individu, même devenu plus qu'octogénaire, n'en est atteint.

12. Ce n'est pas ici le lieu de prouver que la variole est originaire d'une contrée de l'Afrique voisine de l'Asie ; qu'elle a été apportée par les Arabes en Espagne, ensuite en France ; et qu'à notre tour nous l'avons introduite en Amérique et dans tous les pays que les Européens ont découverts. Nous ne ferons pas l'histoire de cette maladie, nous ne dirons que ce qui doit vous conduire à en établir sûrement le diagnostic.

13. La petite vérole est ou *discrète*, ou *cohérente*, ou *confluente.*

14. Dans la variole discrète, les boutons sont gros ; ils restent isolés, il y en a assez peu pour qu'on puisse les compter.

15. Dans la cohérente, les boutons, gros aussi en général, sont plus nombreux ; ils se touchent par leur base.

16. Dans la confluente, il y a une si grande quantité de boutons gros et petits, qu'ils sont serrés les uns contre les autres, qu'ils se confondent ensemble, principalement au visage.

17. Chacune de ces trois espèces peut être *bénigne* ou *maligne* (1). Nous la supposons béni-

(1) Nous expliquerons dans la suite ce que nous entendons par *maladie maligne.*

gne, et suivant régulièrement sa marche ordinaire.

18. On reconnaît dans la petite vérole quatre périodes bien distinctes : l'*invasion*, l'*éruption*, la *suppuration*, et la *dessiccation*.

Invasion.

19. L'invasion est ordinairement précédée de signes précurseurs qui sont : l'inappétence, le dégoût, l'ennui, la fatigue au moindre exercice, la pente au sommeil. Cet état dure deux ou trois jours, quelquefois davantage, quelquefois aussi il n'a point lieu, et la maladie débute d'une manière subite. On nomme cette annonce de la variole *incubation*, parce que, quand le malade a contracté le germe de la variole, soit naturellement, soit par l'inoculation artificielle, il semble que le virus ou ferment subisse une sorte d'incubation à la manière des œufs avant d'éclore; c'est-à-dire avant que l'invasion se déclare.

20. Pendant l'invasion proprement dite il y a céphalalgie, douleur sourde dans la région lombaire, douleur plus poignante dans la région épigastrique, larmoiement, enchiffrenement, écoulement par les narines, dû au gonflement de la membrane pituitaire; tuméfactions des amygdales, du voile du palais, de l'entrée du pharynx et du larynx; ces parties sont enflammées et dou-

loureuses, la déglutition est difficile; il survient de la toux et de la gêne dans la respiration; les nausées sont fréquentes; souvent elles amènent le vomissement de matières bilieuses, tantôt jaunes, tantôt vertes; le visage est pâle, la bouche est pâteuse, la langue est blanche, l'anorexie est complète, des douleurs contusives se font sentir dans les membres, la peau est sèche et chaude, le pouls est fébrile.

21. Alors, ainsi que nous venons de le dire dans les généralités, vous pouvez prédire une maladie éruptive; mais vous ne savez pas encore de quelle nature elle sera : car tous les signes précurseurs et les symptômes de l'invasion sont communs à la variole, à la varicelle, à la rougeole, à la scarlatine, à l'érysipèle, à la miliaire, et même aux éruptions anomales. La seule chose qui puisse commencer à vous éclairer dans le diagnostic, c'est d'apprendre que l'une de ces maladies règne épidémiquement dans le voisinage. Cette période dure de trois à quatre jours.

Éruption.

22. Pour suivre l'éruption dans tout son développement, je crois qu'il faut bien connaître la marche des boutons varioleux.

23. En supposant une variole discrète, dans laquelle chaque bouton est isolé, nous allons

décrire ce bouton depuis son apparition jusqu'à l'époque où il se change en pustule, pour en reprendre ensuite la description dans les différentes périodes de la maladie.

24. Ce n'est d'abord qu'un petit point rouge, ressemblant à une piqûre de puce faite depuis quelque temps. Bientôt ce point augmente d'étendue, et présente l'aspect d'une piqûre de puce qui vient d'être faite. Peu après, le centre s'élève en pointe; la petite éminence qu'il forme est sensible au tact et à la vue de l'observateur; elle est entourée d'une aréole d'un rouge vif; le bouton grossit, s'arrondit, paraît consistant: ensuite l'épiderme, soulevé, forme une vésicule qui se remplit d'une sérosité limpide et cristalline.

25. Les boutons se manifestent d'abord à la tête, particulièrement au visage; puis au col; ensuite à la partie antérieure de la poitrine; de là à l'abdomen, au dos et aux lombes; enfin aux membres abdominaux et thoraciques. Quelquefois l'éruption ne suit pas cette marche; je l'ai vue commencer par la poitrine ou par les bras.

26. En même temps il pousse des boutons dans l'intérieur de la bouche, aux tonsilles, au pharynx, à l'entrée de l'œsophage, sur la membrane pituitaire, sur le larynx, quelquefois dans la trachée-artère, et jusqu'à l'origine des bronches;

il en vient sur les conjonctives de l'œil et sur la cornée.

27. Pendant cette période d'éruption, la céphalalgie subsiste; l'anorexie est au comble; la soif est plus vive; la langue est très-chargée; les vomissemens sont moins fréquens; les urines sont plus rares, plus cuisantes, plus rouges; la constipation a lieu. Le sommeil est très-court et très-agité, les anxiétés épigastriques sont plus fortes; les yeux sont plus cuisans et plus larmoyans; la respiration est plus gênée; les signes de l'angine augmentent; la toux est plus opiniâtre; la fièvre se déclare, pour cesser vers le milieu de cette période; la peau est chaude, quelquefois elle est sèche, le plus souvent elle est humide; les sens de l'odorat, du goût, de la vue, et quelquefois de l'ouïe, sont obtus.

28. Cet état dure également trois ou quatre jours. Dès le commencement de l'éruption, il n'y a plus d'incertitude, c'est de la petite vérole que le malade est attaqué.

Suppuration.

29. Pendant la suppuration, le bouton grossit, s'arrondit; la sérosité qui le remplit devient opaque, elle se transforme en véritable pus, qui prend de la consistance. Toute la figure est enflée, déformée, horrible à voir. L'odeur qui-

s'exhale du malade est particulière, est bien ce qu'on appelle *sui generis*, et ne peut se comparer à nulle autre. Les démangeaisons sont insupportables; les malades s'écorchent en se grattant.

30. Cette période est marquée par la fièvre, qui reparaît, qui est continue et assez forte; on lui donne le nom de *fièvre secondaire* ou de *suppuration.*

31. Vers la fin de cette époque, dans la petite vérole que nous supposons être bénigne, soit discrète, soit cohérente, soit même confluente, et qui marche régulièrement, les symptômes inquiétans perdent tous de leur intensité. Le mal de gorge est dissipé presque entièrement; la respiration est plus libre; le sommeil est revenu et est tranquille; les anxiétés et les douleurs ont disparu; la soif ne tourmente plus; la constipation cède, soit naturellement, soit à l'aide de doux laxatifs; les urines sont claires et abondantes; l'appétit commence à se faire sentir, et cependant c'est le moment où le malade commence à éprouver le plus de gêne dans ses mouvemens; a le plus d'impatience, le plus de morosité. Cette période dure de même ordinairement trois ou quatre jours.

Dessiccation.

32. Le pus, converti en une pâte épaisse,

devient jaune; en se desséchant, il brunit et forme des croûtes d'un volume proportionné à la grosseur du bouton. Ces croûtes se détachent, tombent spontanément, et laissent sur la peau une empreinte plus ou moins profonde, selon que le pus n'avait fait que soulever l'épiderme, ou avait pénétré dans le tissu de la peau. Ainsi, tantôt ces empreintes sont superficielles et ne laissent aucune marque subséquente; tantôt la peau a été désorganisée, et alors les grains de petite vérole produisent des enfoncemens considérables. Lorsque plusieurs boutons se confondent pour ne former qu'une pustule, et que cette pustule creuse assez profondément, elle laisse une dépression considérable, ce que les gens du monde appellent *le maître grain*. Quelquefois un grand nombre de pustules réunies produisent des cicatrices plus ou moins étendues, qui laissent des coutures, surtout à la figure.

33. Telle est la marche ordinaire de la petite vérole : chaque période régulière étant de quatre jours, la maladie est terminée en seize jours. Mais ce terme n'est pas de rigueur. Quelquefois chaque période est de cinq ou six jours, et l'on voit des petites véroles, même bénignes, se prolonger jusqu'au-delà de vingt jours.

34. Lorsqu'il s'y joint de la malignité, il arrive qu'avant que la dessiccation soit achevée, la ma-

ladie persiste jusqu'au dix-septième, dix-huitième, vingtième jour, ce que j'ai vu arriver bien des fois.

35. Dans cette dernière période (la dessiccation) lorsque la maladie est bénigne, il n'y a plus de symptômes morbides à reconnaître; c'est de la convalescence seule qu'il faut s'occuper.

PREMIÈRE OBSERVATION.

36. M. D....., âgé d'environ trente ans, se promenait, au mois d'août, au Palais-Royal. Il avait la figure couverte de pustules; un de ses amis le rencontre et lui fait reproche de sortir dans cet état, en lui assurant qu'il avait la petite vérole.

37. M. D..... m'envoie chercher; je le questionne, j'apprends qu'il a éprouvé presque tous les symptômes précurseurs de la variole, et même la fièvre; mais que, croyant n'avoir eu qu'une indigestion suivie d'*échauboulures*, il était sorti chaque jour pour se dissiper.

38. Je reconnus une éruption varioleuse : les boutons commençaient à se changer en pustules; ils étaient petits, mais bien formés, bien remplis; il n'y en avait qu'à la face, et quelques-uns au col. La suppuration s'acheva parfaitement, et la dessiccation commençait à se faire, lorsque le malade fut repris de nausées, de vomissemens,

de mal de gorge, etc. Ensuite il se fit une seconde éruption qui couvrit la poitrine, la région épigastrique et la région ombilicale. Cette éruption eut une terminaison aussi heureuse que la première. Arrivée à la dessiccation, les symptômes de l'invasion se renouvelèrent, et une troisième éruption eut lieu sur l'hypogastre, sur le pénis, sur le scrotum, et sur le périnée.

39. Ces trois éruptions parcoururent séparément toutes leurs périodes aussi régulièrement que s'il ne s'en était fait qu'une seule; de sorte que M. D..... eut réellement trois varioles distinctes, quoique successives, qui durèrent en tout environ six semaines; il en fut parfaitement guéri, et resta très-peu marqué.

DEUXIÈME OBSERVATION.

40. Madame L........, très-jeune et très-jolie, enceinte de son premier enfant, fut attaquée de la petite vérole. Je lui donnai des soins avec M. Baudelocque, son accoucheur.

41. La variole était tellement confluente au visage, que, pendant la suppuration, au lieu de voir des pustules un peu distinctes, il semblait qu'on avait étendu un morceau de percale très-blanche sur les joues, sur le menton et sur les paupières, qui étaient fermées, et qu'on avait seulement pratiqué une déchirure au niveau de

la bouche : je n'ai jamais vu rien de pareil.

42. La petite vérole, quoique si extraordinairement et si horriblement confluente, parcourut toutes ses périodes assez heureusement au milieu de symptomes fâcheux et alarmans. Aucun bouton ne se plaça sur les conjonctives ni sur la cornée, les paupières seules furent affectées à l'extérieur. Madame L........ guérit parfaitement; elle conserva ses yeux dans toute leur beauté, et, malgré qu'une quantité innombrable de petites empreintes lui couvrent le visage, elle est restée une très-jolie femme. Sa grossesse s'acheva sans accidens, et son accouchement fut des plus heureux.

TROISIÈME OBSERVATION.

43. Barth (Charles-Antoine), âgé de trente-six ans, d'un tempérament sanguin, d'une taille moyenne, d'une bonne constitution, a été longtemps militaire et est maintenant fabricant de parapluies. Il est d'un caractère gai, il n'a jamais eu de violens chagrins.

44. Cet homme prétend avoir eu la petite vérole à huit ans, et en avoir conservé des marques; il a été pris de la rougeole à dix ans, et de la varicelle à quinze ans. Étant au service, il a eu deux fois la gale et deux blennorrhagies, dont il a été bien guéri.

45. Il y a huit jours, le 19 septembre 1815,

Barth, étant à travailler, éprouva tout à coup une céphalalgie intense, suivie d'un saignement de nez. Sa bouche devint amère, et sa langue se chargea. Pendant la nuit suivante, il fut dans une insomnie complète. Le 20, au matin, les symptômes avaient augmenté; dans le courant de la journée, il survint un vomissement spontané de bile et de matière muqueuse. L'épistaxis se répéta et fut très-considérable. Dans la nuit, la fièvre se déclara; elle fut très-forte; la céphalalgie augmenta; il y eut des anxiétés. Le 21, la bouche était plus amère, il y avait une grande difficulté de respirer, beaucoup de mal à la gorge, et des lassitudes extrêmes.

46. Un médecin administra un émétique, qui ne procura aucun vomissement, mais fit rendre dix à douze selles copieuses. Le soir, le mal de tête et la difficulté de respirer augmentèrent, la toux devint fréquente, et les crachats furent très-abondans; la nuit fut fort agitée.

47. Le 22 au matin, le malade s'aperçut qu'il avait le visage, le col et la poitrine couverts de petits boutons rouges. Il voulut se lever, il lui prit un frisson, qui fut immédiatement suivi d'une fièvre très-forte, laquelle a duré presque continuellement jusqu'au 25, que Barth fut admis à la Clinique interne.

48. Ce malade avait l'air souffrant, la céphalalgie

lalgie était intense, tout le corps était couvert d'une grande quantité de boutons entourés d'une aréole rouge, entre lesquels on voyait de petits points d'un brun foncé. Les yeux étaient larmoyans et rouges ; les lèvres étaient tuméfiées et douloureuses, ainsi que les gencives et la membrane qui revêt le palais. Les amygdales et toute l'arrière-bouche étaient tuméfiées et blanchâtres ; la bouche était amère. La respiration était redevenue facile, la toux était fréquente, l'expectoration était abondante, et les crachats, muqueux, contenaient un peu de sang. La soif était modérée ; il y avait anorexie complète. Par la percussion, la poitrine rendait un son clair dans toutes ses régions ; les battemens du cœur ne se faisaient point sentir ; le pouls était dur, plein, développé. La fièvre d'éruption était calmée. L'abdomen était souple et n'annonçait aucune désorganisation des viscères qu'il contient ; depuis trois jours, il existait de la constipation, et l'urine était peu abondante, surtout depuis qu'il s'était établi de la moiteur à la peau, dont la chaleur était halitueuse, et qui n'exhalait pas encore l'odeur particulière à la variole.

49. Le 26, la céphalalgie se fait toujours sentir avec violence, la difficulté de respirer est revenue, la gorge est très-douloureuse, la déglutition se fait difficilement, la toux est fréquente,

il y a plutôt un ptyalisme qu'une expectoration, et la salive est teinte de sang. L'enduit de la langue est très-épais et jaunâtre, les boutons augmentent en nombre; mais, au lieu de s'élever et de se remplir, ils restent plats, forment la trémie, et présentent au centre un point noirâtre. L'urine avait été abondante et claire pendant la nuit; la constipation persistait; le pouls était plein, dur, mais régulier.

50. On administra une dose d'ipécacuanha, à laquelle on avait ajouté un peu de tartre stibié, ce qui fit rendre par le vomissement une grande quantité de bile, et procura deux selles copieuses.

51. L'éruption marchait lentement et irrégulièrement, les boutons du visage s'étaient confondus et formaient de larges plaques d'un rouge pourpre, les paupières étaient gonflées et noirâtres, les yeux étaient injectés, larmoyans et douloureux; la langue restait chargée d'un limon jaunâtre et épais, la céphalalgie avait diminué, le pouls était toujours régulier.

52. Le 27, après une nuit très-agitée, ce n'est plus de la céphalalgie que le malade éprouve, mais une pesanteur de tête insupportable; sa bouche est toujours amère, la langue toujours couverte d'un enduit muqueux, qui semble disposé à se détacher par plaques. Les lèvres, les dents et les gencives sont fuligineuses; l'haleine

est fétide; tout le corps exhale cette odeur particulière à la petite vérole, qu'on ne peut décrire, et qu'il faut apprendre à connaître par l'usage. Les boutons sont toujours enfoncés en forme de trémie, le pouls perd de sa régularité. Le soir, les conjonctives sont gorgées de sang; les yeux ne sont pas aussi larmoyans; les lèvres sont très-gonflées et recouvertes d'une croûte noire, toute la bouche est douloureuse; les boutons qui parsèment l'arrière-bouche, le pharynx et l'œsophage, rendent la déglutition très-difficile et très-douloureuse; la toux est moins forte, le ptyalisme se soutient; la respiration devient laborieuse; le pouls est presque dans l'état naturel.

53. Le 28, tous les accidens ont acquis beaucoup d'intensité; les aréoles qui entourent les boutons sont d'un rouge de pourpre, et réunies de manière à ce que presque tout le corps participe à cette couleur; l'on remarque toujours au centre de chaque bouton un point noir et véritablement gangréneux; l'odeur de la variole est singulièrement développée et d'une fétidité extrême. L'urine est abondante, la constipation existe, le pouls a conservé son caractère régulier.

54. Le soir, la céphalalgie est peu forte; la respiration est assez tranquille; elle ne peut s'opérer que par la bouche, les narines étant bouchées par les boutons qui tapissent la membrane

pituitaire; la langue est dans le même état.

55. Le 29 au matin, le malade est dans un affaissement extrême et plus assoupi; il souffre beaucoup de la tête et de la gorge, il n'a pas dormi de la nuit; les autres symptômes n'ont point varié; il s'en est déclaré un nouveau, c'est une douleur très-forte derrière le sternum.

56. Le soir, les accidens sont aggravés; un grand nombre de boutons qui s'annonçaient ont avorté.

57. Le 30 au matin, la céphalalgie est très-forte; la membrane muqueuse de la bouche et du pharynx est excoriée, ce qui rend la parole extrêmement gênée et la déglutition presque impossible; les lèvres sont tout-à-fait noires et croûteuses; l'enduit de la langue n'est plus humide et jaune, mais sec et noir; le pouls a pris de la fréquence. Les plaies des vésicatoires sont brunes et commencent à se gangréner.

58. Dans le courant de la journée du 1er octobre, il survient du hoquet; la face se dégonfle et prend une couleur tout-à-fait livide, les boutons de toute la surface du corps sont très-affaissés; plusieurs d'eux s'ouvrent et laissent couler une sanie très-fétide, qui se sèche promptement et forme des croûtes noirâtres; la couleur pourpre qui existait devient noire et livide; cependant le pouls se soutient, le malade conserve

ses forces et toutes ses facultés intellectuelles.

59. Le soir, la céphalalgie est atroce; la déglutition ne peut plus s'opérer; la respiration est entrecoupée; la douleur sous le sternum subsiste; le hoquet est presque continuel. Vers trois heures du matin, le malade a une selle dure et noire, les urines sont toujours abondantes, le pouls se soutient.

60. Le 2 au matin, le malade est à l'agonie; il s'est formé sur tout le corps des phlyctènes remplies d'une sérosité ichoreuse, la peau est refroidie, la respiration est stertoreuse, le pouls est insensible aux artères radiales, on ne le sent que faiblement aux carotides. Barth expire à neuf heures du matin.

Ouverture.

61. L'épiderme, sur toute la surface du corps, se détachait avec la plus grande facilité; il était soulevé par un amas de matière purulente. Les muscles étaient poisseux et d'un rouge-brun.

62. Les tégumens de la tête laissèrent échapper par leur section une assez grande quantité de sang très-brun. Les méninges paraissaient augmentées d'épaisseur; elles étaient gorgées de sérosité. On trouva de ce liquide séreux et fort limpide environ quatre onces (120 grammes), tant dans les ventricules qu'à la base du crâne.

63. Le voile du palais, la membrane muqueuse qui revêt l'intérieur de la bouche et le pharynx étaient couverts d'ulcérations. Dans l'œsophage, on ne rencontra que des granulations blanchâtres, rares et disséminées irrégulièrement. De pareilles ulcérations se voyaient sur la membrane pituitaire, et les narines étaient encore bouchées par des croûtes épaisses et dures.

64. La membrane muqueuse de l'estomac était phlogosée et déjà noircie en plusieurs points. Le reste du canal digestif était sain.

65. Le larynx, la trachée-artère et les bronches, jusqu'à leur bifurcation, étaient bruns et enduits d'une sanie fétide.

66. Le cœur, les poumons, les pleures, les médiastins n'avaient subi aucune désorganisation.

67. Les parois de la vessie avaient plus d'un pouce (environ 3 centimètres) d'épaisseur; elles étaient blanches et dures. Les autres organes de l'abdomen étaient dans leur état naturel.

Réflexions.

68. S'il est vrai que Barth avait eu la petite vérole à huit ans, comme il l'a assuré, c'est un exemple que le même individu peut contracter cette affreuse maladie plusieurs fois en sa vie.

69. Ne peut-on pas présumer que, si, au dé-

but de la variole, on eût saigné cet homme, qui était fort sanguin, et qui avait eu deux épistaxis en vingt-quatre heures, on eût suivi une méthode plus rationnelle que de débuter par l'émétique, qui probablement eût fait plus d'effet, si on ne l'eût donné qu'après avoir tiré du sang?

70. Les deux remarques suivantes sont opposées l'une à l'autre. D'un côté, pendant trois jours avant sa mort, Barth éprouve une douleur vive sous le sternum, et aucun des organes contenus dans la poitrine n'était affecté. D'un autre côté, on trouve les parois de la vessie très-épaissies et très-dures, et cependant le malade ne s'était jamais plaint de ce viscère, et jusqu'aux derniers jours l'urine fut abondante et claire.

QUATRIÈME OBSERVATION.

71. Leber (....................), garçon marchand de vin, âgé de dix-sept ans, d'une taille moyenne, d'une assez forte constitution, avait toujours joui d'une bonne santé, excepté qu'il était très-sujet aux rhumes.

72. Plusieurs de ses frères avaient eu la petite vérole; mais, quoiqu'il eût habité avec eux pendant tout le cours de leur maladie, il ne l'avait pas contractée.

73. Le 11 septembre 1806, vers huit heures du soir, Leber fut pris d'un violent mal de tête,

accompagné de vomissemens et suivi d'un accès de fièvre marqué par le frisson, la chaleur sèche et ensuite la sueur. Après l'accès, le malade tomba dans un grand accablement; il éprouvait des douleurs contusives dans tous les membres, particulièrement à l'épigastre et aux lombes; la céphalalgie augmenta, et les nausées continuèrent; les yeux étaient cuisans et larmoyans; il y eut de la toux; la gorge était douloureuse; la déglutition était difficile.

74. Cet état dura jusqu'au 14. Il constitue bien l'invasion de la maladie, qui fut brusque et n'avait été précédée d'aucun des signes qui caractérisent ordinairement l'incubation.

75. Alors, au bout de trois jours, la figure se couvrit de boutons, et bientôt il s'en éleva sur le col, sur la poitrine, et ensuite sur les autres parties du corps. Le mal de gorge, la toux et la difficulté dans la déglutition subsistèrent; la céphalalgie et les nausées cessèrent; la respiration était libre; mais la fièvre persista et fut accompagnée d'une soif très-vive et de sueurs; il n'y avait d'ailleurs ni diarrhée ni salivation.

76. Leber entre à l'Hospice clinique le 19 septembre, huitième jour de la maladie; tout le corps est couvert de pustules; celles de la face sont petites, à base étroite, et se confondent, pour la plupart, de manière à former plusieurs

tumeurs distinctes. Quelques-unes sont plus larges et plus élevées que les autres; elles sont transparentes et remplies de sérosité. Les pustules du reste du corps sont isolées et mieux prononcées; elles laissent apercevoir, surtout au col, un petit point blanc qui semble annoncer la formation du pus. Le visage est enflé; les paupières sont tuméfiées, les yeux sont larmoyans, chassieux, et presque entièrement fermés. Il n'y a plus de céphalalgie; les fonctions de l'encéphale ne sont point altérées; la langue est humide et couverte d'un enduit jaunâtre, la bouche n'est point amère, cependant la soif est très-ardente; le ventre est souple et point douloureux, les urines coulent abondamment, la constipation est constante; le mal de gorge a augmenté chaque jour depuis l'invasion, le malade fait de continuels efforts comme pour arracher un corps étranger placé dans le larynx; l'haleine a une odeur particulière comme celle d'une substance acide; le pouls est dur, fréquent, et toujours fébrile; la peau a une chaleur vive et sèche; il y a toujours des douleurs dans les membres, et l'accablement est extrême.

77. Quoique la maladie eût suivi jusqu'à présent une marche assez régulière, et que la plupart des symptômes fussent tels qu'ils se manifestent ordinairement, cependant, en réflé-

chissant sur un début aussi brusque, sur la persistance de la fièvre, sur la soif constamment vive, sur l'augmentation progressive du mal de gorge, sur l'adynamie fortement prononcée, cet état donna assez d'inquiétude pour avoir recours à des moyens plus énergiques que ceux qu'on emploie ordinairement dans une petite vérole bénigne. On prescrivit sur-le-champ la décoction de quinquina, et pour boisson le petit-lait avec le tamarin, l'infusion de bourrache et de fleurs de sureau avec l'oxymel simple.

78. Le 20, la céphalalgie reparut, elle était très-forte; l'assoupissement était considérable; la langue était sèche et jaunâtre, la soif était inextinguible, le pouls dur et fréquent, la chaleur très-vive: ainsi le prognostic fâcheux porté lors de l'entrée du malade se vérifiait; ce n'était plus une variole bénigne. On pratiqua une saignée du pied le matin; le soir, on appliqua des sangsues aux jugulaires; on ajouta de la serpentaire de Virginie à la décoction de quinquina.

79. Le 21, la céphalalgie avait diminué; l'assoupissement était moins constant et moins profond; la douleur de la gorge était moindre; la suppuration des pustules, excepté au visage, avait l'air de s'établir.

80. Du 22 au 25, tous les accidens reprennent une intensité effrayante; le malade ne peut pres-

que plus parler ni avaler; il y a toujours de la fièvre, l'accablement comateux est revenu, les pustules, au lieu de se remplir et de suppurer, ne contiennent que de la sérosité et s'affaissent, excepté aux bras; les yeux sont fermés et les paupières collées ensemble; la langue est noire et ligneuse, la salivation est très-abondante; le ventre est fort douloureux au toucher; il y a quelques selles liquides.

81. Le 26, la gangrène se manifeste au pénis et au scrotum; elle s'étend promptement sur plusieurs autres parties du corps, elle répand une odeur extrêmement fétide. Cependant, lorsqu'on retire le malade de son état comateux, on s'aperçoit par le peu de paroles qu'il peut prononcer, et par les signes qu'il fait, qu'il jouit encore de ses facultés intellectuelles.

82. Le 27 au matin, les pustules des bras laissent échapper une grande quantité de sérosité; elles s'affaissent, comme celles du reste du corps; la peau se racornit en plusieurs places, la gangrène fait des progrès, la langue ne peut plus sortir de la bouche, la respiration est précipitée, elle devient suspirieuse; le pouls est petit, concentré et toujours vif; le malade est dans une agitation extrême; il cherche à sortir de son lit, il a de la carphologie; enfin il expire à cinq heures du soir.

83. Après sa mort, Leber répandait une odeur si insupportable aux malades de la salle, qu'on fut obligé d'enlever sur-le-champ le corps, qui était tout gangréné. En ôtant la chemise, qui était partout collée à la peau, on enlevait de grandes plaques d'épiderme, et même du tissu cutané. Tout le scrotum et le prépuce vinrent d'une seule pièce; ils présentaient une gaîne et un morceau de vessie.

Ouverture.

84. Le corps était tout couvert de pustules varioleuses, affaissées et gangrénées pour la plupart. Le visage ressemblait à celui des cadavres submergés qui sont restés long-temps sous l'eau; il était tuméfié, injecté, et entièrement déformé par une multitude de boutons de la variole, qui avait été très-confluente. Les yeux, fermés depuis long-temps à cause de la tuméfaction des paupières, n'offraient rien de particulier; seulement la conjonctive était légèrement injectée. Les parties génitales étaient fort engorgées et dépouillées, ainsi que nous l'avons dit plus haut; il y avait un grand nombre de boutons sur le gland et à la partie interne du prépuce; l'urètre ayant été ouvert, n'a rien offert de remarquable.

85. Dans le crâne, la substance cérébrale était très-consistante; les sinus de l'encéphale étaient

remplis d'une grande quantité de sang. On trouva à la base du crâne environ une once (30 grammes et demi) de sérosité sanguinolente.

86. Les muscles qui recouvrent le thorax étaient rouges et poisseux, comme ils le sont à la suite des fièvres putrides. Le péricarde contenait environ six onces (183 grammes et demi) de sérosité limpide. Le cœur était un peu plus volumineux que dans l'état naturel; ses oreillettes étaient remplies de caillots d'un sang noir et peu consistant. Dans les ventricules, on trouva quelques portions de fibrine tenace et un peu adhérente aux parois charnues.

87. Les boutons varioleux étaient très-manifestes aux parois intérieures de la bouche, au voile du palais, et jusqu'à la partie supérieure de l'œsophage; il s'en trouvait aussi à l'entrée du larynx. La trachée-artère était phlogosée dans toute son étendue, et contenait un mucus semblable à celui qui sortait en grande quantité par la bouche quelque temps avant la mort.

88. Le poumon droit était adhérent à la pleure costale, le gauche était parfaitement libre; l'un et l'autre étaient très-sains. Il n'y avait aucun épanchement dans le thorax.

89. Dans l'abdomen, l'estomac présentait en quelques points le même état que l'œsophage et la trachée-artère; d'ailleurs il était sain. Le foie,

très-volumineux, s'étendait jusque dans l'hypochondre gauche; il était un peu gras. Les autres viscères n'offraient rien de particulier.

Réflexions.

90. Ce qu'il y a de plus remarquable dans cette observation, c'est que le malade, dans son jeune âge, avait habité avec ses frères, atteints de la petite vérole, sans en avoir été attaqué lui-même.

91. Une seconde observation, c'est l'ataxie qui a régné dans tout le cours de la maladie: d'abord l'invasion, qui s'est déclarée tout à coup sans avoir été précédée par aucun des signes précurseurs qu'on remarque ordinairement pendant la période qu'on nomme *incubation;* ensuite la fièvre, qui s'est manifestée au début et qui n'a plus quitté le malade; tandis qu'ordinairement la fièvre qui prend au moment de l'éruption est suspendue, pour reparaître ensuite à l'époque de la suppuration.

92. En troisième lieu, la soif, qui a été si ardente pendant toute la durée de la maladie.

93. Quant à la gangrène, elle n'a rien de surprenant; elle accompagne souvent les varioles, soit confluentes, soit discrètes, lorsque la phlegmasie est très-forte, que la fièvre est ardente et continue, que l'on n'a point prévenu l'excès de

l'inflammation par des saignées pratiquées dans le commencement.

94. Les adhérences anciennes du poumon droit à la pleure costale avaient été produites par les rhumes auxquels le jeune malade avait été sujet.

95. L'état du cœur, augmenté de volume, la sérosité amassée dans le péricarde, la fibrine trouvée dans le ventricule, me paraissent n'être pas dus entièrement à l'effet de la variole, qui cependant avait contribué à les augmenter, mais annoncent une disposition à une lésion particulière de l'organe.

96. Le volume du foie, qui s'étendait jusqu'à l'hypochondre gauche, ne me paraît pas constituer une maladie de ce viscère.

CINQUIÈME OBSERVATION.

97 J'ai donné des soins à un enfant de cinq ans et demi qui avait une petite vérole discrète. Je ne fus appelé qu'au moment où les boutons étaient en pleine suppuration. Le petit malade avait de la fièvre, il était fort agité. On voyait de temps en temps quelques légers mouvemens convulsifs; cependant il était fort docile et prenait tous les médicamens qu'on lui présentait.

98. Les yeux étaient bien ouverts et brillans, l'haleine était douce, la chaleur de la peau était

halitueuse; l'odeur que le malade exhalait, quoique mêlée de celle qui est particulière à la variole et de celle qui distingue la gangrène, n'était pas extrêmement fétide. La langue était humide et très-légèrement chargée d'un enduit muqueux et blanchâtre, la soif était modérée, les urines étaient abondantes et claires, le ventre était resserré; le petit malade demandait à manger.

99. Sur tout le corps, excepté au visage, plusieurs pustules se trouvaient réunies et s'étaient confondues de manière à former par places autant de phlyctènes plus ou moins grandes et aplaties, et ensuite autant d'escharres gangréneuses bornées chacune par un cercle très-rouge. Il y en avait plus d'une cinquantaine sur la surface du corps. Dans l'intervalle de ces escharres, les boutons varioleux étaient très-gros, élevés, bien remplis de pus fort blanc.

100. J'eus recours sur-le-champ à l'infusion de quinquina et de serpentaire de Virginie pour boisson, aux potions antispasmodiques et cordiales. Je permis du vin sucré, je fis envelopper l'enfant avec des linges trempés dans une forte décoction de quinquina que l'on mouillait aussitôt qu'ils s'étaient séchés; je fis saupoudrer avec de la poudre de quinquina les escharres les plus larges.

101. Au bout de dix à douze jours, ces es-

charres se séchèrent et tombèrent successivement, les plus petites d'abord, ensuite les plus grandes. Chacune d'elles laissa une dépression parfaitement ronde, profonde, de près d'une ligne (2 millimètres). Quelques-uns de ces enfoncemens avaient de sept à huit lignes (16 à 18 millimètres) de diamètre ; les autres, qui allaient en diminuant d'étendue, avaient un diamètre de quatre, trois, deux lignes (9, 7, et 4 1/2 millimètres).

102. Lorsque le petit malade fut parfaitement guéri, et long-temps après la chute des croûtes varioleuses, la peau était singulièrement marbrée. Comme la petite vérole avait été discrète, la peau dans les endroits épargnés par l'éruption avait sa couleur naturelle, les empreintes laissées par les boutons étaient d'un rouge-brun, et les portions qui avaient été gangrénées étaient d'un blanc mat, comme on le voit dans les grandes cicatrices.

Réflexions.

103. Cet enfant est le seul malade que j'aie vu guérir étant attaqué d'une petite vérole gangréneuse aussi bien caractérisée, et dans laquelle chaque escharre, qui avait peu d'étendue, qui était isolée, a été bornée par un cercle inflammatoire. Certes c'est bien le cas d'avouer que la

nature a fait bien plus que l'art, qui n'a pu que seconder ses efforts.

104. Ordinairement le sphacèle s'étend et embrasse inégalement plusieurs pouces de largeur; quelquefois il envahit presque toute la surface du corps, et rien ne peut sauver les malades : je pourrais en multiplier les exemples.

105. Il n'est pas très-rare de rencontrer des varioles, soit confluentes, soit discrètes, dans lesquelles les boutons, au lieu de s'élever en pointe, de s'arrondir ensuite et de se remplir de matière séreuse, qui devient purulente, sont d'abord flasques, puis creusent, et s'enfoncent dans le tissu de la peau en forme de trémie, dont le fond est marqué par un point noir, véritable petite escharre gangréneuse. Toutes ces varioles ne causent point la mort, quoiqu'elles soient, en général, d'une très-mauvaise qualité.

SIXIÈME OBSERVATION.

106. Kaminstier (Charles-François-Christian), âgé de quinze ans, apprenti fourreur, est d'un tempérament lymphatique et sanguin, d'une constitution peu forte, d'une stature très-petite, d'un caractère gai. Ses passions sont modérées; il n'a eu de mauvaise habitude que de s'être adonné à la masturbation; jusqu'à présent il a joui d'une bonne santé.

107. Le 8 décembre 1811, ce jeune homme commença à se sentir indisposé; son appétit s'affaiblit, ses forces diminuèrent, il fut pris de diarrhée, il eut de l'insomnie.

108. Le 16, Kaminstier éprouva de la céphalalgie, des horripilations, un grand malaise général, de la pesanteur à l'épigastre, des nausées, des douleurs dans les lombes; il eut de la toux, du larmoiement et des signes d'angine.

109. Le lendemain, tout le visage était parsemé de petits points rouges, comme des morsures de puce. Ces points s'étendirent promptement sur le tronc, et ensuite sur les membres; la fièvre se déclara.

110. Pendant les jours suivans, l'éruption se fit bien; le développement des symptômes fut régulier, et le malade entra à l'Hospice clinique le 24, quinze jours après l'invasion de la variole, et huit jours après le commencement de l'éruption.

111. Du 16 au 30, la petite vérole, qui était confluente, parcourut toutes ses périodes sans trouble, sans accidens notables, mais avec une lenteur singulière; les boutons étaient bien remplis et commençaient à jaunir, la fièvre secondaire, ou de suppuration, avait eu lieu.

112. Dans la soirée du 30, on eut l'imprudence d'ouvrir les fenêtres pour donner de l'air

à la salle; la température tomba sur-le-champ à 5 degrés au-dessus de zéro. A six heures, Kaminstier devint pâle; il éprouva du frisson, les pustules s'affaissèrent, la langue devint aride et fuligineuse. Ce jeune homme tomba dans un état de somnolence qui dura jusqu'à neuf heures; ensuite il se réveilla, il était agité, il avait l'air égaré. A dix heures, la figure était animée, les yeux étaient étincelans et hagards. Il y eut de la loquacité, un délire furieux, des convulsions; le malade voulait battre ceux qui s'approchaient de lui; on fut obligé de l'attacher dans son lit. A une heure du matin, tous ces symptômes disparurent et firent place au coma; la connaissance était entièrement perdue, le pouls, auparavant fréquent et développé, devint presque insensible; une pâleur générale succéda à l'apparence inflammatoire.

113. Le 31 au matin, le malade était étendu en supination et dans une immobilité complète; les yeux étaient fermés, la face était livide, cadavéreuse, et couverte d'une croûte blanche et sèche; la bouche était entr'ouverte, les lèvres étaient de couleur plombée, la respiration était râleuse, tous les boutons étaient affaissés, secs, livides; la surface du corps était violette, les battemens du cœur et ceux du pouls étaient insensibles.

114. On pratiqua une saignée du pied; on n'obtint que quelques gouttes de sang; de larges vésicatoires furent appliqués aux jambes et entre les épaules; ils ne rougirent seulement point la peau.

115. Vers midi, il s'établit une sueur froide, et Kaminstier expira à une heure après midi.

Ouverture.

116. Tous les boutons varioleux étaient aplatis et desséchés, la peau était comme tannée et très-brune.

117. Les vaisseaux des méninges et de l'encéphale étaient injectés. A la base du crâne, on trouva environ six onces (183 grammes et demi) de sérosité trouble. Les trois ventricules étaient remplis d'un pus blanc, épais, et qui paraissait n'avoir subi aucune altération.

118. Les viscères de la poitrine étaient parfaitement sains.

119. Les intestins avaient une couleur rosacée, leurs vaisseaux étaient légèrement injectés. L'intérieur du pharynx, de l'œsophage et de l'estomac, n'offrait aucune trace d'éruption.

120. Tous les autres organes de l'abdomen étaient dans l'état naturel.

Réflexions.

121. Cette observation fait naître plusieurs réflexions dignes de remarque.

122. *Première.* La durée de l'incubation, qui a été de huit jours, quoiqu'elle ne soit communément que de trois à quatre jours.

123. *Deuxième.* La lenteur avec laquelle toute la maladie a marché, puisqu'au vingt-deuxième jour les boutons étaient encore en pleine suppuration; tandis qu'ordinairement la dessiccation commence au douzième jour, et que les croûtes tombent au seizième.

124. *Troisième.* La répercussion subite des pustules, causée par l'impression d'un air plus froid que celui qui régnait dans la salle, accident que j'ai vu arriver par différentes causes, telles qu'une frayeur, une nouvelle inattendue, une contrariété, une violente affection nerveuse, etc.

125. *Quatrième.* Le transport instantané qui s'est opéré au moment où la suppuration se faisait encore, transport qui a produit le dépôt purulent que l'on a trouvé dans les trois ventricules, et dans les derniers temps quelques signes apoplectiques qui se sont succédés jusqu'à la mort.

126. Ici les preuves d'une métastase me paraissent incontestables. J'ai ouvert plusieurs sujets dans lesquels j'ai trouvé de pareils dépôts à la suite de la répercussion du pus varioleux. J'ai vu plusieurs personnes rendre après leur mort une grande quantité de pus par les narines

et par les oreilles, à la suite de pareilles métastases.

127. Il arrive quelquefois que, pendant l'éruption ou le commencement de la suppuration, tout à coup, par une cause quelconque, soit refroidissement subit, soit impression de l'âme, la peau cesse d'être vermeille; elle devient d'une pâleur effrayante et d'un froid glacial, l'éruption ou la suppuration s'arrête. Dans ces cas, il y a fort à craindre qu'il ne se fasse une congestion vers le cerveau. Plusieurs fois je suis parvenu à rendre à la variole son cours ordinaire en réchauffant le malade à l'extérieur par le moyen des couvertures et des topiques; à l'intérieur, par des remèdes stimulans.

Remarques.

128. Le virus varioleux est *un ;* il est le même pris sur les pustules d'une petite vérole discrète, cohérente ou confluente; sur une petite vérole bénigne, maligne, ou gangréneuse; sur un sujet attaqué en même temps de la teigne, de dartres, de scrophules, etc., etc. Lorsqu'on veut inoculer la variole, si l'on fait un choix, c'est pour sacrifier aux préjugés des gens du monde; c'est pour prévenir leur dégoût, leur crainte de se voir inoculer en même temps une maladie étrangère, ou communiquer une variole d'une nature dangereuse.

129. Le virus varioleux n'acquiert aucune propriété nouvelle par son mélange avec d'autres virus; il ne perd aucune de celles qu'il possède. On peut le conserver plusieurs années, soit lorsqu'on a recueilli du pus tout frais qu'on a fait sécher, soit en ramassant les croûtes quand elles tombent. Il suffit alors de délayer l'un ou les autres, et d'en introduire sous l'épiderme, pour inoculer la petite vérole. Des linges, des couvertures, des vêtemens imprégnés de virus, et ensuite renfermés pendant long-temps, sont susceptibles de communiquer la variole lorsqu'on les touche ou qu'on les lave. C'est de cette manière que les Hollandais ont porté la petite vérole au cap de Bonne-Espérance.

130. Lorsqu'on contracte la variole, soit naturellement, soit par l'inoculation artificielle, il est fort indifférent qu'on se soit exposé à une petite vérole discrète ou confluente, bénigne ou maligne; c'est la disposition actuelle du sujet qui décide de la nature de la maladie qui en résultera. Il en est de même dans le cas de l'inoculation artificielle: le virus d'une petite vérole bénigne peut développer une variole très-maligne, celui d'une petite vérole discrète en donner une très-confluente.

131. La mort même n'altère point les propriétés intrinsèques du virus varioleux. Avant

la découverte de la vaccine, lorsque, avec M. Pinel, je préparais à la Salpêtrière le cours que j'ai fait sur l'inoculation, des élèves, à notre insu, prirent du pus varioleux sur les cadavres d'enfans morts d'une petite vérole confluente et gangréneuse; ils inoculèrent d'autres enfans avec ce pus, et il en résulta des petites véroles fort bénignes et fort discrètes. Ce ne fut qu'après ce succès qu'ils nous avouèrent ce qu'ils avaient fait. Je n'aurais pas osé tenter une pareille expérience; je ne conseillerai jamais de la répéter; mais, tout indiscrète qu'elle soit, il est utile qu'elle aït été faite pour jeter un grand jour sur cette question.

132. Le virus varioleux ne se mêle pas, même avec le vaccin, son préservatif; mais il peut marcher concurremment avec lui. Le virus varioleux mettant plus de temps à se développer, si une personne s'est trouvée dans les circonstances propres à contracter la petite vérole, et qu'ensuite elle soit vaccinée, mais trop tard pour prévenir l'invasion de la maladie, on voit naître des pustules varioleuses à côté des pustules vaccinales; elles sont très-reconnaissables et très-distinctes les unes des autres. J'ai vu une pustule varioleuse implantée au milieu d'une pustule de vaccine. On prit du virus varioleux et l'on en inocula la petite vérole sans mélange de vaccine;

on prit du fluide vaccin dans le cercle qui entourait la pustule varioleuse, et l'on communiqua la vaccine sans mélange de petite vérole.

133. La variole ne se confond pas non plus avec la rougeole; ces deux maladies se conduisent respectivement d'une manière différente de ce qui se passe dans la vaccine. Si un individu se trouve exposé aux effluves varioleux et morbilleux, dans un lieu où ces deux maladies règnent épidémiquement, il contracte presqu'en même temps la variole et la rougeole. Mais c'est celle des deux qui a l'antériorité d'inoculation qui se développe la première. Si c'est la rougeole, ce n'est que quand l'épiderme est tombé en écailles furfuracées que la variole paraît et parcourt toutes ses périodes. Si c'est la variole qui passe la première, la rougeole attend de même que la dessiccation ait lieu pour se développer immédiatement après.

134. Mes deux enfans vont me fournir chacun une remarque. Ils eurent la petite vérole en même temps : ma fille, pendant l'invasion, fut saisie d'un assoupissement comateux qui durait depuis plusieurs heures; elle ne donnait aucun signe de connaissance. Je la fis saigner du pied; elle sentit le coup de lancette, et s'écria qu'on la piquait. Cette saignée eut tout le succès que j'en attendais : la connaissance revint prompte-

ment, l'éruption se fit sans trouble, et la petite vérole, qui était cohérente, marcha très-régulièrement.

135. Mon fils était au deuxième jour de la suppuration : la fièvre était modérée, les pustules étaient bien remplies, le pus en était d'un beau blanc ; l'aréole était d'un rouge très-brillant. J'avais laissé ignorer au malade qu'il eût la petite vérole ; se sentant une grande chaleur, il se découvrit. Une porte, ouverte dans ce moment, fit tomber sur lui un air frais. Tout à coup les pustules s'affaissèrent, les aréoles pâlirent, le frisson fut considérable, la céphalalgie fut extrême, la fièvre devint très-ardente, il se manifesta quelques mouvemens convulsifs. Je me hâtai de couvrir chaudement mon malade, je lui fis prendre du vin chaud très-sucré, et quelques cuillerées d'une potion cordiale. Ces moyens ramenèrent de la moiteur à la peau, les pustules se remplirent de nouveau, les aréoles redevinrent vermeilles, la céphalalgie se dissipa, la fièvre reprit son cours ordinaire, et jusqu'après la dessiccation parfaite il ne survint aucun accident.

136. On a observé que dans l'hiver, lorsque des malades se levaient pendant le cours de l'éruption et qu'ils se tenaient à un des coins de la cheminée, il sortait une bien plus grande quantité de boutons du côté du corps qui avait été

constamment chauffé que de l'autre côté. On excite également la sortie des boutons sur les membres abdominaux en tenant continuellement sur ces parties des cataplasmes très-humides et chauds.

137. Jusqu'à plus de quarante-cinq ans, lorsque, dans des pensions, je donnais des soins à un certain nombre de jeunes gens pris de la petite vérole, il me poussait cinq ou six boutons varioleux autour des poignets; ils étaient précédés et accompagnés de malaise, de petites nausées, d'un léger mouvement fébrile; ils parcouraient toutes les périodes de la petite vérole, depuis l'invasion jusqu'à la dessiccation. Plusieurs de mes confrères ont éprouvé le même phénomène, quoique, comme moi, ils fussent très-marqués de la petite vérole.

138. Il y a des personnes qui redoutent singulièrement la petite vérole (tout le monde conviendra que ce n'est pas sans de puissantes raisons). Le médecin doit alors employer tous ses soins pour que le malade ignore le nom de sa maladie. L'effet moral et nerveux qu'une pareille connaissance lui produit peut, à quelque époque que soit la variole, et même lorsque la convalescence est assurée, peut, dis-je, aggraver les accidens, si c'est dans le cours de la maladie, ou en faire naître de nouveaux, si la variole est

terminée, et ces accidens peuvent causer la mort.

139. On cite une dame qui avait la petite vérole en horreur, et qui s'était persuadée que, si jamais elle en était atteinte, elle en périrait. Elle contracte la variole; on lui persuade que c'est un érysipèle boutonneux; il ne se déclare aucun accident fâcheux dans aucune des périodes, la dessiccation était achevée depuis plusieurs jours, la convalescence était parfaite, la dame se levait, mangeait avec sa famille, recevait les visites des personnes de sa connaissance. Un ami imprudent voulant la féliciter de cette heureuse issue, lui dit avec transport : Recevez mon compliment, cette maladie, que vous redoutiez tant, elle est passée, et vous voyez qu'elle n'est pas si terrible. — Quoi? Quelle maladie? — Eh! mon amie, la petite vérole. A ce mot, le frisson saisit la pauvre dame; elle est prise de convulsions, une fièvre ardente se déclare, le délire ne la quitte plus, et trois jours après on la porte au tombeau.

140. Ordinairement la petite vérole attaque les enfans en bas âge, et alors elle est moins dangereuse. Dans l'âge adulte, le malade court plus de risque de la vie; dans la vieillesse, les malades sont bien plus exposés à périr.

141. Cependant j'ai donné des soins à plusieurs vieillards qui ont échappé au danger. J'ai

eu parmi mes malades un homme de quatre-vingt-quatre ans chez lequel le début de la variole fut si inflammatoire, que je fus obligé de le faire saigner trois fois et de lui faire prendre plusieurs bains. Il eut une petite vérole très-confluente, et il en a été guéri; mais il était resté si marqué à la figure, que ses plus intimes amis ne le reconnaissaient pas.

142. La variole est une maladie due à un virus qui se développe dans la peau. J'ai quelquefois été tenté de penser que la fièvre est la maladie principale, et que l'éruption n'en est que la crise. En effet, on voit des personnes qui éprouvent tous les symptômes précurseurs de la petite vérole, qui ont la fièvre première, et ensuite la fièvre secondaire, et chez lesquelles il ne se fait ni éruption ni suppuration. Entre plusieurs exemples que je pourrais vous citer, je choisis le suivant.

143. Un de mes parens, M. Le G....., âgé d'environ quarante ans, attaché à la personne de Louis XV, donna au roi des soins de garde-malade pendant toute la durée de la petite vérole gangréneuse qui fit périr ce prince.

144. Quelques jours après la mort du roi, M. Le G..... éprouva tous les signes avant-coureurs de la variole : courbature, douleur à l'épigastre, mal à la gorge, nausées, vomissemens, etc.

Il eut une fièvre assez violente. M. Le G..... n'avait point eu la petite vérole; il crut qu'il se l'était inoculée auprès du roi. Son médecin le pensait de même. La fièvre cessa; mais cinq jours après elle reprit avec plus de violence, et cependant il ne se fit aucune éruption. Le médecin prétendit que M. Le G..... avait eu une *fièvre varioleuse* qui le mettrait à l'abri de contracter la petite vérole. En effet, ne redoutant plus cette maladie, mon parent entrait sans crainte et sans nulle précaution dans les endroits où il savait bien qu'elle régnait.

145. Quelques années après, trois de ses enfans furent pris en même temps de la petite vérole; il ne les quitta ni jour ni nuit, et ne fut point inoculé. Il était plus que sexagénaire quand il mourut, sans avoir eu d'éruption varioleuse.

146. Il y a peu de maladies aussi perfides que les maladies éruptives, et particulièrement la petite vérole. Jusqu'après la dessiccation parfaite, et, même après la chute des croûtes, il est possible que des accidens imprévus viennent troubler le travail de la nature et détruisent toutes les espérances fondées de guérison. Les exemples que j'ai donnés en sont la preuve manifeste.

147. La petite vérole est essentiellement contagieuse; elle se communique par le contact immédiat d'un individu sain à un varioleux, ou

par le contact médiat de quelques-uns des meubles, des vêtemens, des linges, etc., qui ont été à l'usage d'un varioleux. Le germe s'en répand dans l'air, emporté par le vent à des distances quelquefois très-éloignées, pourvu qu'il n'y ait point de rivière ni de lac qui s'oppose à sa transmission.

148. M. A. Petit, dans ses leçons, racontait que M. Leveillard, médecin à Dreux, prédisait que la petite vérole se déclarerait bientôt dans cette ville, lorsqu'elle régnait à Chartres, et que le vent, soufflant de Chartres sur Dreux, en apporterait les miasmes. Ainsi il paraît presque impossible de se garantir de cette maladie, lorsque le corps est disposé à la contracter; cependant on voit des personnes qui ont été plusieurs fois plongées au milieu de l'infection varioleuse sans en être atteintes, et qui ensuite en sont saisies lorsqu'elles ne s'apercevaient pas qu'elles y étaient exposées.

149. Il s'est élevé de grandes et longues discussions sur la question de savoir si le même individu pouvait être attaqué plusieurs fois de la petite vérole. Un grand nombre de médecins très-recommandables ont pensé que jamais on n'éprouvait deux fois cette maladie. Ils ont prétendu que ce que l'on prenait pour la variole n'était que la varicelle, ou toute autre maladie

éruptive caractérisée par des pustules que l'on prenait à tort pour des pustules varioleuses; mais qu'aucune de ces affections n'était la petite vérole présentant ses symptômes particuliers et distinctifs, et dont la durée et la terminaison fussent les mêmes que celles de la variole.

150. Je pense qu'il faut en conclure que ces cas, qui sont très-rares, ne se sont point offerts à leur observation; mais je puis vous assurer que j'ai traité trois personnes qui ont eu chacune deux fois la petite vérole, pendant laquelle je n'ai cessé de les observer; que leur variole a été chaque fois remarquable par ses quatre périodes bien tranchées; qu'elle a eu la même durée; que la fièvre d'éruption et la fièvre de suppuration ont eu lieu, et que chacune d'elles a laissé des empreintes très-sensibles: ce qui alors me parut un phénomène, parce que j'étais imbu du préjugé qu'on ne pouvait avoir cette maladie qu'une seule fois en sa vie. J'aurais voulu, pour rendre mes observations plus authentiques, trouver quelques sujets à inoculer; je n'ai pu me satisfaire à cet égard.

151. Tout le monde sait que le roi Louis XV avait eu dans sa jeunesse la petite vérole, produite par l'inoculation, et qu'il périt à soixante-cinq ans d'une variole confluente et gangréneuse.

152. Plus la peau est fine, blanche et tendre,

plus la variole est confluente dans ces parties, plus elle se couvre de boutons, plus l'éruption est prompte et facile. C'est probablement par cette raison qu'il pousse au visage une plus grande quantité de boutons ; que la suppuration y est plus abondante; et que les empreintes y sont plus profondes qu'aux autres parties du corps, où la peau est plus épaisse et plus dure. Cette règle n'est pas sans de nombreuses exceptions.

153. Plus la petite vérole est discrète et bénigne, plus les pustules sont grosses et élevées ; moins la peau reste marquée.

154. Pour faire, en quelque sorte, avorter la suppuration; pour éviter l'excavation que le pus fait dans la peau, et par conséquent pour prévenir les empreintes qui restent après la chute des croûtes, on conseille d'ouvrir les pustules avant leur dessiccation. Je ne crois pas que ce moyen atteigne toujours le but qu'on se propose ; j'ai vu, au contraire, très-souvent que des pustules qu'on avait ouvertes laissaient des empreintes profondes ; tandis que celles qu'on avait abandonnées aux soins de la nature parvenaient à une parfaite maturité, et qu'après que les croûtes étaient tombées spontanément, le tissu de la peau n'était nullement altéré.

155. La constipation est, en général, un symptôme favorable. La diarrhée, au contraire, sur-

tout lorsqu'elle prend au commencement de la maladie et qu'elle persiste, est très-fâcheuse.

156. Quand les boutons ne se remplissent pas convenablement; quand le fluide qu'ils renferment, au lieu de former du véritable pus, reste séreux; quand les boutons ou les pustules qui leur succèdent s'affaissent subitement, on doit craindre le transport de l'humeur varioleuse sur quelque viscère important, et principalement sur le cerveau. Le délire, le coma, la mort enfin sont la suite de cette métastase.

157. Lorsque la fièvre subsiste depuis l'invasion jusqu'à la suppuration, et qu'elle est accompagnée du délire, le malade est dans le plus grand danger.

158. Si la langue et les gencives, au lieu d'être humides et couvertes d'un mucus blanchâtre, se sèchent, se brunissent, deviennent noires et fuligineuses, ou si la langue reste d'un rouge vif; qu'elle soit nette, lisse et simplement mouillée par une salive diffluente, et qu'alors le ptyalisme soit très-abondant; si en même temps la soif est inextinguible, et que cependant le malade ait un dégoût insurmontable pour toute espèce de médicament, et ne veuille boire que de l'eau fraîche, ce sont les signes les plus fâcheux.

159. Lorsque l'inflammation est violente; que

la peau reste aride; que les aréoles qui entourent les boutons, après avoir été d'un rouge d'écarlate, ce que l'on désigne sous le nom de *pourpre*, pâlissent tout à coup, ensuite passent au brun, et finissent par se noircir; en un mot, quand la gangrène se manifeste, soit par plaques plus ou moins grandes, soit par des points isolés et placés sur chaque pustule, il y a tout à craindre pour les jours du malade.

160. Si pendant le travail de la suppuration le malade tombe dans le coma, s'il y a de la carphologie, des mouvemens convulsifs, sa fin est très-prochaine.

161. Je pourrais multiplier les signes d'une petite vérole que j'appelle *maligne;* mais je crois en avoir dit assez pour vous guider dans le prognostic que vous aurez à porter.

162. La petite vérole peut être inoculée naturellement d'un individu à un autre pendant ses quatre périodes; mais il est de remarque que c'est au moment de la suppuration et de la dessiccation que l'on est plus exposé à contracter la maladie.

Suites de la petite vérole.

163. Dans la petite vérole qui n'a point suivi une marche régulière, dans laquelle des accidens étrangers sont survenus, ou celle dans laquelle

une partie de la matière varioleuse s'est portée sur un organe quelconque, les suites de la maladie sont plus ou moins affreuses.

164. Le moindre des accidens est d'être défiguré par des empreintes larges et profondes et même par des coutures fort désagréables à la vue, ou par l'éraillement des paupières, etc., etc.

165. Mais si quelques boutons se sont placés sur les conjonctives, il en résulte souvent la perte d'un œil, et quelquefois la perte des deux yeux.

166. Si le dépôt s'est fait sur les organes de l'ouïe, la surdité en est la suite.

167. Si c'est à l'intérieur du crâne, sur une partie quelconque de l'encéphale que la matière varioleuse ait fait impression, le malade peut rester sujet à la migraine, à la céphalalgie, quelquefois à une affection mentale.

168. Quand les voies aériennes ont été le siége d'un grand nombre de boutons, il survient aphonie, ou au moins raucité, glapissement, enchifrenement, quelquefois ozène, la voix reste voilée et nasillarde pour le reste de la vie.

169. La phthisie pulmonaire est souvent la suite de la petite vérole.

170. Tous les organes de l'abdomen sont susceptibles d'être affectés par le virus varioleux : l'estomac, le foie, la rate, et plus encore le mésentère, sont attaqués de maladies uniquement

dues à ce virus, déposé sur eux par métastase; l'ascite en est quelquefois la conséquence.

171. En un mot, tous les systèmes d'organes peuvent en éprouver plus ou moins l'influence malfaisante : le système glanduleux surtout; le système cutané, le système musculaire, le système membraneux, le système osseux. Il en résulte des dépôts, des ulcères, des atrophies, des ankyloses, des caries, la perte de l'usage de plusieurs membres et de plusieurs fonctions.

172. Cependant les gens du monde, et, il faut en convenir, quelques gens qui osent se dire médecins, voudraient persuader que la petite vérole est favorable *pour dépurer la masse du sang et des humeurs* (ce sont leurs expressions), *pour nous préserver d'une foule d'autres maladies;* ce qui les porte à rejeter la vaccine, dont nous allons bientôt parler.

173. Quel préjugé plus funeste aurait pu s'enraciner dans la tête d'hommes pensans? Ces gens-là, qu'on ne trouve pas seulement dans la classe ignorante du peuple, mais parmi les classes élevées, parmi des demi-savans, ignorent ou feignent d'oublier que cette terrible maladie, la petite vérole, ainsi que je l'ai dit plus haut, n'est point indigène à l'Europe, qu'elle a été apportée dans nos climats par les Arabes, que par conséquent ce ne peut être un moyen que l'auteur de la

nature ait destiné à purifier nos humeurs, à prévenir de plus grands accidens; car il n'est point de maladie plus horrible, plus dévastatrice que la petite vérole, qui, communément en France, sacrifie un individu sur dix; qui, dans de certaines épidémies, fait une victime sur cinq malades, sur trois, quelquefois sur deux, et qui laisse des suites si épouvantables. Certes, si l'on admettait un aussi mauvais raisonnement, on pourrait bien dire que *le remède est pire que le mal.*

De l'inoculation.

174. Je n'entrerai ici dans aucun détail relativement à l'inoculation de la petite vérole : je me contenterai de faire quelques remarques sur cette méthode, transportée par milady Montaigu de Constantinople à Londres, d'où nous l'avons reçue.

175. Sans contredit c'était déjà un grand bienfait, un moyen d'adoucir une maladie aussi affreuse que la petite vérole, puisqu'en général la variole qu'elle produisait était plus bénigne et plus discrète. Mais il faut convenir que par l'inoculation on communiquait réellement une petite vérole régulière; que cette maladie ne conservait pas toujours la beauté, but principal que bien des personnes se proposaient; que la

variole que l'on donnait par cette méthode était quelquefois très-confluente, qu'elle devenait quelquefois gangréneuse, qu'elle causait quelquefois la mort, et que souvent elle exposait à toutes les suites fâcheuses de la petite vérole, accidens que nous venons d'énumérer. Ce qui faisait que bien des personnes, sans qu'on pût les blâmer, se refusaient à se faire inoculer ou à faire inoculer leurs enfans.

176. Pour en établir le diagnostic et pour en porter le prognostic, nous n'avons rien à ajouter à ce que nous avons dit relativement à la petite vérole.

De la vaccine.

177. La petite vérole, depuis son introduction dans nos contrées (1), poursuivait ses ravages. L'inoculation ne lui avait opposé qu'une faible barrière. Jenner en découvre le préservatif : Jenner est un bienfaiteur de l'humanité.

178. Le duc de La Rochefoucault-Liancourt fait connaître la vaccine en France : La Rochefoucault devient le bienfaiteur de son pays.

179. Après les travaux de la société et du comité de vaccine, après les savans et ingénieux rapports de son secrétaire, M. Husson, qui en présentent parfaitement le tableau, il serait ri-

(1) Il y a maintenant près de onze siècles.

dicule de parler ici de la vaccine en général, de la manière de la pratiquer, de ses immenses avantages; je dois me contenter, en traitant du diagnostic, de vous exposer les signes auxquels vous reconnaîtrez que l'inoculation du vaccin a réussi, ceux auxquels vous distinguerez la vraie vaccine de la fausse.

De la vaccine vraie.

180. Dans la vraie vaccine, les piqûres commencent par s'effacer presque entièrement. Ce n'est ordinairement que vers le troisième jour que le travail s'annonce; d'autres fois c'est beaucoup plus tard. On l'a vue n'avoir lieu qu'au huitième, douzième jour, et quelquefois davantage. Alors les piqûres paraissent légèrement enflammées; il s'élève un bouton d'abord un peu pointu, qui bientôt s'aplatit en s'élargissant, et forme une pustule plus ou moins arrondie, ou souvent elliptique. Cette pustule vaccinale a depuis une ligne jusqu'à deux de diamètre; elle présente une dépression au centre; sa couleur est d'un blanc d'argent mat; son intérieur est partagé en petites cellules semblables à celle du parenchyme d'un citron ou d'une orange. Chaque cellule contient un fluide incolore, limpide et filant : c'est le vaccin proprement dit.

181. Le vaccin est ce qu'on appelle *mûr* du

septième au neuvième jour de l'insertion, quelquefois plus tôt, lorsque la température est chaude; quelquefois plus tard, lorsqu'il fait froid. On peut vider chaque cellule séparément, ce qui donne la facilité de faire plusieurs vaccinations avec une seule pustule.

182. Si l'on n'ouvre point la pustule, le fluide devient opaque, s'épaissit, se dessèche, forme une croûte qui se détache spontanément, et laisse une dépression ordinairement assez profonde, de forme elliptique.

183. Chaque pustule est entourée d'une aréole de couleur écarlate; s'il y a plusieurs pustules rapprochées, les aréoles se confondent et forment une plaque d'un beau rouge; il survient du gonflement, la place est douloureuse, et ensuite produit une démangeaison qui devient insupportable.

184. C'est à cette époque environ que la fièvre se manifeste ordinairement; elle est très-modérée, il faut même porter toute son attention pour en reconnaître l'existence; quelquefois elle prend plus d'intensité. C'est la fièvre qui assure le succès de la vaccine.

De la vaccine fausse.

185. Dans la fausse vaccine, les piqûres, au lieu de s'affaisser et de disparaître en partie,

commencent à travailler dans l'espace des premières vingt-quatre heures de l'insertion. Les boutons se forment plus promptement; ils sont beaucoup plus gros, les pustules sont bien plus larges et ont une forme plus elliptique, la dépression digitale est plus exprimée. Elles n'ont point la couleur de l'argent mat, elles sont ternes et brunes; l'aréole qui les entoure n'a pas le brillant de l'écarlate, elle a plutôt la couleur de lie de vin rouge. Si l'on incise ces cellules, elles rendent un fluide opaque et blanchâtre.

186. Ces signes bien observés, ces différences bien reconnues, suffiront pour vous faire toujours distinguer une vraie vaccine d'une fausse (1).

Réflexions.

187. Je crois fermement que la vaccine est le préservatif sûr de la petite vérole. Cependant on a combattu cette pratique, en présentant un grand nombre de sujets qui avaient été vaccinés, et qui ensuite avaient été pris de la variole. Je déclare, quant à moi, que je n'en ai jamais

(1) Il y a cette grande différence entre une pustule varioleuse et une pustule vaccinale, que, dans la première, l'épiderme est soulevé, forme la vésicule, qui se remplit de sérosité, qui se change en vrai pus; et que, dans la pustule vaccinale, le travail se fait dans le tissu même de la peau, dont les écailles s'écartent pour former les cellules où s'amasse le vaccin. Aussi la dépression que laisse la chute de la croûte est-elle, en général, plus profonde que celle de la variole.

rencontré; mais je suis loin de nier le fait; je vais seulement analyser cette assertion et la réduire à sa juste valeur. C'est encore ici que l'*observation*, dégagée de tout préjugé, de toute prévention, va nous servir de guide.

188. 1° Dans les vaccinations publiques et gratuites, on ne peut pas toujours suivre le développement de la vaccine, soit parce que les parens ne ramènent point leurs enfans, soit parce que le vaccinateur ne repasse point par les lieux qu'il a parcourus; ainsi les médecins ne peuvent s'assurer du succès de leur opération. De là, combien de sujets ont subi l'insertion du vaccin, et n'ont point eu la vaccine, ne sont nullement à l'abri de la petite vérole! Le nombre en est considérable; ils sont pris de la variole, et les gens de mauvaise foi, les ignorans, crient contre la vaccine, qui n'a point garanti de la petite vérole.

189. 2° Quoiqu'il soit très-facile de distinguer la vraie vaccine de la fausse, il s'est trouvé un grand nombre de vaccinateurs, surtout dans les commencemens de cette pratique, qui ont confondu les deux sortes de vaccine, et tout le monde sait que la fausse vaccine ne met point à l'abri de la variole. Ainsi tous ceux qui se sont trouvés dans ce cas ont été exposés à contracter la petite vérole; il faut donc encore les rayer du

nombre de ceux que la vaccine n'a point pu préserver. Vous, Messieurs, vous reconnaîtrez l'erreur en vous informant de la marche qu'a suivie la vaccine, de la couleur des pustules, de celle des aréoles, et surtout, si l'on peut vous en instruire, de la nature du fluide qu'on a employé pour vacciner, et de celui qu'ont procuré les pustules.

190. 3° Il est arrivé souvent que l'on a pris pour la petite vérole tantôt la varicelle, tantôt une autre éruption; c'est ce que j'ai observé plusieurs fois. Un médecin instruit s'assurera de la vérité; il trouvera moyen de rectifier l'ignorance, de convaincre les détracteurs de la vaccine, et de tranquilliser les parens effrayés.

191. 4° Enfin des médecins de bonne foi, de bons praticiens qui avaient vacciné eux-mêmes les sujets, qui avaient bien reconnu la vraie vaccine et l'avaient suivie depuis l'insertion du virus jusqu'à la chute des croûtes; des médecins très-bons observateurs assurent qu'ils ont vu ces mêmes sujets attaqués de la petite vérole, qu'ils ont de même très-bien reconnue, qu'ils ont suivie dans toutes ses périodes.

192. Mais, puisqu'il est reconnu et prouvé, ainsi que j'assure l'avoir observé, que le même individu peut avoir plusieurs fois la petite vérole, pourquoi donc une vaccination bien faite,

qui a mis à l'abri d'une première petite vérole, ne laisserait-elle pas un sujet exposé à l'action du virus varioleux, puisqu'il était destiné à contracter plusieurs fois la petite vérole? Ceci n'est pas une vaine supposition; rien ne répugne à admettre cette explication, qui est fondée sur l'observation même.

De la varicelle.

193. La *varicelle*, *variolette*, ou *petite vérole volante*, est une maladie éruptive que, faute d'attention, on confond quelquefois avec la variole. Les symptômes précurseurs sont absolument les mêmes; seulement, en général, ils ont beaucoup moins d'intensité : la maladie elle-même paraît n'être que la contre-épreuve d'une petite vérole discrète et bénigne. Il est extrêmement rare qu'il survienne quelques accidens inquiétans; à peine peut-on ranger la varicelle au nombre des maladies. Les boutons, les pustules, les aréoles sont les mêmes que dans la variole; la fièvre a lieu également, mais elle est fort légère; la suppuration et la dessiccation se font de la même manière; un grand nombre de boutons avortent et ne parviennent point à la suppuration; quelquefois aussi, mais rarement, la varicelle laisse des empreintes sur le visage. Ses diverses périodes et sa durée totale sont de plus

de moitié moindres que celles de la petite vérole. Elle est de même épidémique et contagieuse; il est rare qu'elle attaque plusieurs fois le même individu.

194. On a essayé, sans succès, d'inoculer la varicelle; c'est même, si l'on était dans le doute, un moyen de s'assurer que cette maladie n'est point la variole, puisqu'il ne résulte aucune éruption de cette inoculation.

OBSERVATION.

195. Manseron (Louis), âgé de seize ans, cordier, avait, dans son enfance, été inoculé de la vaccine, qui avait fort bien réussi. A treize ans, habitant un lieu humide, il éprouva dans l'été une infiltration des membres abdominaux, dont il fut guéri en trente heures, au moyen d'un bain froid qu'il prit pendant une heure.

196. En novembre 1815, Manseron fut admis à l'Hospice clinique; il y fut traité et guéri d'une fièvre intermittente tierce devenue quotidienne.

197. Ce jeune homme fit ensuite le métier d'infirmier. Le 14 février 1816, il éprouve les symptômes précurseurs d'une maladie éruptive aiguë. Le 16, il rentre à la Clinique. Les symptômes avant-coureurs persistaient. Le 17, la peau se couvre, par places, d'une éruption qui paraissait miliaire. Un émétique, qui procure

des vomissemens et des selles, apporte un soulagement notable. Le 18, l'éruption prend tout le caractère de la varicelle. Le 19, troisième jour de l'éruption, les vésicules commencent à blanchir; elles sont un peu déprimées au centre. Le 20, les pustules sont tout-à-fait blanches. Le 21, la dessiccation commence. Le 23, septième jour de l'éruption, la dessiccation est complète. Le 24, la desquamation a lieu, l'epiderme tombe en petites écailles furfuracées. Le 25, le malade est purgé, et le 2 mars, Manseron, parfaitement guéri, sort de l'Hospice.

QUATRIÈME LEÇON.

SUITE DU DIAGNOSTIC.

Suite des maladies de la peau.

1. JE n'aurais pas cru, Messieurs, avoir rempli la tâche que je me suis imposée, si je m'étais contenté de vous faire le tableau des maladies. C'est pour cela que je vous ai déjà communiqué des observations sur la petite vérole, et que par la suite je vous en présenterai sur la plupart des affections morbides dont nous devons nous occuper. Je suis persuadé que cette marche est plus rationnelle; que ces exemples, fruit de la pratique et de l'expérience, sont plus propres à vous guider dans le diagnostic que toutes les descriptions que je pourrais vous faire des diverses lésions, de leurs symptômes et de leurs causes. D'ailleurs ces observations, qui sont authentiques, qui ont été recueillies par vous, ou par vos prédécesseurs, sous la direction de vos professeurs de clinique, et que j'ai rédigées avec soin, vous convaincront que j'ai eu raison de vous dire que, parmi les maladies qui portent

le même nom, il n'y a que des individus; et que ce n'est que pour en faciliter l'étude qu'on les a rangées en ordres, en classes et en genres.

Du zona.

2. On donne le nom de *zona* à une éruption partielle qui forme autour du corps une espèce de zone, une sorte d'écharpe. Cette éruption, de la largeur de quatre à six pouces (11 à 16 centimètres), commence sur une des parties supérieures et latérales de la poitrine ou de l'abdomen, à droite ou à gauche. Elle gagne quelquefois obliquement le côté opposé jusque vers l'hypochondre ou la région rénale, tantôt plus haut, tantôt plus bas. L'obliquité varie également; quelquefois elle n'existe pas. Le plus souvent aussi l'écharpe ne ceint que la moitié du corps.

3. Les boutons, qui s'élèvent et se changent en pustules, suivent la même marche que ceux de la varicelle, ou même quelquefois de la petite vérole, dans leur apparition, dans leur suppuration, et dans leur dessiccation. La fièvre accompagne de même l'éruption et la suppuration, les symptômes précurseurs sont les mêmes, la durée est semblable à celle de la variole, quelquefois elle est plus étendue.

4. Quelques personnes peu attentives ont pris

quelquefois le zona pour une variété de la petite vérole; mais, ainsi que dans la varicelle, on n'obtient aucun résultat en inoculant le pus des boutons.

5. Cette maladie est, en général, peu dangereuse; nous n'en rapporterons que trois observations, dont deux ont présenté quelque chose de particulier.

PREMIÈRE OBSERVATION.

Zona simple.

6. Liber (Antoine), âgé de cinquante-trois ans, porteur d'eau, d'un tempérament sanguin, d'une forte constitution, entra à la Clinique interne le 18 germinal, an VI (7 avril 1798). Il avait éprouvé depuis plusieurs jours les annonces d'une maladie éruptive, et le 13 précédent des boutons s'étaient élevés sur le côté droit.

7. A son entrée, on aperçut une bande de la largeur de la main s'étendant depuis le milieu de l'épigastre, à la partie supérieure de la ligne blanche, jusqu'au milieu du dos. Cette zone était formée par des boutons pustuleux, ayant à leur base une aréole rouge; ces boutons étaient en si grand nombre, antérieurement et postérieurement, qu'on pouvait regarder l'éruption comme très-confluente.

8. Le malade n'éprouvait qu'un prurit léger;

mais il ressentait une douleur sourde à l'hypochondre droit, et, lorsqu'il se couchait sur l'un ou l'autre côté, il éprouvait à l'épigastre des tiraillemens insupportables. Sa peau était sèche et chaude; son pouls était faible, ainsi qu'il l'avait habituellement dans l'état de santé; son sommeil était agité; la constipation le tourmentait depuis l'invasion de la maladie.

9. Pendant quatre jours, le traitement consista en des boissons délayantes et de doux laxatifs, qui procurèrent des évacuations alvines très-abondantes.

10. Le 23, l'inflammation commença à diminuer; les boutons s'affaissèrent et se desséchèrent ensuite.

11. Le 28, la douleur de l'épigastre et de l'hypochondre avait presque entièrement disparu, le sommeil était devenu tranquille. Le malade fut purgé.

12. Le 1er floréal, Liber était en parfaite convalescence; il sortit le 6 (25 avril 1798).

DEUXIÈME OBSERVATION.

Zona avorté, suivi d'engorgement sous l'aisselle.

13. Bullier (Bonaventure), âgé de vingt-cinq ans, garçon marchand de vin, avait eu à sept ans la petite vérole, et à seize ans la rougeole.

14. Le 1er fructidor an XIII, (19 août 1805), cet

homme ressentit dans l'épaule droite une douleur assez vive, qui fut suivie des symptômes précurseurs d'une maladie éruptive aiguë, et que nous croyons inutile de rapporter ici.

15. Le 5, il se manifesta sur le côté droit et antérieur de la poitrine une éruption de petits boutons qui bientôt formèrent des vésicules accompagnées d'une démangeaison très-vive. Le malade, ne pouvant résister à cette démangeaison, se gratta, et déchira les vésicules, à mesure qu'elles tendaient à se remplir de sérosité.

16. Du 8 au 9, il survint un grand mal de tête, des frissons, de la fièvre, et l'éruption, dans toute son étendue, produisait une chaleur et une douleur très-intenses.

17. Bullier, entré à la Clinique interne le 12 fructidor, présenta l'état suivant : figure dans l'état naturel, langue un peu jaunâtre et sèche, bouche amère, soif vive, pouls presque naturel; bande large de quatre pouces (11 centimètres) présentant l'aspect d'une dartre vive. Cette bande, ce zona, s'étendait depuis la partie antérieure droite de la poitrine jusqu'à la partie moyenne et postérieure; elle passait sous l'aisselle et se portait jusque sur le bras du même côté.

18. Du 13 au 22, il ne survint aucun accident; la suppuration, qui avait été assez abondante, paraissait disposée à la dessiccation; il

n'y avait plus de céphalalgie, plus de fièvre; la cuisson avait considérablement diminué.

19. Le 22, Bullier s'exposa à l'air frais, en se promenant dans les salles au moment où les fenêtres étaient ouvertes, et pendant la digestion d'un déjeuner trop copieux d'alimens qu'il s'était procurés du dehors. Il fut saisi, un peu avant midi, d'une fièvre précédée de frisson général, qui a duré deux heures, et accompagnée ensuite de chaleur, de rougeur à la face, et de céphalalgie sus-orbitaire; le pouls était plein, dur et fréquent; il y avait de la soif; la langue devint blanche au milieu. En même temps il survint sous l'aisselle droite une légère douleur avec un peu de gonflement.

20. Pendant la nuit suivante, il n'y eut point de sommeil; la céphalalgie fut intense; il se manifesta des douleurs dans les membres; il y eut quelques nausées.

21. Le 23, le malade n'avait plus de fièvre, plus de mal de tête, mais la langue était encore chargée; l'engorgement de l'aisselle augmenta et causa de la douleur; on le couvrit de cataplasmes.

22. L'état du malade s'améliora de jour en jour, l'engorgement de l'aisselle se dissipa en partie sans former un dépôt.

23. Le 27 (14 septembre), Bullier sortit de

l'Hospice. L'éruption était en parfaite desquamation, il ne restait sous l'aisselle qu'un peu d'engorgement qui ne causait aucune douleur et sur lequel on conseilla au convalescent de continuer l'application de cataplasmes.

TROISIÈME OBSERVATION.

Zona précédé de dysenterie et compliqué d'une légère péripneumonie.

24. Camus (Pierre), âgé de quarante ans, cultivateur, ensuite soldat, enfin cordonnier, est d'un tempérament bilieux et sanguin, d'un caractère mélancolique. Cet homme a eu la petite vérole étant au berceau; il n'a point eu la rougeole. Sa jeunesse a été faible et chancelante; ce ne fut que vers sa dix-septième année qu'il prit de la force et qu'il acquit des formes athlétiques.

25. Le 6 nivose an XII (28 décembre 1804), Camus, après un travail long et pénible, fut pris de la dysenterie. Il continua d'exercer son métier jusqu'au 14, qu'il fut saisi, vers le soir, d'une douleur violente au côté droit de la poitrine, de vives douleurs dans les lombes, et d'un sentiment de froid général. Il prit du vin chaud et sucré, prétendu remède ordinaire des gens du peuple, et son mal augmenta; la dysenterie s'arrêta, et la constipation lui succéda.

26. Le 17, tous les symptômes acquirent de l'intensité; les frissons irréguliers se multiplièrent; des picotemens avec un sentiment d'ardeur brûlante se firent sentir à l'hypochondre droit, des nausées, des lassitudes, de la douleur dans les régions épigastrique et lombaire, etc., furent des signes précurseurs de l'éruption qui se manifesta deux jours après, sans soulagement du point de côté.

27. Camus entre à la Clinique interne le 19 nivose an XII, (10 janvier 1804), le treizième jour à dater de la dysenterie, le cinquième de la constipation qui lui avait succédé, et le troisième de l'invasion de la maladie éruptive.

28. Il y a de l'amaigrissement, la face est d'un jaune pâle, les yeux sont larmoyans et cernés, la céphalalgie est peu intense, la gorge est douloureuse, la déglutition est pénible, la langue est saburrale, la bouche est fade et sapide, il y a des éructations fréquentes et fétides, l'anorexie est complète, la soif est vive, des nausées tourmentent toujours le malade; la respiration est très-laborieuse, surtout dans l'inspiration; la toux est fréquente, l'expectoration est assez abondante, les crachats sont muqueux et jaunes, quelque-uns contiennent du sang; la poitrine, percutée, ne rend qu'un son mat du côté droit; l'abdomen est dur, tendu, mais point doulou-

reux; la constipation subsiste; les urines sont claires, un peu rares et cuisantes à leur sortie; il y a peu de sommeil; la peau est chaude et sèche; le pouls est dur et fréquent.

29. Une demi-ceinture s'étend obliquement à droite du corps depuis les muscles droits de l'abdomen jusqu'à la colonne épinière. Cette zone, d'environ cinq pouces (13 centimètres et demi) de large, est formée par des vésicules de différentes largeurs, ayant l'aspect de phlyctènes d'un rouge foncé. Elles sont remplies d'une sérosité limpide, et produisent une chaleur âcre, insupportable au malade, et mordicante au toucher de l'observateur.

30. Des sangsues appliquées sur la région douloureuse de la poitrine, une dose modérée d'ipécacuanha, des pectoraux adoucissans enlèvent le point de côté, font disparaître le sang des crachats, font cesser les nausées, et font tomber la fièvre; des lavemens émolliens et ensuite un peu laxatifs rendent la liberté du ventre; des compresses trempées dans l'eau de guimauve abattent la vive inflammation du zona : l'éruption prend une marche régulière, la suppuration, la dessiccation et la desquamation s'opèrent convenablement, et le malade, après avoir été purgé deux fois, sort de l'hôpital en parfaite convalescence le 30 nivose (21 janvier).

De la rougeole.

31. Les signes et les symptômes précurseurs de la rougeole sont, en général, pour l'incubation et pour l'invasion, ceux de toutes les maladies éruptives aiguës, et particulièrement de la petite vérole.

32. Dans le cours de la maladie, on retrouve encore quelques-uns des symptômes que l'on observe dans la variole : rougeur et tuméfaction de la peau, surtout au visage, et particulièrement aux paupières ; mal de gorge, enrouement, difficulté de respirer, toux, expectoration, anxiétés précordiales, langue saburrale, nausées, vomituritions, quelquefois ptyalisme, etc., etc. Mais il y a de grandes différences dans la nature de l'éruption et dans la desquamation.

33. Quant à l'éruption, ce ne sont point des boutons et des pustules semblables à ceux de la variole ; ils ne s'annoncent pas de la même manière. Dans la rougeole, les boutons sont si petits, qu'il faut une excellente vue, ou le secours d'une loupe, pour les apercevoir ; mais ils sont sensibles au toucher par la rugosité qu'ils produisent sur la peau. Ils ne paraissent pas d'abord comme des piqûres de puces faites depuis quelques jours, qui s'élargissent ensuite, et forment une aréole, mais comme si ces piqûres

étaient très-récentes ; qui sont larges dès qu'elles paraissent, qui bientôt se confondent pour former des plaques plus ou moins étendues, et qui laissent entre elles des espaces dans lesquels la peau est dans l'état naturel. Ce seul signe, ce seul symptôme, quand vous voudrez établir le diagnostic, vous fera toujours distinguer la rougeole de toute autre maladie éruptive.

34. Ces plaques, qui sont plus ou moins rouges ou pâles dans le commencement de la maladie, plus ou moins sèches ou humides, plus ou moins jaunes ou brunes dans le cours de la rougeole, brunissent tout-à-fait, se dessèchent, et tombent en petites écailles *furfuracées ;* c'est-à-dire qu'elles ressemblent à du petit son, que l'on peut ramasser avec la main dans les draps du malade.

35. La rougeole est essentiellement épidémique ; elle est contagieuse, et, comme la petite vérole, elle se communique par le contact immédiat, soit des sujets malades, soit des couvertures ou des vêtemens qui leur ont appartenu. Elle peut aussi se communiquer par l'air dans lequel les miasmes sont répandus ; mais cette propriété d'infecter l'air ne s'étend pas aussi loin que dans la petite vérole ; le virus n'est pas aussi fixe, aussi tenace que celui de la variole.

36. Sa durée est communément de douze à

seize jours, depuis l'invasion jusqu'à la desquamation parfaite; quelquefois elle s'étend plus loin.

37. C'est vainement qu'on a essayé d'inoculer artificiellement la rougeole. Je ne sache pas qu'on ait réussi jusqu'à présent à la communiquer par ce moyen.

38. Cette maladie attaque principalement les enfans; et alors elle est beaucoup moins à craindre. Plus le sujet est avancé en âge, plus elle est grave, plus elle est susceptible de se compliquer avec d'autres affections qui en augmentent le danger.

39. La rougeole, surtout dans le bas âge, est une maladie ordinairement assez bénigne, et qui ne requiert souvent qu'une médecine expectante; mais elle peut devenir maligne; elle peut se compliquer avec des fièvres de mauvais caractère; les plaques peuvent être frappées de gangrène, etc.; alors elle exige toutes les ressources de l'art. Il faut traiter en même temps la maladie qui fait complication.

40. Que la rougeole soit maligne, ou même quelquefois qu'elle soit bénigne, c'est la convalescence qu'il faut veiller avec plus de soin que la maladie elle-même; ce sont les suites fâcheuses qu'il faut prévenir, et que peut amener la plus légère imprudence. C'est ici que le médecin doit

redoubler d'attention relativement à tout ce qui tient au régime, et surtout relativement aux qualités de l'atmosphère. Si c'est dans l'hiver, que la température soit froide, et surtout froide et humide, il faut qu'il retienne impitoyablement le convalescent pendant six semaines, deux mois, et quelquefois plus long-temps, dans un appartement où règne une chaleur douce et modérée; il faut qu'il l'oblige à se garantir de l'impression de l'air extérieur. Si c'est dans l'été, il peut se relâcher de cette rigueur, et permettre des sorties au bout de deux ou trois semaines, mais toujours vers le milieu de la journée, quand il n'y a ni pluie ni vent, et, dans les deux cas, il doit, pour ainsi dire, l'acclimater avec précaution.

41. Je sais bien que tous les convalescens de la rougeole n'ont pas cette susceptibilité excessive à la répercussion du virus morbilleux; mais il suffit que l'expérience ait prononcé sur le danger qu'ils peuvent courir pour que le médecin prudent n'essaie pas de les faire mettre à cette espèce de loterie.

42. Les accidens, les véritables maladies secondaires auxquelles les suites de la rougeole donnent trop souvent lieu, sont : une toux opiniâtre, qui est quelquefois le prélude de la phthisie pulmonaire, ou de la vomique, ou de

l'hydrothorax, la leucophlegmatie, l'anasarque, et même l'ascite; l'engorgement des viscères de l'abdomen, particulièrement des glandes du mésentère, quelquefois les scrophules.

PREMIÈRE OBSERVATION.

Rougeole et varicelle.

43. Sucaud (Pierre), pâtissier, âgé de seize ans, entre à l'Hospice clinique le 27 janvier 1819. Sa taille est de quatre pieds dix pouces (1 mètre et 57 centimètres), sa constitution est faible, son tempérament est lymphatico-sanguin; il a été vacciné dans sa grande jeunesse.

44. Sa mère est très-sujette à des céphalalgies violentes qui reviennent à des intervalles plus ou moins longs; disposition dont Sucaud paraît avoir hérité, car il est souvent pris de céphalalgie.

45. L'invasion de la rougeole eut lieu le 22 janvier; ce ne fut que le 26, veille de l'entrée du malade à l'Hospice que se fit l'éruption.

46. La peau est tendue et rouge, sa chaleur est douce et halitueuse, il y a de la moiteur pendant la nuit. On remarque sur tout le visage, et même déjà à quelques places, sur la poitrine, sur le ventre, et sur les membres, des plaques de rougeole, entremêlées de petits boutons qui se confondent avec ces plaques.

47. Le visage est vultueux, les pommettes sont très-colorées, les paupières sont tuméfiées, les yeux sont injectés, larmoyans et légèrement douloureux. Il y a du coryza et des éternuemens fréquens. L'odorat est émoussé, le goût est obtus, l'appétit est nul, la soif est vive, la déglutition est difficile, les déjections alvines et les urines sont comme dans l'état de santé. La céphalalgie est peu intense, les fonctions intellectuelles sont intactes, le sommeil est rare et interrompu. Les lèvres sont sèches, la langue est rouge et peu humectée, la salivation n'est pas considérable. Il y a de la toux, une expectoration assez pénible de crachats muqueux. Quelques légères douleurs se font sentir à la partie antérieure et supérieure de la poitrine. Le pouls est plein, fort et fréquent.

48. Le 28, l'éruption de la rougeole continue à se faire, et celle de la varicelle l'accompagne. Les plaques s'agrandissent, les boutons s'élèvent. Le soir, la fièvre est plus marquée.

49. Le 29, les boutons de la varicelle sont plus nombreux, plus pleins, et commencent à blanchir.

50. Le 30, la gorge est plus douloureuse; la toux est toujours assez fréquente, mais la céphalalgie est modérée; les selles et les urines sont faciles.

51. Le 31, il y a de l'amélioration dans tous les symptômes; les plaques morbilleuses approchent de la dessiccation, les boutons de la varicelle commencent à s'effacer, la céphalalgie persiste.

52. Les trois jours suivans, la desquamation s'achève, tant de la rougeole que de la varicelle; la convalescence est prononcée; mais la céphalalgie subsiste toujours.

53. Les 7, 11 et 13 février, le malade est purgé.

54. Le 16, on lui applique un vésicatoire à la nuque, et la céphalalgie en est diminuée, mais ne disparaît pas entièrement.

55. Le 20, Sucaud demande son *exeat;* il sort de l'hospice parfaitement guéri de la rougeole et de la petite vérole volante; mais il emporte la céphalalgie sus-orbitaire à laquelle il est sujet dans le meilleur état de santé.

DEUXIÈME OBSERVATION.

(Recueillie à l'hospice des Enfans malades.)

Rougeole précédée de tuméfaction de la rate, suite d'une fièvre intermittente.

56. Corchet (Pierre), âgé de quatre ans, était entré à l'hospice des Enfans malades pour un engorgement de la rate qu'il avait depuis long-temps. Cet organe était tellement volumi-

neux, qu'il descendait d'environ trois pouces (8 centimètres) au-dessous du niveau de l'ombilic, et qu'il présentait environ huit pouces (22 centimètres) de largeur. Ce gonflement énorme était venu à la suite d'une fièvre intermittente qui n'avait pas été soignée convenablement.

57. Le 17 septembre 1809, la mère de Corchet trouva moyen, malgré les défenses, de lui apporter des alimens, dont il se gorgea; ce qui lui causa une forte indigestion. A cette époque, il y avait dans la salle quelques malades pris de la rougeole, mais qui étaient fort loin du lit de cet enfant.

58. A la suite de l'indigestion, les signes de l'invasion de la rougeole se manifestèrent. Nous ne suivrons pas en détail la marche de cette maladie; nous nous contenterons d'en noter les phénomènes les plus remarquables.

59. Le 18, on provoqua le vomissement par le moyen de l'ipécacuanha.

60. Le 20, il y eut un assoupissement profond, dont le malade n'était retiré que par le besoin d'apaiser la soif qui le tourmentait. On plaça un vésicatoire au col, on ajouta de l'oxymel à la boisson, on fit usage d'une potion camphrée.

61. Le 22, la rate avait sensiblement diminué de volume, le ventre était plus souple.

62. Le 24, la somnolence est continuelle, le ventre est douloureux.

63. Le 25, on administre un minoratif qui produit des évacuations assez abondantes.

64. Le 26, les taches morbilleuses ont disparu; le mal de gorge subsiste, la rate avait encore beaucoup diminué. On entretient la suppuration du vésicatoire.

65. Le 28, la diminution de la rate est encore plus sensible; la toux et le mal de gorge sont moindres, la fièvre et la chaleur de la peau subsistent.

66. Le 29, la face est bouffie de nouveau; la peau est sèche, le ventre est tuméfié, le malade a beaucoup de morosité. Pendant la nuit, il y a une grande difficulté de respirer et des rêvasseries continuelles; l'agitation est extrême, les membres se refroidissent.

67. Le 30 au matin, Corchet expire.

Ouverture.

68. En percutant l'abdomen, on n'obtenait aucun son dans les régions du foie et de la rate; le thorax était sonore dans toutes ses parties; la face était un peu violette.

69. Le crâne ne fut point ouvert.

70. Les muscles de la poitrine et le diaphragme étaient d'un rouge très-intense. Il y

avait un peu de sérosité épanchée entre les pleures et dans le péricarde; le cœur était décoloré, surtout à sa face antérieure; il était entièrement vide de sang. Les deux poumons étaient sains et crépitans dans leur partie antérieure; mais les portions postérieures étaient gorgées de sang : ils ne présentaient d'ailleurs aucune désorganisation.

71. Dans l'abdomen, l'estomac était sain; les intestins étaient un peu contractés et parsemés d'érythèmes; l'iléon était injecté. La rate, d'une couleur ardoisée, avait un volume quadruple de celui qui lui est naturel; elle était fort dense et très-noire dans son parenchyme, quoique le sang n'y fût pas trop abondant. Le foie avait aussi un volume plus considérable que dans l'état ordinaire; la bile était d'un jaune très-foncé; il se trouva dans la vésicule plusieurs vers trichurides.

De la scarlatine, communément appelée *fièvre scarlatine.*

72. La scarlatine est une maladie éruptive aiguë qui s'annonce par les signes et les symptômes précurseurs que nous avons décrits et que nous ne répéterons pas. Le plus souvent, toute la peau, depuis le visage jusqu'aux pieds, prend une couleur d'un rouge d'écarlate, d'où

la maladie a pris son nom. Quelquefois il n'y a que certaines parties du corps, principalement la poitrine, le ventre et les cuisses, qui soient le siége de l'éruption; alors elle se manifeste par grandes plaques. Cette éruption ne produit pas ordinairement de boutons sensibles à la vue ni au toucher. Si l'on appuie le doigt sur la peau, on y laisse une marque tantôt blanche, tantôt d'un jaune plus ou moins foncé, comme dans l'ictère, avec lequel elle peut se compliquer.

73. La fièvre est ardente, souvent il y a du délire, la soif est considérable, la céphalalgie est intense, le mal de gorge existe; l'agitation est extrême, surtout pendant le sommeil; la démangeaison est insupportable, la peau est légèrement tuméfiée et douloureuse, la constipation a lieu, les urines sont très-rouges et troubles.

74. La durée de cette maladie est à peu près la même que celle de la petite vérole et de la rougeole; elle parcourt ses périodes de la même manière; comme elles, la scarlatine se termine par la desquamation, avec cette différence très-remarquable, qu'elle ne forme point de croûtes comme dans la variole, ni d'écailles furfuracées comme dans la rougeole, mais que l'épiderme s'enlève par feuillets de diverses grandeurs. On en voit de la largeur de la main, et même des deux mains; quelquefois ces feuillets se rou-

lent sur la peau par le frottement du malade sur les draps de son lit. En séchant, ils deviennent diaphanes comme de la corne très-mince; ils sont plians d'abord, et ensuite cassans.

75. La scarlatine est ou bénigne ou maligne, et même gangréneuse; elle est beaucoup plus dangereuse dans l'âge adulte que dans l'enfance; il paraît qu'elle est contagieuse dans certaines circonstances; quelquefois elle règne épidémiquement.

76. Les observations que nous allons rapporter, tant sur la scarlatine simple et bénigne que sur la scarlatine compliquée maligne et gangréneuse, feront encore mieux connaître les symptômes de cette maladie que la description que nous pourrions en faire.

PREMIÈRE OBSERVATION.

Scarlatine simple.

77. Praut (François), âgé de vingt-deux ans, maréchal, d'un tempérament sanguin, d'une stature moyenne, d'une forte constitution, d'un caractère insouciant, sujet dans son enfance à des hémorrhagies nasales très-fréquentes, fut attaqué, le 26 thermidor an x (14 août 1802), d'une scarlatine dont l'invasion fut caractérisée, vers deux heures après midi, et sans cause appréciable, par une céphalalgie suivie d'une chaleur

générale et d'un mal de gorge qui gêna bientôt la déglutition. Praut n'éprouva ni frisson ni nausées ; la bouche était très-amère ; il s'établit une diarrhée. Le lendemain, l'état du malade était le même ; la fièvre se déclara. Le 28, il y eut de l'exacerbation dans les symptômes. Le 29, vers dix heures du matin, il se fit une éruption de plaques rouges, d'abord aux bras, puis à la poitrine, et successivement sur tout le corps.

78. Admis à la Clinique interne le 30, on a remarqué que toute l'habitude du corps était d'un rouge écarlate, et laissait très-peu de places dans lesquelles la peau conservait sa couleur naturelle ; que la déglutition était fort gênée ; que la langue était humide et chargée d'un enduit muqueux et blanc ; que la bouche était amère ; que la gorge était très-sensible au toucher vers les glandes sous-maxillaires, principalement du côté gauche ; que la diarrhée avait toujours lieu ; que les urines étaient claires et assez abondantes ; que la peau était très-chaude, et que le pouls était développé.

79. On fit vomir le malade avec de l'ipécacuanha ; on prescrivit de l'infusion de bourrache avec l'oxymel simple, un gargarisme adoucissant, des lavemens émolliens, des bains de pieds.

80. La scarlatine parcourut toutes ses périodes d'une façon très-bénigne, et céda aux moyens

simples que nous venons d'indiquer. L'épiderme se détachait depuis plusieurs jours et tombait en petites feuilles. Le neuvième jour et le onzième, Praut fut purgé, et il sortit parfaitement guéri le 3 fructidor (31 septembre).

DEUXIÈME OBSERVATION.

Scarlatine simple.

81. Faucou (François-Georges), âgé de trente ans, potier de terre, d'un tempérament sanguin, d'une bonne constitution, d'un caractère doux et tranquille, fut pris le soir du 14 messidor an VIII (3 juillet 1800) de céphalalgie, de soif vive, de douleur dans la gorge et à l'épigastre, de coryza, d'éternuemens fréquens et de fièvre. Le 17 au matin, tout son corps était couvert de plaques de scarlatine. Un chirurgien qui lui donna des soins lui fit deux saignées du bras et lui prescrivit des boissons délayantes.

82. Le 18, Faucou entra à la Clinique interne. La figure commençait à être d'un rouge moins vif qu'elle n'avait été; le reste du corps l'était davantage; la bouche était pâteuse, mais point amère; la langue était chargée d'un enduit muqueux et blanc. Le voile du palais, ses piliers, la luette et les tonsilles étaient tuméfiés, durs et très-rouges; il en découlait une substance salivaire visqueuse et très-abondante; l'isthme du

gosier en était rétréci : cette phlegmasie gênait la respiration et empêchait la déglutition, ce qui faisait refluer les liquides par les narines; les trompes d'Eustache participaient à cette inflammation; il y avait de la douleur dans les oreilles et un peu de surdité. L'appétit était entièrement nul; l'épigastre conservait de la sensibilité au toucher. Toute la surface de la peau était comme marbrée par des plaques d'un rouge vif; la chaleur n'était pas forte; le pouls était fréquent, serré, mais régulier.

83. On fit appliquer dix sangsues à la région épigastrique, et six de chaque côté de la tête sur l'apophyse mastoïde, ce qui produisit une saignée copieuse. Deux heures après, on fit prendre un vomitif, qui procura des vomissemens abondans et quelques selles; on ordonna des boissons délayantes, un gargarisme adoucissant et des pédiluves; le malade se trouva soulagé; mais le soir il y eut un redoublement de fièvre très-marqué, et de l'insomnie pendant la nuit.

84. Les jours suivans, jusqu'au 22 du mois, tous les accidens se calmèrent graduellement; l'inflammation de la bouche et des oreilles alla en diminuant, la desquamation de la scarlatine s'annonça; il n'y avait plus de fièvre, l'estomac n'était plus douloureux, l'appétit se faisait sentir, les forces revenaient. Le 25, la convales-

cence était assurée, et le 26 Faucou sortit de l'Hospice.

TROISIÈME OBSERVATION.

Scarlatine compliquée de miliaire.

85. Dujean (Louis-Antoine), âgé de vingt-quatre ans, joueur d'orgue dans les rues, d'un tempérament bilieux et sanguin, d'une forte constitution, d'un embonpoint assez marqué, d'un caractère jovial, fut pris, le 1er juillet 1810, d'anorexie, de lassitude et d'une céphalalgie violente. Il éprouvait dans les narines un sentiment de titillation; néanmoins il continua toute la journée l'exercice de sa profession. Le 2, les symptômes allèrent en augmentant; le malade éprouva un prurit incommode et beaucoup de chaleur au côté droit du corps, sur lequel portait l'instrument dont il jouait. Le 3, il survint un coryza, de la toux, de la difficulté à avaler; la fièvre se déclara; elle était intense. Le 4, l'éruption scarlatine se manifesta; elle offrait des plaques rouges, isolées, et s'étendait à la figure, au col, aux bras, sur le tronc et sur les membres abdominaux. La région droite et latérale du tronc, celle où avait existé le prurit, était plus affectée que le reste du corps. Sur les plaques rouges et unies il s'éleva en cet endroit de petits boutons miliaires. Cette éruption, ajoutée à la

scarlatine, était confluente au milieu, et discrète à la circonférence.

86. Le 5, Dujean entra à la Clinique interne, où il présenta les signes et les symptômes suivans : coucher facile en tous sens, face *vultueuse*, conjonctives enflammées, yeux larmoyans, langue sèche, rouge vers sa pointe, d'un blanc grisâtre à sa base; peau chaude et sèche; pouls plein, dur et fréquent; légère inflammation du pharynx; toux par intervalles, expectoration muqueuse peu abondante; anorexie, soif ardente, constipation, et cependant abdomen souple et nullement douloureux; plaques de scarlatine sur toute la surface du corps, et les petites pustules miliaires du côté droit du tronc déjà remplies d'une humeur blanchâtre et puriforme.

87. La sécheresse de la langue empêcha d'avoir recours au vomitif; on pratiqua une saignée du bras; on donna pour boisson l'infusion de bourrache avec l'oxymel simple, le petit-lait édulcoré; on prescrivit un gargarisme adoucissant, des bains de pieds, et des lavemens émolliens.

88. Le 6, la fièvre était plus forte; mais la rougeur de la peau commençait à s'affaiblir, les vésicules miliaires laissaient échapper une humeur blanchâtre d'une odeur nauséabonde qui tachait la chemise du malade. Le 7, la fièvre est

tombée; tous les autres accidens ont perdu de leur intensité. Le 8, la desquamation commence; les plaques de scarlatine s'enlèvent par feuillets, l'éruption miliaire tombe en écailles furfuracées. Jusqu'au 12, le malade marche à grands pas vers la convalescence, et le 16 il sort de l'Hospice en parfaite santé.

QUATRIÈME OBSERVATION.

Scarlatine compliquée d'une éruption pétéchiale, etc.

89. Lettrouvé (Charles), âgé de vingt-un ans, garçon marchand de vin, entra à la Clinique interne le 26 février 1808 au matin. On apprit de lui et de ceux qui l'accompagnaient qu'il était tombé malade le 20 précédent, et qu'il avait éprouvé la plupart des symptômes précurseurs d'une maladie éruptive aiguë.

90. Le malade était d'une faiblesse et d'un abattement extrêmes. La figure, très-boursoufflée, était si colorée, si fortement injectée, qu'elle en paraissait noire; les yeux laissaient couler en abondance des larmes involontaires dont les joues étaient inondées. Dans la fosse temporale gauche, il paraissait une sorte d'ecchymose ou de sang extravasé.

91. La langue était d'un rouge vif, lisse, et mouillée par une salive diffluente; les lèvres étaient bordées de petites phlyctènes blanchâ-

tres; il coulait par le nez une grande quantité de mucosités, etc.

92. La peau du reste du corps était partout d'un rouge foncé. Lorsqu'on appuyait dessus avec le bout du doigt, on y laissait des marques très-jaunes. La poitrine et l'abdomen étaient, en outre, couverts de pétéchies; toute l'habitude du corps avait une chaleur sèche et mordicante.

93. Le malade ressentait des élancemens dans les lombes; les urines étaient rares, cuisantes, boueuses; les selles contenaient beaucoup de sang. Le pouls était fort, précipité, vif, et concentré; la respiration était très-pénible, la toux très-fatigante, et suivie plutôt de salivation que d'expectoration; la soif était inextinguible.

94. Vers cinq heures après midi, la respiration devint stertoreuse; on entendait cette espèce de *gargouillement* qui annonce que les mucosités amassées dans les bronches, la trachée et le larynx, ne peuvent en être expulsées par la toux.

95. A six heures, le malade, qui avait conservé toute sa connaissance, se retourna sur le côté gauche. Il rendit alors par la bouche, et sans le moindre effort, une quantité considérable de liquide aqueux très-fétide, et il expira. Aussitot après la mort, la peau est devenue blanche.

Ouverture.

96. Le sujet était d'une forte stature. La peau de tout le corps était blanche et parsemée des restes de pétéchies formant des taches livides et gangrénées. L'épiderme se détachait par plaques plus ou moins grandes. Les tégumens de la tête et du col étaient gorgés de sang.

97. Dans le crâne, sur la dure-mère (méninge), à la partie latérale gauche, dans la fosse temporale interne, répondant à la fosse temporale externe, où l'on avait remarqué une ecchymose, il y avait un épanchement assez considérable de sang presque coagulé. Les vaisseaux des méninges étaient remplis de sang. Le cerveau était dans l'état sain; il y avait à la base du crâne à peu près une once (30 grammes) de sérosité limpide.

98. On trouva environ deux livres (1 kilogramme) de sérosité sanguinolente dans chacune des cavités de la poitrine. Le péricarde contenait environ six onces (184 grammes) de sérosité limpide. Le cœur et les poumons étaient sains.

99. Dans l'abdomen, les intestins avaient une teinte un peu rouge; les glandes du mésentère étaient rouges et engorgées; quelques-unes avaient le volume d'une grosse amande; une

d'elles était recouverte par une portion du péritoine épaissie et de couleur noire; les autres viscères étaient dans l'état sain.

De la miliaire.

100. Cette maladie prend son nom des boutons qui la caractérisent et qui ont la forme et la grosseur de grains de millet. Ordinairement l'éruption n'est point générale comme dans la petite vérole, la rougeole, etc. (au moins je ne l'ai pas vue); je l'ai toujours observée sur la poitrine et sur le ventre, rarement au haut des cuisses, sur le dos et sur les lombes, jamais sur le visage. Tantôt les boutons sont rouges et ressemblent à de petits grains de grenat assez brillans, c'est dans la miliaire rouge; tantôt les boutons sont d'un blanc plus ou moins opaque, et ont l'air de perles extrêmement fines, c'est dans la miliaire blanche. Cette maladie est ordinairement bénigne et peu dangereuse.

101. La miliaire est quelquefois essentielle; le plus souvent elle est symptomatique. Lorsqu'elle est essentielle, elle s'annonce par les signes précurseurs des maladies éruptives aiguës; elle parcourt les mêmes périodes, elle présente les mêmes symptômes : angine, coryza, nausées, larmoiement, fièvre, etc. Elle se termine de la même manière par la dessiccation et la desqua-

mation de l'épiderme, qui tombe en petites écailles furfuracées.

102. Lorsqu'elle est symptomatique, elle peut opérer la crise de la maladie à laquelle elle est jointe ou à laquelle elle succède.

103. Il arrive assez souvent qu'il y a plusieurs éruptions successives de la miliaire, ou que, lorsque la dessiccation est déjà complète sur la poitrine, l'éruption se fait sur le ventre, et *vice versâ*, et dans ces cas la miliaire parcourt également ses diverses périodes.

104. Les observations que j'ai recueillies sur la miliaire essentielle sont si peu intéressantes, que je ne crois pas devoir les rapporter. Quant à la miliaire symptomatique, elle doit faire partie de l'histoire des maladies qu'elle accompagne. Ce que je viens de vous indiquer doit suffire pour vous guider dans le diagnostic.

De l'érysipèle.

105. L'érysipèle est une maladie dont les signes précurseurs et les symptômes communs sont ceux de toutes les affections éruptives aiguës. Nous ne ferons point ici le tableau ni des uns ni des autres, pour éviter des répétitions inutiles. Les remarques que nous allons faire, les extraits d'observations et les observations entières que nous allons rapporter suffiront pour vous faire

bien reconnaître cette maladie et en établir le diagnostic.

Remarques.

106. L'érysipèle est une inflammation plus ou moins vive, plus ou moins profonde, qui ne se borne pas à attaquer principalement et presque uniquement l'épiderme et la surface de la peau, mais qui porte son action sur le tissu cutané lui-même, et peut, si elle est violente, désorganiser ce tissu jusqu'à un certain point.

107. Je n'ai jamais rencontré d'érysipèle qui envahît toutes les parties du corps à la fois, comme le font la variole et la rougeole; il se manifeste seulement sur certaines parties : le plus souvent c'est à la tête, et alors il est plus dangereux. Il est bon même d'observer qu'il affecte rarement toute la tête en même temps, mais qu'il parcourt successivement toutes ses parties depuis une seule joue, un seul œil, où il s'établit d'abord, jusqu'à l'autre joue, jusqu'à l'autre œil, jusqu'au front, jusqu'aux tégumens de la tête, jusqu'au menton. Quelquefois il s'étend jusqu'au col et au haut de la poitrine.

108. L'érysipèle à la tête, et particulièrement à la face, lorsqu'il porte son action sur l'encéphale; lorsqu'il est d'abord très-inflammatoire et qu'ensuite il prend le caractère putride; lors-

que la fièvre est violente et accompagnée de délire; l'érysipèle, dis-je, est une maladie fort grave, et devient souvent mortelle.

109. Il peut aussi finir par causer la mort lorsque, placé sur la poitrine, sur l'abdomen, ou seulement sur quelques membres, il est très-étendu et prend un caractère putride.

110. Je n'ai point reconnu que cette maladie fût contagieuse ni décidément épidémique.

111. Les causes sont toutes celles des inflammations, particulièrement celles des inflammations de la peau, un refroidissement subit, une très-vive insolation, un coup de vent froid, une lotion froide, etc.

112. Il y a des personnes qui sont très-souvent prises d'érysipèle; il y en a chez lesquelles il est presque périodique, ou au moins chez lesquelles il a de fréquentes récidives.

113. Il y a des érysipèles qui sont pour ainsi dire ambulans; c'est-à-dire qui passent rapidement d'une partie du corps à une autre.

114. A quelque partie que l'érysipèle ait son siége, il est le plus souvent bénin et n'a aucune suite fâcheuse. Sa durée, lorsqu'il est simple, n'est que de neuf à douze jours. Au bout de ce temps, l'épiderme tombe en écailles furfuracées, et le malade est guéri; mais quelquefois il s'y joint, comme nous venons de le dire, des

symptômes de putridité; il produit des phlyctènes gangréneuses, des escharres, et alors sa durée est prolongée pour ainsi dire indéfiniment. Nous en rapporterons des exemples. Il peut se terminer par la gangrène; il peut donner naissance à un anthrax; il peut produire une métastase soit sur l'encéphale, soit sur toute autre partie; il peut amener un dépôt dans une ou dans les deux parotides, et alors il manifeste une malignité qui peut le rendre mortel.

EXTRAITS D'OBSERVATIONS.

Premier extrait. — Érysipèle devenu gangréneux.

115. Madame *** fut prise d'un érysipèle très-inflammatoire, qui s'étendait sur les deux jambes et les deux coudes-pieds. Elle se refusa à l'application des sangsues et au régime antiphlogistique que je lui prescrivais. Elle employa pour tout médicament des compresses trempées dans l'infusion de fleurs de sureau et de guimauve. La gangrène s'établit sur les deux coudes-pieds : j'appelai en consultation M. Sabatier. Malgré tous les remèdes, tant internes qu'externes, dont la malade se soumit à faire usage, la gangrène fit des progrès. Il y eut une énorme déperdition de substance; mais la mortification n'alla point jusqu'à attaquer les tendons et les aponévroses qui étaient à découvert. Enfin la

gangrène se borna, les chairs revinrent, la cicatrice s'opéra; et la malade, trop cruellement punie de ses préjugés, en fut quitte pour avoir les deux pieds un peu déformés.

Deuxième extrait. — Érysipèle terminé par un anthrax gangréneux.

116. Madame la princesse de R..... fut prise d'un érysipèle extrêmement inflammatoire et boutonneux, situé sur tout le côté droit de la poitrine, antérieurement, latéralement, postérieurement. Il s'étendit bientôt jusqu'au col, au bras droit, à l'hypochondre, à la région iliaque, et à la cuisse du même côté. La malade éprouva tous les accidens fâcheux qui accompagnent la fièvre putride du plus mauvais caractère. Je lui donnai des soins avec M. le professeur Boyer. Nous opposâmes d'abord tout le régime antiphlogistique, et ensuite nous eûmes recours aux antiseptiques les plus énergiques, le tout inutilement. Le foyer premier et principal de l'érysipèle forma un anthrax d'une étendue énorme, la gangrène fit promptement des progrès affreux; elle frappa la poitrine, et s'étendit sur l'hypochondre, sur les régions rénale et iliaque, et jusqu'à la cuisse. L'odeur qui s'en exhalait était infecte, des portions de peau et de chair en putrilage se détachaient à chaque pansement. La

malade périt, déjà en putréfaction de presque toute la moitié du corps.

Troisième extrait. — Érysipèle suivi d'un anthrax gangréneux.

117. M. De S...., d'une taille moyenne, d'une obésité très-considérable, s'était promené dans un jardin par un jour d'été au moment de la plus grande chaleur; il était en chemise toute décoletée et rabattue par derrière. Il fut frappé d'un coup de soleil, à la suite duquel il vint un érysipèle qui s'étendait à la nuque et aux deux épaules, qui étaient très-chargées de graisse. Il souffrait si peu, qu'il y fit à peine attention. Au bout d'environ neuf ou dix jours, il me pria de voir ce qu'il appelait *un clou*, placé entre les deux épaules, et qu'il croyait si peu de chose, qu'il me dit plaisamment que ce n'était qu'une *broquette*. J'examinai ce prétendu *clou*, et je trouvai un anthrax déjà tout gangréné qui pouvait avoir huit pouces (22 centimètres) de haut en bas, et six pouces (16 centimètres) de droite à gauche : on sentait dans ce dépôt une fluctuation très-manifeste. Reconnaissant la nécessité de donner promptement issue à cette collection de matière, je proposai d'en faire l'ouverture. C'était au temps de ma proscription : j'étais à la campagne, je n'avais pas de bistouri, je me servis d'un rasoir; je fis une incision en T de

toute l'étendue du dépôt. Il en sortit plus de deux livres d'une espèce de putrilage, de sanie, de pus et de sang décomposé, dont l'odeur était infecte. L'opération avait été si peu douloureuse, à cause de la grande mortification de la peau et de la graisse, que le malade ne sentit point l'instrument, et que, croyant que je ne faisais que tâtonner, il me disait, tandis que la matière coulait jusqu'à terre : *Agissez hardiment, j'ai du courage et de la résignation.*

118. J'employai dans le commencement des pansemens, après avoir levé le premier appareil, du quinquina en poudre que l'on fit promptement venir de Paris; j'en remplissais la plaie, pour absorber l'humidité sanieuse, et je la couvrais d'un emplâtre de styrax. J'y joignais le traitement intérieur convenable.

119. M. de S.... ne souffrit pas plus pendant ce traitement qu'il n'avait souffert pendant la formation de l'anthrax; à peine eut-il quelques mouvemens fébriles. Est-ce que l'on pourrait comparer son état de grande obésité à ce qui arrive aux porcs ladres, dans le lard desquels les rats font des trous sans que l'animal s'en aperçoive? Est-ce que la graisse excessive détruit la sensibilité? Je viens de rapporter un fait, je laisse aux physiologistes à en expliquer la raison. M. de S.... guérit parfaitement.

Quatrième extrait. — Érysipèle suivi de métastase.

120. Dans le temps que j'étais médecin de la paroisse de Sainte-Marguerite, au faubourg Saint-Antoine, pour le service des indigens, je donnai des soins à un ouvrier qui eut un érysipèle pustuleux qui embrassa successivement tout le visage, tous les tégumens de la tête et le col. Le malade avait éprouvé les accidens les plus fâcheux, une céphalalgie atroce, une fièvre très-ardente avec délire furieux, une véritable aliénation mentale.

121. En allant faire ma visite accoutumée, la sœur de charité, qui suivait avec moi le traitement de ce malade, m'apprit que la veille la parotide droite s'était tuméfiée considérablement, et qu'en même temps les symptômes les plus alarmans s'étaient calmés. Je me hâtai de courir chez le malade. Le gonflement de la parotide avait disparu; mais une douleur excessive avec des élancemens considérables se faisait sentir sur le deltoïde du bras droit. Rien ne proéminait encore. On appliqua des cataplasmes sur le lieu douloureux. Je retournai le lendemain. Il s'était formé peu après ma visite une tumeur, m'a-t-on dit, grosse comme le poing. A mon arrivée, cette tumeur avait disparu, comme avait fait la parotide; elle était venue, toujours an-

noncée par la douleur et les élancemens, se former sur la partie inférieure externe du bras, immédiatement au-dessus du coude; elle était, de même que la première, de la grosseur du poing. La fluctuation était très-manifeste. Quoique la peau fût encore intacte, je ne balançai point; je me servis d'un bistouri que la sœur me prêta; je le plongeai dans la tumeur, et je fis évacuer plus de huit onces (1/4 de kilogramme) de pus bien consistant et très-blanc, mêlé d'une assez grande quantité de sang. Après cette opération, le malade alla de mieux en mieux jusqu'à parfaite guérison.

122. Je n'ai point d'exemple de métastase faite sur l'encéphale guérie par les secours de l'art. Il faut, je pense, que dans ces cas la nature elle-même en détourne la matière pour former des dépôts analogues à celui dont je viens de rapporter l'observation; encore faut-il se hâter d'en faire l'ouverture, dans la crainte qu'elle aille se déposer sur quelques organes importans.

PREMIÈRE OBSERVATION.

Érysipèle à la tête.

123. Champagne (..............), âgé de quarante-cinq ans, autrefois garçon boucher, aujourd'hui infirmier à la Clinique, de la taille de

cinq pieds sept pouces (1 mètre 814 millimètres), d'une très-forte constitution, d'un tempérament bilioso-sanguin, est fort adonné au vin. Son caractère est, en général, doux et docile; mais, quand il est ivre, il est tantôt d'une gaîté folle, tantôt querelleur; il est très-laborieux; son système musculaire est très-prononcé, et sa force répond à ses formes athlétiques.

124. Le 6 nivose an XIV (27 décembre 1805), Champagne commença à avoir la figure bouffie et de la céphalalgie; il perdit l'appétit et les forces.

125. Le 1er janvier 1806, la fièvre s'était déclarée; le malade prit un lit dans une des salles de l'Hospice. Il offrit alors l'état suivant: tuméfaction très-inflammatoire, qui s'étendait sur tout le côté droit du visage; l'œil de ce côté était entièrement fermé. La peau était sèche et brûlante, la fièvre intense, la céphalalgie très-violente, l'accablement extrême, la soif très-grande, la langue rouge, l'anorexie complète; le délire commençait à se manifester.

126. On appliqua des sangsues sur le trajet des jugulaires, on donna pour boissons le petit-lait édulcoré et l'infusion de bourrache et de sureau miellée, on fit des pédiluves sinapisés.

127. Le 2, la peau était plus fraîche; le pouls toujours fréquent et dur, le délire continuait,

la tuméfaction s'étendait du côté gauche ; mais elle avait diminué du côté droit, dont l'œil était un peu ouvert. On réitéra l'application des sangsues ; on continua le petit-lait et les pédiluves ; on y joignit la limonade ; on fit des fomentations avec l'infusion de fleurs de sureau.

128. Le 3, toute la face est plus tuméfiée et plus enflammée ; le délire est plus violent, la fièvre plus forte ; il y a des selles et des urines involontaires ; le ventre est souple ; il se manifeste un tremblement convulsif à l'avant-bras droit. Le matin, on fait une large saignée au bras, et le soir une au pied ; d'ailleurs on continue les mêmes moyens.

129. Le 4, le pouls est tranquille ; il n'y a plus de délire, la chaleur de la peau est tombée, il y a de la moiteur, l'enflure est diminuée ; la langue est humide et blanchâtre. Le malade a quelques heures de sommeil ; il n'a point de selles, mais les urines sont abondantes.

130. Le 5, le pouls et la peau sont dans l'état naturel ; la tuméfaction du visage est à peine sensible, l'appétit se fait sentir ; on permet un peu de nourriture.

131. Le 6, la desquamation commence ; il y a une selle.

132. Le 9 et le 10, le malade est purgé, et le 13 janvier, il reprend ses travaux.

DEUXIÈME OBSERVATION.

Érysipèle à la tête, compliqué de fièvre putride et suivi de dépôts purulens.

133. Petschler (Charles-Chrétien), âgé de vingt-cinq ans, bijoutier, est entré à l'Hospice clinique le 17 octobre 1807. Il ne put donner aucun renseignement sur sa maladie. On apprit par la suite qu'elle datait de neuf jours, et qu'elle avait été annoncée par les symptômes précurseurs d'une maladie éruptive aiguë, auxquels s'étaient joints ceux qui caractérisent une fièvre putride; mais sans rien apprendre de la médication qu'on y avait opposée.

134. La partie supérieure de la face présentait un érysipèle qui affectait principalement les paupières, qui étaient fermées, énormement tuméfiées, et enflammées. La langue était noire, sèche et rude; à peine le malade pouvait-il la sortir de sa bouche. Il y avait de l'adynamie et un délire sourd; on ne pouvait entendre les paroles décousues qu'il proférait; l'haleine était fétide; la toux, assez fréquente, amenait des crachats abondans; la céphalalgie et le mal de gorge paraissaient très-intenses; le pouls était petit, concentré et lent; le ventre était souple; toute l'habitude du corps, excepté la tête, était couverte de sueur.

135. On prescrivit l'application de sangsues aux jugulaires, que l'on réitera le lendemain; des bains de pieds sinapisés, des vésicatoires aux jambes. A l'intérieur, on donna pour boisson le petit-lait avec les tamarins, la décoction de quinquina acidulée; on y joignit les bols de camphre et de nitre.

136. Du 17 au 23, les vésicatoires avaient parfaitement opéré; les plaies en étaient vermeilles. Le délire avait cessé, le pouls était plus développé, la langue était devenue humide et couverte d'un enduit blanchâtre; mais les sueurs abondantes continuaient, le visage était toujours très-rouge; il y avait encore de l'insomnie; les paupières étaient plus enflammées, surtout la paupière inférieure droite; le malade y éprouvait une sensation de brûlure, la toux était aussi fatigante, la déglutition était encore un peu gênée, quoique les tonsilles ne parussent point tuméfiées.

137. Du 23 octobre au 2 novembre, la plupart des symptômes sont améliorés d'une manière sensible; les sueurs sont moins copieuses; le pouls est presque dans l'état naturel; il y a eu des selles, et les urines sont éclaircies; mais l'érysipèle avait gagné les tégumens du crâne jusqu'à la région occipitale; la tuméfaction de la paupière inférieure droite s'était accrue, et

avait formé un abcès, qui, étant ouvert le 24, rendit plus d'une demi-once (15 grammes) de pus. Il s'était fait une nouvelle collection purulente à la région occipitale; la fluctuation était manifeste; on fit l'ouverture de ce second abcès le 3 novembre, et l'on en retira environ trois onces (92 grammes) de pus aussi louable que celui du premier dépôt.

138. De ce moment, tous les symptômes, tant de l'érysipèle que de la fièvre putride, disparurent progressivement; la convalescence marcha rapidement, et Petschler sortit de l'hôpital le 15 novembre 1807.

TROISIÈME OBSERVATION.

Érysipèle à la face, avec fièvre putride et lésion organique du cœur, etc.

139. Guichin (Jean), âgé de soixante-trois ans, cocher, est d'un tempérament bilieux, d'une forte constitution. Cet homme avait eu à trente ans une affection aiguë de la poitrine, que l'on peut présumer avoir été une pleuro-péripneumonie. Depuis ce temps, il était sujet aux catarrhes; il avait éprouvé de violens chagrins, qui le tourmentaient encore et avaient rendu son caractère triste.

140. Il y a environ quinze jours que, sans cause connue, il perdit l'appétit, fut pris de cé-

phalalgie sus-orbitaire et d'envies de vomir. Bientôt après, il éprouva une douleur vive à la gorge et une grande difficulté dans la déglutition; néanmoins il résista au mal pendant quelques jours: mais, étant tombé du siége de sa voiture, il fut forcé de garder la chambre. Le lendemain de la chute, la face se tuméfia et devint douloureuse; en même temps il se déclara une diarrhée qui obligeait le malade à aller à la selle jusqu'à quarante fois en vingt-quatre heures.

141. Il y a huit jours que Guichin s'est alité; il n'a pris pour tout médicament que de l'eau vineuse; il dit avoir eu une fièvre continue avec des redoublemens tous les soirs et des sueurs abondantes pendant la nuit.

142. Admis à la Clinique interne le 9 vendémiaire an XII (2 octobre 1803), il a présenté l'état suivant: la région frontale est douloureuse, les yeux sont larmoyans, le nez, les parties postérieures des joues, les pavillons des oreilles, sont tuméfiés, rouges et douloureux; la peau qui les recouvre offre çà et là quelques écailles furfuracées; la langue est brune, sèche et sillonnée transversalement; la bouche est sèche, il y a des nausées fréquentes; la douleur de la gorge est moindre qu'elle n'a été, la respiration est assez facile, le ventre est souple, mais il y a des tranchées, et la diarrhée subsiste, quoiqu'elle

soit moins forte que par le passé; le pouls est dur, concentré, extrêmement fréquent; il y a de l'incohérence dans les idées.

143. Du jour de l'entrée, 9 vendémiaire an XIII (6 octobre), tous les symptômes s'aggravent; la fièvre prend le caractère de la fièvre dite *putride;* l'érysipèle fait des progrès effrayans; la figure est horrible à voir. Il s'élève des phlyctènes sur la peau qui est le siége de l'érysipèle, et bientôt ces phlyctènes sont frappées de gangrène; le délire devint furieux; on est obligé d'attacher le malade; la somnolence et le coma succèdent au délire; la soif est ardente, les déjections alvines sont d'une fétidité extrême; elles sont involontaires, ainsi que l'émission de l'urine.

144. Le 17, la parotide droite se tuméfie, et donne quelque espérance d'une crise favorable; mais le 18 elle s'affaisse, et les accidens manifestés vers le cerveau augmentent d'intensité; enfin le 19, à deux heures du matin, Guichin expire sans râle, sans convulsion, mais laissant écouler par la bouche et par les narines un liquide noirâtre.

Ouverture.

145. La figure avait conservé son aspect hideux, la peau du front et des joues s'enlevait par plaques gangréneuses. La poitrine, percutée, résonnait bien partout, excepté vers le milieu

du côté droit; l'abdomen était météorisé et sonore par la percussion.

146. Dans la tête, on trouva environ trois onces (92 grammes) de sérosité, tant entre les méninges que dans les ventricules du cerveau et à la base du crâne. La glande pituitaire avait une consistance cartilagineuse; le reste de l'encéphale n'offrait aucune lésion. Les glandes parotides incisées n'ont présenté aucune désorganisation.

147. Les muscles de la poitrine étaient poisseux et d'un rouge foncé. Les poumons avaient contracté avec les pleures beaucoup d'adhérences, qui paraissaient anciennes; celles du poumon droit étaient plus nombreuses et plus solides. Le lobe moyen de ce poumon était rougeâtre, non crépitant, et de la consistance du foie; il adhérait au médiastin qui avoisine le cœur. Par des incisions, on en faisait jaillir une substance grisâtre et puriforme. Les bronches et la trachée n'avaient aucun signe de phlogose. Le péricarde adhérait au cœur dans toute son étendue; on ne pouvait l'en détacher sans le déchirer. Le cœur, peu volumineux, ne contenait dans ses cavités droites qu'un peu de sang noir; les cavités gauches étaient plus dilatées; on remarquait à l'une des valvules mitrales (bicuspides) une ossification qui paraissait presque détachée de

cette valvule ; les valvules aortiques étaient parsemées de points ossifiés et cartilagineux ; l'aorte n'était point altérée.

148. Dans l'abdomen, les intestins étaient distendus par des gaz; mais d'ailleurs très-sains. L'estomac, peu développé, contenait une petite quantité de fluide analogue à celui qui s'était écoulé par la bouche au moment de la mort. Le foie, volumineux, avait des adhérences contre-nature avec le diaphragme. Son lobe gauche offrait à sa face convexe une substance lardacée, de l'étendue d'environ deux pouces (54 millimètres), et qui pénétrait dans le viscère à la profondeur d'environ trois lignes (7 millimètres). La vésicule biliaire contenait une petite quantité d'un liquide clair et jaunâtre, dans lequel nageaient des concrétions polyèdres de la grosseur de graines d'ognon et d'une couleur d'un vert noirâtre; les canaux cystique et cholédoque en étaient remplis. La rate, triple de son volume ordinaire, était si mollasse, qu'elle se réduisait en bouillie rougeâtre à la moindre pression. Les reins, plus rouges que dans l'état naturel, étaient formés de plusieurs lobes, comme chez le fœtus; leur substance corticale se déchirait très-facilement; cependant leurs calices, leurs bassinets, ainsi que les uretères, étaient sains.

Réflexions.

149. Les désorganisations qui existaient dans le corps de Guichin n'ont point été dues à la maladie qui la fait périr; mais il aurait été à désirer que l'on eût eu des renseignemens plus étendus sur les diverses affections que cet homme avait essuyées depuis plusieurs années, et dont on a acquis la preuve par l'ouverture que nous venons de présenter, affections qui toutes pouvaient devenir une cause de mort.

150. L'état d'une portion du poumon déjà hépatisée et contenant un foyer de substance puriforme le menaçait d'une suppuration de ce viscère.

151. Les adhérences du cœur au péricarde et les points d'ossification trouvés aux valvules auraient fini par causer une lésion funeste des organes de la circulation.

152. La rate, augmentée de volume et réduite en putrilage; le foie, déjà désorganisé, et les grains trouvés dans la vésicule et dans les canaux excréteurs de la bile, auraient, nécessairement avec le temps, produit l'ascite, qui, lorsqu'elle est secondaire à la destruction de quelques organes, est incurable et mortelle.

153. Ainsi donc, ce qui seul est le résultat de l'érysipèle et de la fièvre putride dont il a été

accompagné, ce sont les plaques gangréneuses qui s'enlevaient de dessus la peau, ce sont les gaz contenus dans les intestins, le caractère poisseux des muscles de la poitrine, la substance contenue dans l'estomac, et celle que le malade a rendue en si grande quantité au moment de la mort, et surtout la sérosité trouvée dans le crâne.

QUATRIÈME OBSERVATION.

Érysipèle à la face, compliqué de fièvre putride et d'affection du poumon.

154. Pelletier (Jean-Claude) âgé de cinquante-deux ans, employé aux fermes, est d'un tempérament sanguin, d'une constitution moyenne, d'un caractère assez tranquille.

155. Il y a sept jours, qu'après s'être beaucoup échauffé à marcher dans Paris, il rentra fort fatigué et tout en sueur. Il se refroidit très-subitement; bientôt après il éprouva un frisson violent, de la céphalalgie, du mal à la gorge, de la douleur à la région épigastrique et dans la région lombaire. Il se mit au lit; mais, pendant la nuit, il ne put dormir, et le lendemain il s'aperçut que sa figure était gonflée, rouge et douloureuse; cependant il se leva, et sortit.

156. La nuit suivante fut très-orageuse; le malade éprouva de l'insomnie; il eut quelques

instans de délire; la figure enfla, et devint de plus en plus douloureuse.

157. Les jours suivans, les différentes parties de la face et du reste de la tête se tuméfièrent successivement; la phlegmasie gagna le col et les parotides; la céphalalgie augmenta; l'insomnie fut complète, le délire avait toujours lieu par instans.

158. Le sixième jour depuis l'invasion de l'érysipèle, Pelletier entra à l'Hospice clinique; c'était l'après-midi du 27 brumaire an XI (18 novembre 1802). Pendant toute la nuit suivante, il ne dormit point, et ne cessa de parcourir les salles, étant presque continuellement en délire.

159. Le 28, soumis à l'observation, on reconnaît l'habitude générale du corps en assez bon état; la céphalalgie est instantanée; la face est rouge, tuméfiée, parsemée de petites écailles furfuracées; les paupières supérieures sont gonflées, les yeux sont à demi-fermés, la bouche s'ouvre difficilement; la langue est sèche, encroûtée, un peu fuligineuse et tremblotante; la soif est intense, il y a de la toux, qui est peu fréquente et sans expectoration; la gorge est très-douloureuse, la déglutition est difficile, la respiration est courte, gênée, un peu stertoreuse; la poitrine et l'abdomen explorés ne présentent aucun état morbide; cependant la

constipation a lieu depuis quatre jours; les urines sont faciles et abondantes, la peau est sèche, la chaleur est mordicante; le pouls est petit, mou, et cependant fréquent et régulier; il y a des soubresauts dans les tendons. Le reste de la journée, le malade est assoupi, *prostré*, couché en supination; il ne cesse presque pas d'avoir des rêvasseries.

160. On fit pratiquer une large saignée du pied; on prescrivit les boissons acidulées, une potion camphrée avec l'extrait sec de quinquina, un gargarisme, des fomentations animées, un large vésicatoire entre les épaules, et des sinapismes aux gras des jambes.

161. Le 29, les sinapismes n'avaient point rougi la peau; le vésicatoire n'avait produit que quelques petites cloches; et lorsqu'on enleva l'épiderme, la peau était très-pâle; les boissons et la potion n'étaient avalées qu'avec la plus grande répugnance; des plaques sphacélées commençaient à se remarquer sur le siége de l'érysipèle. Tous les symptômes avaient acquis de l'intensité; on porta le prognostic le plus fâcheux. Cet état ne fit qu'empirer le 30.

162. Le 1er frimaire, le pouls était concentré, toujours très-petit, mais fréquent et un peu dur. Il n'y a point eu de selles, la peau est brûlante, les yeux sont éteints, la figure se brunit, la res-

piration est fréquente et très-pénible, le délire continue; il y a de la carphologie.

163. Les 2 et 3, les symptômes sont au plus haut point d'intensité, la déglutition ne peut plus s'opérer; le peu de liquide que le malade prend et qui tombe par son propre poids est aussitôt rejeté par le vomissement; la gangrène a fait des progrès.

164. Le 4, à six heures du matin, Pelletier expire.

Ouverture.

165. Le visage est injecté et boursoufflé, l'épiderme s'enlève par plaques; toute la face est horrible à voir.

166. La place du vésicatoire est entièrement gangrénée.

167. A la section des tégumens de la tête, il s'écoule une grande quantité de sang. Dans le crâne, on trouva un épanchement de sang mêlé de pus entre les méninges; on pouvait l'évaluer à trois onces (92 grammes), et dans les ventricules un épanchement séreux à peu près aussi de trois onces.

168. En ouvrant la poitrine, les muscles étaient d'un rouge-brun, et très-poisseux. Le poumon droit était gorgé de sang; son lobe supérieur était hépatisé.

169. Dans l'abdomen, l'intestin grêle était

sphacélé par places, l'estomac et tout le tube intestinal étaient remplis de gaz; les autres viscères étaient sains.

Réflexions.

170. Ce malade, pendant les sept jours qu'il passa à l'Hospice, n'avait donné aucun signe de phlegmasie de la poitrine. Il ne fut pas possible de soupçonner l'état dans lequel on a trouvé le poumon droit; et cependant il paraît certain que Pelletier avait été frappé en même temps de péripneumonie et d'érysipèle; son refroidissement subit étant en sueur a été la cause de l'une et de l'autre affection. Peut-être que, si, dans le commencement de la maladie, on eût insisté sur les saignées générales et sur l'application répétée des sangsues, on aurait été assez heureux pour arrêter les progrès de l'érysipèle et prévenir l'hépatisation du poumon; mais Pelletier n'avait réclamé les conseils d'aucun médecin, et quand il s'est rendu à l'Hospice il n'était plus temps d'employer le régime antiphlogistique dans toute sa rigueur; les signes putrides étaient trop manifestes, voilà pourquoi on s'est contenté de faire une seule saignée, et pourquoi l'on a passé tout de suite aux antiseptiques et aux dérivatifs, qui se sont trouvés eux-mêmes impuissans.

CINQUIÈME OBSERVATION.

Érysipèle gangréneux aux membres abdominaux, etc.

171. Cochet (François-Antoine), âgé de cinquante-huit ans, commissionnaire, d'un tempérament bilieux et sanguin, d'une constitution robuste, d'un caractère vif, entra à l'Hospice clinique le 13 octobre 1815.

172. On apprit que neuf jours auparavant (4 du mois) cet homme, après s'être fatigué à travailler, et étant tout en sueur, but une bouteille de bière très-fraîche. Il fut pris, peu de temps après, de frisson, de nausées, de mal de gorge, de douleur sourde à l'épigastre et aux lombes, de cuisson dans les yeux, et de céphalalgie. Le soir même, il lui poussa quelques petits boutons sur le pied gauche; il les attribuait à un coup reçu sur cette partie.

173. Ce commencement d'éruption resta stationnaire pendant trois jours. Alors le malade, sans consulter personne, prit un émétique, qui lui procura des vomissemens abondans et des selles copieuses. Au lieu d'éprouver du soulagement, le soir même il vit l'éruption s'étendre à toute la jambe et à la partie interne de la cuisse du côté gauche. Cochet y appliqua des cataplasmes, et remarqua que la rougeur et le gonflement étaient augmentés. Alors il eut recours

aux compresses trempées dans une infusion de fleurs de sureau. Voyant son état empirer, ce malade entra à l'Hospice clinique le 13 octobre, onzième jour à dater de l'apparition des boutons sur le pied.

174. Tout le membre abdominal gauche était couvert d'une éruption érysipélateuse parsemée de boutons, dont quelques-uns formaient déjà de véritables phlyctènes très-étendues sur la partie postérieure de la jambe, qui était fort douloureuse, et de couleur violacée; le reste de la peau de tout le membre était d'un rouge très-intense. Les traits de la face étaient abattus; la bouche était amère, les lèvres et la langue étaient sèches, la soif était vive; le ventre n'était pas douloureux, les déjections alvines étaient rares, les urines abondantes et colorées. La fièvre était ardente, et le malade, qui ne voyait aucun danger dans son état, avait une loquacité remarquable, et déjà un commencement de trouble dans les idées.

175. Le moment d'avoir recours aux saignées générales étant passé, on se contenta d'appliquer des sangsues aux jugulaires et autour de l'éruption, sur la cuisse et sur le pied, et l'on donna des boissons acidules.

176. Le lendemain, 14, la langue était brune et plus sèche; les phlyctènes s'étaient accrues

en nombre; la loquacité était plus grande, le délire plus marqué; le pouls était irrégulier et un peu concentré; on prescrivit l'infusion de quinquina et de serpentaire de Virginie, la limonade vineuse, les bols de camphre et de nitre, et l'on fit couvrir toutes les parties siége de l'érysipèle de linges trempés dans la décoction de quinquina.

177. Le 15, les symptômes de la fièvre putride étaient plus exprimés; la langue était noire et sèche, le délire était presque continuel, l'adynamie faisait des progrès.

178. Les jours suivans, l'érysipèle poursuit sa marche; les phlyctènes placées à la partie postérieure de la jambe se transforment en escharres qui tombent et fournissent une suppuration abondante. On insiste sur le traitement tonique et antiseptique.

179. Le membre abdominal droit est pris lui-même d'érysipèle; on a de nouveau recours aux sangsues, ce qui en arrête les progrès inflammatoires en deux ou trois jours; mais il survient sur les deux membres plusieurs abcès, que l'on ouvre, et qui fournissent une assez grande quantité de pus de bonne nature. Le malade, qui avait repris toute sa connaissance, se décourageait en voyant faire l'ouverture de ces abcès et la quantité de pus qu'ils fournissaient.

180. Cet état persistant, le traitement fut le même jusqu'au 29. Il s'était formé au sacrum une escharre de la grandeur de la main, et qui fit des progrès rapides malgré tout le soin qu'on y apporta.

181. Vers le 30, il y eut un peu d'amélioration, qui ne se soutint pas; il revint de nouveaux abcès sur les deux membres abdominaux; la matière qui en sortait n'était plus que de la sanie; l'odeur qui s'exhalait du corps était fétide; le pouls était mou et facile à déprimer, les forces étaient entièrement abattues; il n'y avait plus de sommeil, mais de temps en temps un assoupissement comateux. La suppuration des abcès ne s'entretint plus, les chairs devinrent blafardes, puis se séchèrent tout-à-fait. Depuis longtemps le malade avait perdu tout espoir de guérison; enfin il mourut le 21 novembre 1815.

Ouverture.

182. Le corps était dans le marasme le plus complet. Le sacrum était entièrement dénudé. Sur les deux membres abdominaux, principalement à gauche, la peau s'enlevait par grands lambeaux, qui, après avoir été putréfiés, étaient tout racornis.

183. L'encéphale n'offrait aucune désorganisation; seulement il y avait une assez grande

quantité de sérosité dans les ventricules et à la base du crâne.

184. Les viscères de la poitrine étaient tous très-sains.

185. Dans l'abdomen, l'intestin grêle était sphacélé par places, et tout le tube intestinal était rempli de gaz; les autres organes étaient simplement mollasses et d'une pâleur remarquable.

Du coup de soleil.

186. Le coup de soleil, qu'il faut distinguer du hâle; lorsqu'il est léger, se borne à rougir la portion de la peau qui l'a reçu. On sent un peu de cuisson, un peu de démangeaison. La peau affectée jaunit ensuite et se brunit; quelquefois l'épiderme tombe en très-petites écailles furfuracées, lorsqu'il s'est élevé de petits boutons sur la place frappée par le soleil. Cette affection tient véritablement de l'érysipèle.

187. Mais si l'impression s'est faite sur la tête, si elle a été violente, long-temps continuée et profonde, il peut en résulter les accidens les plus funestes. Elle peut produire l'affection cérébrale que Sauvages désigne sous le nom de *carus ab insolatione*.

OBSERVATION.

188. M. L....., âgé d'environ trente-cinq ans,

employé dans une administration, d'un tempérament sanguin, d'une bonne constitution, avait la passion de la pêche à la ligne. Un jour très-chaud du mois d'août il resta sur le bord de la Seine à pêcher depuis onze heures du matin jusqu'à trois heures après midi. La chaleur excessive l'avait obligé à se découvrir la tête fort souvent pour éponger la sueur qui inondait son visage. Le soleil dardait en droite ligne sur son crâne.

189. M. L..... rentra chez lui avec une céphalalgie très-intense : la fièvre le prit sur-le-champ; elle était ardente; il y eut un peu de délire pendant la nuit. Le lendemain matin, je le trouvai ayant tout le visage d'un rouge pourpre, la figure et les tégumens de la tète étaient brûlans, la céphalalgie était atroce, le délire avait lieu par accès; il était furieux. Toute la peau était chaude et sèche, la soif était inextinguible; le malade disait qu'il était brûlé à l'intérieur depuis le crâne jusqu'à l'hypogastre; les urines étaient supprimées, le pouls battait jusqu'à 140, 150, 160 fois par minute.

190. Dans l'espace de quinze heures, le malade fut saigné deux fois du pied; on lui appliqua en trois fois cinquante sangsues au col et aux tempes; on lui tint continuellement de la glace sur la tète, ou une carafe d'eau glacée,

qui s'y échauffait promptement ; il ne prit que des boissons très-acidulées et très-fraîches ; il prit quatre bains de pieds, ou sinapisés, ou animés par l'acide muriatique (hydrochlorique).

191. Le soir, la violence des accidens paraissait calmée ; mais au délire furieux avait succédé un état comateux qui dura toute la nuit.

192. Le jour suivant, on appliqua un large vésicatoire qui s'étendait de la nuque entre les deux épaules ; on en plaça deux autres aux cuisses, et l'on mit des sinapismes au bas des jambes. La glace sur la tête et les boissons acides et nitrées furent continuées ; on donna des lavemens qui ne procurèrent aucune évacuation.

193. Les troisième et quatrième jours, la langue se sécha et se brunit, le délire devint continuel ; il n'était plus furieux, et le coma subsista par intervalles.

194. Le cinquième au matin, M. L..... expira.

Ouverture.

195. Toute l'habitude du corps conservait de l'embonpoint, la peau était jaunâtre, la poitrine résonnait bien dans toutes les régions, l'abdomen était un peu ballonné.

196. A la section des tégumens de la tête, il s'écoula une grande quantité de sang d'un brun noirâtre. Les méninges étaient très-infiltrées par

une sérosité sanguinolente. Dans les ventricules et à la base du crâne, on trouva environ quatre onces (122 grammes) de cette même sérosité. Du reste, l'encéphale n'offrait d'autre désorganisation que de paraître macéré dans l'épanchement séreux.

197. Les viscères de la poitrine étaient parfaitement sains.

198. Dans l'abdomen, le canal alimentaire était phlogosé par places dans presque toute son étendue ; l'intestin grêle contenait beaucoup de gaz ; le gros intestin était rempli d'excrémens très-durs ; la vessie était rétractée et vide.

De l'urticaire.

199. L'urticaire est précédée et accompagnée de quelques-uns des symptômes de toute maladie éruptive. Souvent il est difficile d'en saisir la cause ; elle est caractérisée par une éruption d'élevures de l'épiderme semblables à celles que produit la flagellation faite avec des orties, d'où lui est venu son nom d'*urticaire* ou *ortiée*.

200. Cette éruption est souvent accompagnée de cuisson et de prurit. Elle peut attaquer successivement les différentes parties du corps. Les élevures ou cloches sont résistantes sous le doigt ; plusieurs se réunissent pour former de petites

plaques d'un rouge vif, entre lesquelles la peau est dans l'état naturel ; elles ne sont accompagnées ni suivies de suppuration et de desquamation ; les cloches disparaissent insensiblement et ne laissent aucune empreinte.

201. L'urticaire, à proprement parler, ne constitue point une maladie, à moins qu'il ne s'y mêle quelques accidens étrangers. En général, sa bénignité, son peu de durée, doivent la faire ranger parmi les simples indispositions.

OBSERVATION.

202. Détourbé (. ....), âgé de vingt-quatre ans, laboureur jusqu'à dix-huit ans, et depuis six ans garçon marchand de vin, est d'un tempérament sanguin, d'une taille moyenne, d'une forte constitution. Il est sujet à des coliques qui durent de deux à trois jours. Il y a environ un mois qu'il a une éruption de boutons placés principalement entre les doigts, et qui lui occasionne une grande démangeaison.

203. Le 19 floréal an XIII (9 mai 1805), cet homme avait travaillé à descendre du vin dans la cave. Le soir, il était tout en sueur ; il se laissa refroidir. Aussitôt il lui survint un frisson général qui dura deux heures et fut suivi d'une grande chaleur, avec soif ardente, céphalalgie sus-orbitaire, douleurs dans les membres, par-

ticulièrement aux jambes; il y eut de l'insomnie pendant la nuit.

204. Le 20, Détourbé se leva et fut obligé de se recoucher, à cause de la fièvre qui le tourmentait et qui était accompagnée des mêmes symptômes que la veille. Il s'aperçut alors d'une éruption presque générale de petits boutons rouges, sans douleur, sans cuisson, sans prurit. Les boutons entre les doigts, aux articulations et au pli du ventre avaient disparu, et avec eux la démangeaison qu'ils occasionnaient.

205. Le 21, le malade, qui s'est tenu hors du lit pendant deux heures, est pris de diarrhée; les selles ne produisent ni colique ni douleur; les autres symptômes subsistent.

206. Le 22, Détourbé ne peut se lever; il y a augmentation de tous les symptômes; c'était toujours vers midi qu'ils étaient plus intenses.

207. Le 23 après midi, étant dans le même état que la veille, ce malade entra à la Clinique interne. Il n'avait fait usage chez lui d'aucun médicament; il s'était contenté de boire de l'eau rougie et de prendre quelques bouillons.

208. Le 24, cinquième jour de la maladie, on observa les signes et les symptômes suivans: il y a de l'embonpoint; l'habitude générale du corps est très-peu altérée. Toute la peau est parsemée de petites plaques en relief, de figure ir-

régulière, d'un rouge vif, sans prurit, laissant entre elles des espaces sur lesquels la peau est saine. La céphalalgie sus-orbitaire persiste; la langue est couverte d'un enduit jaunâtre et épais; la bouche est pâteuse; il y a de l'anorexie; la soif est vive. L'abdomen est souple et sans douleur. Depuis le moment de l'entrée du malade, il y a eu huit selles liquides; les urines sont faciles, claires et abondantes; la respiration est libre; le pouls est fréquent, développé; la peau est chaude et sèche. Une dose d'ipécacuanha procura plusieurs vomissemens et cinq à six selles. On donna pour boisson l'infusion de bourrache et de sureau avec le sirop de gomme; on fit prendre des lavemens émolliens.

209. Le 25, il y avait une grande amélioration dans tous les symptômes.

210. Du 26 au 30, les taches disparaissent; l'appétit revient, les forces se rétablissent; il n'y a plus de diarrhée; le sommeil est long et réparateur.

211. Le 1er plairial, les boutons de la gale reparaissent entre les doigts, sur la poitrine et au pli du ventre, et le 3, Détourbé, parfaitement guéri de l'urticaire, est évacué sur l'hôpital Saint-Louis pour y être traité de la gale.

Du pemphigus.

212. Le *pemphigus* n'est pas toujours une maladie essentielle; mais le plus souvent il est un symptôme d'une autre éruption quelconque. Les élevures qu'il produit sont plus larges et plus épaisses que dans l'urticaire, avec laquelle on le confond quelquefois. D'ailleurs le développement de l'éruption et sa terminaison sont à peu près les mêmes.

Du prurigo.

213. Dans le *prurigo*, il se forme sur toute la surface de la peau de petites pustules qui s'écaillent et causent une démangeaison ou prurit insupportable qui oblige le malade à se gratter fortement. Les parties qui ont subi l'action des ongles paraissent très-enflammées et très-rouges, et démangent encore davantage.

214. Cette affection est ce que les gens du monde appellent une *âcreté du sang;* et en effet les lotions, les fomentations, les bains, quelques boissons rafraîchissantes et dépuratives triomphent facilement de cette affection, qu'on peut à peine ranger parmi les maladies de la peau, tant qu'elle reste dans les bornes du prurigo.

215. Mais il arrive quelquefois que cette éruption ne se guérit pas spontanément, ou qu'elle

résiste aux moyens simples que l'on emploie pour la combattre. Alors elle se change en véritable dartre qui tourmente long-temps les malades, et exige un traitement méthodique et suivi; c'est ce que l'on voit arriver assez souvent aux femmes qui cessent d'être réglées. Le prurigo se fait sentir d'abord autour de la vulve, les démangeaisons s'étendent aux lèvres, grandes et petites, et au vagin. Toutes ces parties finissent par être atteintes de l'affection herpétique qui en résulte, et qui est extrêmement rebelle aux ressources de l'art.

Du furoncle et de l'anthrax.

216. Le *furoncle*, ou *clou*, est une inflammation, un phlegmon circonscrit du tissu cellulaire et adipeux sous-cutané, qui amène la gangrène d'une partie de ce tissu pour former ce qu'on nomme le *bourbillon*, qu'il faut nécessairement extraire du dépôt ou abcès, si l'on veut en procurer la guérison parfaite.

217. L'*anthrax* n'est autre chose qu'un large dépôt qui embrasse une plus grande étendue que le furoncle, qui est frappé dans son ensemble par la gangrène, au lieu que le furoncle ne l'est que dans un point qui forme le bourbillon. Nous en avons rapporté des exemples dans les observations sur l'érysipèle.

218. D'ailleurs le *phlegmon*, le *furoncle*, l'*anthrax*, ont été trop bien traités par de très-habiles chirurgiens pour que je ne doive pas vous renvoyer à leur savantes dissertations pour apprendre à établir le diagnostic de ces maladies.

219. Cependant je me permettrai de faire quelques remarques sur le plus redoutable des anthrax, qui reçoit le nom de *pustule maligne* ou *charbon*.

De la pustule maligne.

220. La *pustule maligne*, *puce maligne*, *charbon*, *anthrax* attaque, le plus ordinairement, les bouchers mercandiers, les équarrisseurs, lorsqu'ils abattent des animaux qui sont saisis de cette maladie; elle atteint également ceux qui emportent les peaux de ces animaux ou qui les apprêtent.

221. C'est par le contact immédiat de ces peaux sur lesquelles la pustule existe que la maladie se communique; tandis qu'il est de remarque que la chair de ces animaux peut être mangée sans aucun danger de contagion. Le bouton ou la pustule peut naître sur différentes parties du corps.

OBSERVATION.

222. M. ***, boucher mercandier, avait dépouillé une vache prise de la pustule maligne.

Un bouton noir paraît sur la joue droite; l'inflammation gagne promptement toute cette joue; ensuite elle envahit les deux yeux, et enfin la joue gauche. Un officier de santé appelé se contente d'employer les émolliens en fomentations et en cataplasmes, et conseille l'eau de veau pour boisson unique.

223. Le mal fit des progrès rapides. Quand je vis le malade pour la première fois, la tuméfaction était extrême; les yeux étaient entièrement fermés, la douleur était inouïe; la fièvre, très-intense, causait le délire. Déjà la gangrène avait frappé la joue droite et les paupières des deux côtés, mais surtout du côté droit.

224. J'eus promptement recours aux sangsues et à de légères scarifications sur les places qui n'étaient encore qu'enflammées; je fis faire une saignée du pied, et je fis appliquer de la pierre à cautère au milieu de l'anthrax, situé sur la joue droite; je fis panser avec l'onguent de styrax. J'employai les acides, les dérivatifs, les antiseptiques les plus puissans.

225. La gangrène fut fixée, le cercle rouge l'annonça, l'anthrax se détergea; il se forma sur les quatre paupières quatre escharres qui se séchèrent : quand elles furent détachées, elles ressemblaient à des coquilles de noix qu'on aurait charbonnées. M. *** guérit; mais il eut une

cicatrice sur la joue droite, et son œil du même côté resta tout éraillé.

Des éruptions anomales.

226. Les éruptions anomales sont très-multipliées; elles affectent des types fort irréguliers; leur nature variée serait presque impossible à bien saisir et à bien décrire pour en établir le diagnostic; leur durée est inappréciable. Chez quelques-uns, elles sont périodiques; je connais plusieurs personnes qui tous les ans, en automne, ont les jambes couvertes de boutons; chez d'autres, c'est au printemps qu'il se fait une éruption, soit au dos, soit sur le visage, soit sur d'autres parties du corps.

227. Les sueurs excessives, les grandes fatigues, l'insolation, l'intempérance, le travail du cabinet, etc., peuvent devenir la cause d'une éruption anomale. Il en survient quelquefois à ceux qui mangent des moules ou d'autres crustacés; on en voit venir à ceux qui touchent les sucs âcres de certains arbustes, de certaines plantes, tels que le *rhus toxicodendron*, le *mancenillier*, tous les *tithymales*, la *chélidoine*, l'*arum*, etc. Il en vient à ceux qui sont piqués par certains insectes, le *cousin*, l'*ichneumon*, et surtout, à l'approche de l'automne, par un *ciron*, acare très-petit, à étui d'un rouge assez vif, etc.;

la piqure des *orties* produit le même effet.

228. En général, la plupart des éruptions anomales sont peu dangereuses ; elles ne le deviennent quelquefois que par l'imprudence des malades, ou par un traitement intempestif. Nous ne nous occuperons pas essentiellement de ces éruptions ; je vais seulement vous en donner quelques exemples qui me paraissent mériter de vous être présentés.

PREMIÈRE OBSERVATION.

Éruption causée par le suc du rhus toxicodendron.

229. *** (François), Picard, garçon fort têtu, était employé au jardin botanique de la Faculté de médecine. Il fut chargé d'émonder le *rhus toxicodendron*. On lui avait recommandé de mettre des gants de daim que je lui avais donnés, et de ne point toucher le suc laiteux qui s'écoulerait des feuilles et des branches coupées. François, croyant qu'on voulait se moquer de lui, en lui conseillant de garantir ses mains calleuses, se servit de sa serpette ayant la peau nue.

230. Pendant son travail, un insecte le piqua à la joue droite; il chassa l'insecte, et se gratta la joue ; ensuite il eut besoin d'uriner, et satisfit à ce besoin sans s'être lavé les mains.

231. Peu d'heures après, les deux mains, les deux poignets, tout le côté droit du visage, se

tuméfièrent énormément et se couvrirent de boutons. Mais, ce qui l'effraya bien davantage, c'est que le pénis enfla prodigieusement et se couvrit également de boutons, ainsi que le scrotum. On prit plaisir à augmenter ses craintes en lui persuadant que toutes les parties enflammées tomberaient en gangrène et que son obstination lui coûterait sa virilité.

232. La fièvre fut très-violente; elle alla jusqu'à causer quelques accès de délire; la soif était extrême, la céphalalgie fut très-intense, l'insomnie tourmentait le malade; il éprouvait une cuisson brûlante sur toutes les parties affectées. Deux jours après, les boutons se changèrent en pustules.

233. Une saignée générale, des sangsues appliquées autour des différens siéges de l'éruption, des fomentations émollientes, des bains locaux, des boissons très-acidulées suffirent pour calmer les accidens et pour guérir le malade en dix jours. Les années suivantes, François n'a pas négligé de mettre des gants pour tailler le *rhus toxicodendron.*

234. M. Thouin (Jean) m'a conté que des scènes à peu près semblables s'étaient passées au jardin du Roi.

235. Dans le temps que j'étudiais la botanique, des camarades d'herborisation éprouvèrent

une éruption pour avoir touché imprudemment le suc de l'*arum*, de l'*euphorbe*, etc. Tout le monde sait que les jeunes écoliers se font un jeu de conseiller à des enfans de leur âge de se frotter les paupières avec du suc de *tithymale* ou de *chélidoine*, qu'ils appellent du *réveil matin*. Effectivement, ces petits malheureux sont éveillés de très-bonne heure; mais ils ont les paupières si tuméfiées, qu'ils ne peuvent ouvrir les yeux.

DEUXIÈME OBSERVATION.

Éruption causée par l'arsenic réduit en poudre.

236. Blois (Jacques), âgé de trente-cinq ans, ouvrier pour la préparation des couleurs, d'une forte constitution, d'une santé vigoureuse, n'ayant eu ni syphilis, ni dartre, ni gale, entra à la Clinique interne le 16 fructidor an XI (3 septembre 1803).

237. Il nous apprit qu'il travaillait depuis nombre d'années aux préparations de cuivre et de plomb, et qu'il n'avait jamais eu ni la colique de plomb ni la colique métallique. Il y a quelque temps que cet homme était chargé de broyer de l'acide arsénieux pour le réduire en poudre. La poussière qui s'en élevait lui fit pousser des boutons sur les mains, quoiqu'il prît soin de les laver souvent avec de l'eau de

chaux. Il lui vint aussi mal à la gorge. Les boutons et l'angine disparurent au bout de quelques jours.

238. Jusqu'en fructidor, présent mois, Blois ne pulvérisait de l'arsenic qu'une ou deux fois par semaine; mais la pénurie d'ouvriers qui voulussent se charger de ce travail dangereux l'obligea de s'en occuper de suite les trois premiers jours de fructidor. Le soir du troisième jour, il fut saisi d'un violent mal de gorge et d'un enrouement qui lui ôtèrent la parole. En même temps il se manifesta une éruption de boutons au menton et sur le dos des mains. Il n'opposa aucun traitement à ces accidens, persuadé qu'ils disparaîtraient comme la première fois, quoiqu'ils fussent bien plus intenses.

239. Le 16 du mois de fructidor, étant entré à la Clinique, on observa sur le bas des joues et sous le menton des pustules très-pressées, semblables à celles qu'aurait produites une petite vérole confluente; elles commençaient à se sécher. Le dos des mains était couvert de gros boutons, rouges à leur base et croûteux à leur sommet; il existait aussi quelques boutons sur les poignets et sur les avant-bras. La face était légèrement bouffie; le mal de gorge et l'enrouement subsistaient encore, mais étaient moins forts que lors de l'invasion de la maladie. Le

scrotum était énormément distendu, phlogosé et douloureux; les fonctions digestives et circulatoires s'exécutaient comme dans l'état de santé; le sommeil n'était point troublé.

240. On baigna ce malade, on lui fit faire des fomentations fréquentes, d'abord avec une décoction émolliente, ensuite avec une décoction tonique; on lui donna des lavemens avec l'eau de graine de lin; il fit usage d'un gargarisme adoucissant; il prit pour tisane une décoction d'orge édulcorée avec le sirop de gomme; on soutint le scrotum avec un suspensoir et des compresses trempées dans une infusion de sureau, dans laquelle on mit quelques gouttes d'acétate de plomb.

241. Le 20 du mois, le mal de gorge avait cédé entièrement; l'enrouement n'existait plus; les pustules étaient séchées et tombaient en croûtes; il ne restait plus que de la démangeaison; le scrotum était diminué de plus de moitié; il n'était plus ni enflammé, ni douloureux; l'appétit, le sommeil s'étaient soutenus; il n'y avait pas eu dans tout le cours de la maladie un seul accès de fièvre.

242. Tous les accidens signalés ci-dessus ayant disparu entièrement, Blois sortit de l'Hospice le 25 floréal, neuf jours après son entrée.

243. Je vous renvoie, Messieurs, pour établir

le diagnostic des autres maladies de la peau, plus particulièrement du ressort de la pathologie et de la clinique externe, aux excellens traités qui existent sur les affections aiguës de cet organe. Ainsi je ne vous dirai rien sur les plaies récentes, sur la brûlure, sur les piqûres ou les morsures profondes, sur la gangrène même, dont je vous ai entretenus à l'occasion d'autres maladies, etc., etc.

244. Je crois également inutile de vous parler des autres éruptions anomales, et souvent printanières, des échauboulures, des éruptions qui arrivent après la fièvre de lait des femmes en couches, etc., etc.

CINQUIÈME LEÇON.

SUITE DU DIAGNOSTIC.

Des maladies chroniques de la peau.

1. J'AURAI pour les maladies chroniques de la peau, qui appartiennent essentiellement à la pathologie et à la clinique externe, la même discrétion que j'ai eue pour les maladies aiguës. Je me garderai bien de vous parler des plaies anciennes, des ulcères, du carcinome, du cancer, de la pourriture d'hôpital, des tumeurs de différentes espèces, etc., etc. Je ne m'occuperai point des engelures, des éphélides, du masque jaune que quelques femmes conservent après leurs couches, etc., etc. Je me contenterai de faire des remarques particulières sur plusieurs des affections chroniques de la peau, et de vous rapporter des observations, soit entières, soit par extraits, sur ces maladies, afin de vous guider dans le diagnostic.

De la croûte laiteuse.

2. La *croûte laiteuse* est d'abord un soulèvement de l'épiderme, qui produit un suintement

plus ou moins considérable; ensuite elle excorie légèrement le tissu même de la peau; enfin elle se dessèche et forme des croûtes qui couvrent toutes les parties siége de l'éruption. Quelquefois l'épiderme se soulève sans causer d'excoriation, et devient croûteux par le seul épaississement de la matière du suintement.

3. On appelle ces croûtes *laiteuses*, parce qu'elles attaquent principalement les enfans à la mamelle; mais elles peuvent se manifester et durer un temps indéfini jusqu'à l'âge de quatre, cinq ou six ans.

4. L'éruption commence le plus souvent derrière les oreilles; ensuite elle gagne de proche en proche les tégumens de la tête, couvre le front, et quelquefois tout le visage, sur lequel elle forme un masque très-hideux. Je l'ai vue s'étendre depuis le vertex jusqu'aux talons.

5. Les mères et les nourrices se réjouissent d'autant plus que la croûte laiteuse est plus considérable et dure plus long-temps. Elles appellent cette éruption de la *gourme;* elles ont cru remarquer que les sujets qui avaient bien *jeté leur gourme* jouissaient ensuite d'une santé plus vigoureuse (1).

(1) Pourquoi rejeterait-on cette idée, parce qu'elle est populaire? Ne voit-on pas les jeunes animaux dans les mêmes circonstances que les enfans des hommes? Consultez les médecins vétérinaires, con-

6. Cette éruption produit de grandes démangeaisons qui troublent le sommeil des enfans, qui les excitent à se gratter continuellement, soit avec leurs ongles, soit en se frottant sur leur lit ou sur leurs vêtemens. Alors ils se font saigner, et la peau, sous la croûte arrachée, est très-enflammée, très-rouge, et suppure abondamment. Quelquefois l'inflammation est portée au point de donner la fièvre; il y aurait beaucoup de danger à supprimer soit le suintement, soit la suppuration, lorsqu'elle est établie.

7. On ne peut pas confondre la croûte laiteuse avec la teigne, dont nous allons bientôt nous occuper.

OBSERVATION.

8. Mademoiselle H......., âgée d'environ quatre ans, portait depuis très-long-temps une croûte laiteuse qui lui couvrait toute la tête, qui était fort épaisse et suppurait assez abondamment.

9. C'était à l'époque de l'introduction de la vaccine à Paris. Le père de l'enfant, qui redoutait la petite vérole, et qui avait pris une entière

sultez ceux qui élèvent des chevaux ou qui en font trafic, ils vous diront que l'on ne compte sur la santé et la vigueur d'un cheval qu'après qu'il a *jeté sa gourme*. Il en est de même des ânes, des mulets, etc., etc., chez lesquels cette époque a une grande influence sur le reste de la vie.

confiance dans son préservatif, me pria de vacciner sa fille. J'hésitais, dans la crainte de compromettre la nouvelle découverte ; mais M. H...... me pressa tellement, que je cédai à ses instances.

10. Dès le quatrième jour de l'insertion, au moment où les boutons vaccins s'annonçaient, la croûte laiteuse se fendilla par places, se souleva dans d'autres endroits, et l'écoulement qu'elle produisit pendant plus de quinze jours fut tellement abondant, qu'il mouillait trois à quatre serviettes en une heure.

11. La vaccine parcourut toutes ses périodes très-régulièrement, et quand les pustules desséchées tombèrent, l'écoulement cessa spontanément, les plaques qui couvraient la tête se séchèrent entièrement et se détachèrent par grandes écailles. La peau, en dessous, était très-saine; la petite fille fut parfaitement guérie de sa croûte laiteuse; ses cheveux repoussèrent promptement et furent très-touffus.

De la teigne.

12. La teigne est une éruption, soit écailleuse, soit tuberculeuse, placée sur les tégumens de la tête; rarement elle descend jusque sur le front ou jusque sur les parties latérales et supérieures des joues.

13. On distingue cinq espèces de teignes sous

les noms de *faveuse*, de *rugueuse* ou *granulée*, de *prurigineuse* ou *furfuracée*, d'*amiantacée* et de *muqueuse* (1).

14. Les croûtes de la teigne acquièrent jusqu'à cinq et six lignes (11 à 14 millimètres) d'épaisseur, et figurent grossièrement des espèces de pyramides informes, séparées les unes des autres; le plus souvent elles embrassent toute la tête et forment une calotte. Les couches en sont superposées l'une sur l'autre; elles rongent les cheveux jusqu'à la racine ou bulbe.

15. Vous distinguerez la teigne de la croûte laiteuse en ce que la croûte laiteuse n'a pas l'épaisseur de la teigne et ne forme pas des éminences comme elle; en ce que, si vous enlevez plusieurs fois, avec beaucoup de soin et couche par couche, les croûtes de la teigne, la maladie revient peu de temps après, et quelquefois acquiert de l'intensité; au lieu que dans la croûte laiteuse, lorsqu'elle est parfaitement sèche, ou que vous l'avez ramollie par des émolliens, si

(1) Vous pourrez voir dans le musée de la Faculté de médecine des échantillons de toutes ces sortes de teignes, qui ont été offerts par MM. les frères Mahon, officiers de santé, qui se chargent, avec le plus grand succès, du traitement de cette maladie, et qu'il ne faut pas confondre avec les charlatans, avec les sœurs qui distribuent des emplâtres qu'elles nomment *ciroënes*, par le moyen desquels on enlève la peau qui recouvre le crâne, et on arrache les cheveux, qui repoussent rarement après cette opération, méthode aussi barbare qu'elle est souvent infructueuse.

vous la faites tomber, il est rare qu'elle se forme de nouveau. L'odeur de la teigne a aussi un caractère spécifique; elle est bien différente de celle de la croûte laiteuse; vous devez vous exercer à la bien reconnaître.

Des dartres.

16. Si je dissertais *ex professo* sur les dartres, on pourrait trouver qu'il y a au moins de l'inconséquence, après le traité que M. Alibert a fait paraître sur cette maladie. Je vous renvoie, Messieurs, à cet ouvrage, pour connaître les signes et les symptômes qui vous feront établir le diagnostic des différentes espèces de dartres. Je me contenterai de rapporter ici quelques observations qui me paraissent assez remarquables.

PREMIÈRE OBSERVATION.

Dartre scrophuleuse.

17. Sainton (Augustine-Anaïs), âgée de six ans, d'une constitution délicate, d'un caractère doux, d'un air gai, d'un embonpoint médiocre, annonçant un tempérament sanguin et nerveux, est entrée à la Clinique interne le 16 septembre 1816.

18. Dès l'âge de trois à quatre mois, cette petite fille avait des dartres aux plis des bras, sur le sternum et à la lèvre supérieure. Son père,

sa mère, sa sœur, se portent très-bien et n'ont jamais eu de dartres; mais la mère pense que c'est la nourrice, qui avait elle-même une affection psorique, qui a communiqué la maladie à son enfant.

19. Depuis que Sainton est revenue chez ses parens, on l'a traitée avec la tisane de scabieuse, de fumeterre et de patience; on lui a fait prendre du vin antiscorbutique et des bains sulfureux, le tout inutilement.

20. Les ailes du nez, qui sont très-écartées, le cartilage qui sépare les narines, et la lèvre supérieure, qui est tuméfiée, sont le siége de croûtes roussâtres qui laissent apercevoir en dessous une surface enflammée; la peau du visage est très-blanche, sa couleur est très-vive; la mâchoire inférieure est large. Sur les tégumens du crâne, on remarque une croûte en forme de calotte, qui a un peu l'aspect de la teigne muqueuse. Une tumeur de la grosseur d'une moyenne noix existe sur le haut du col, du côté droit. Il y a de la céphalalgie par intervalles; la langue est nette, la respiration est facile, l'appétit est soutenu, ainsi que le sommeil; toutes les fonctions s'opèrent librement, et, ce qui est fort rare dans un enfant de cet âge, la petite malade prend tous les médicamens sans répugnance.

21. On prescrivit l'apozème sudorifique et

le petit-lait édulcoré; on fit des fomentations et des fumigations aqueuses et émollientes. Dès le quatrième jour, on aperçut une amélioration sensible. On ajouta aux prescriptions le sirop de gentiane et celui de quinquina; on ouvrit un cautère au bras droit.

22. Vers le milieu d'octobre, on commença à employer l'eau de Barèges en bains et en lotions. A la fin de ce mois, les croûtes de la tête, celles du nez et de la lèvre étaient presque toutes tombées, et la peau était saine en dessous; mais la glande du col était encore engorgée, et n'était diminuée de grosseur que de moitié. On fit alors des fumigations sulfureuses.

23. Au 15 novembre, cette glande était entièrement dissipée; le nez avait repris son volume et sa forme naturels, les lèvres, les tégumens de la tète, la peau des plis du bras, en un mot, toutes les parties affectées de dartres étaient saines, et le 25 la petite Sainton sortit de l'Hospice parfaitement guérie, après deux mois et cinq jours de traitement. On recommanda à la mère d'entretenir le cautère, au moins jusqu'aux chaleurs de l'été.

DEUXIÈME OBSERVATION.

Dartre vénérienne.

24. Ch....... (Geneviève), âgée de quarante

huit ans, blanchisseuse, non mariée, est d'un tempérament bilioso-sanguin, d'une forte constitution. Son caractère est gai, ses passions sont vives, son embonpoint est médiocre, après avoir été assez considérable.

25. Cette fille a été bien réglée depuis l'âge de quinze ans jusqu'à celui de quarante-six. Depuis plusieurs années elle avait ressenti à la vulve un prurit fort incommode lors de la cessation des règles; il y a deux ans, Geneviève eut une éruption de petits boutons sur différentes parties du corps. Un pharmacien qu'elle consulta prit cette éruption pour la gale, et lui donna un onguent pour se frotter. L'éruption augmenta; une saignée la fit disparaître subitement. Le prurit à la vulve subsistait toujours, et cette fille devint sujette à faire de mauvaises digestions, à éprouver des malaises, des douleurs vagues; la vulve fut couverte d'une dartre crustacée qui s'étendit rapidement sur le bas-ventre et à la moitié supérieure des cuisses. La malade prit alors des bains sulfureux à l'hôpital Saint-Louis, elle n'en éprouva aucun soulagement.

26. Au mois de juillet 1817, Geneviève entra à l'hospice de la Clinique interne en qualité d'infirmière. Dans l'espace de deux mois et demi, elle fit soixante-huit fumigations sulfureuses,

dont elle ne retira qu'un soulagement fort léger.

27. Ayant perdu ses forces, et tourmentée par des douleurs vives, cette fille, ne pouvant plus faire son service, prit un lit dans les salles de la Clinique, le 20 octobre. Alors, examinée avec plus de soin, voici les symptômes que l'on reconnut en elle : céphalalgie occipitale très-intense; respiration gènée; appétit presque nul; digestions pénibles, constipation habituelle; toux fréquente et sèche; douleurs dans les membres augmentant pendant la nuit; dartre pustuleuse et crustacée autour de la vulve, et si rongeante, que déjà tout le pubis et le tour des grandes lèvres étaient parfaitement ras; grosses pustules sur l'hypogastre, au perinée et à la marge de l'anus. La paume des mains très-rugueuse et traversée par ces sillons blanchâtres, un peu profonds, qui sont le signe le plus certain que les dartres sont vénériennes.

28. Alors il fut prouvé que Geneviève avait une syphilis très-ancienne, et que les dartres en étaient le produit. On lui fit prendre des bains d'eau simple, on lui donna de l'apozème sudorifique, on y joignit le sirop de Cuisinier, en même temps, on la mit à l'usage de la liqueur de Van-Swiéten, et l'on termina le traitement par quelques fumigations sulfureuses. Geneviève, parfaitement guérie de ses dartres et de sa sy-

philis, reprit son service le 23 janvier 1818.

TROISIÈME OBSERVATION.

Dartre compliquée de scorbut.

29. Cornou (Joseph), âgé de vingt-sept ans, peintre en miniature, d'une taille moyenne, d'un embonpoint assez marqué, d'une constitution molle et faible, d'un tempérament lymphatique et bilieux, d'un caractère triste, mais doux, est entré à la Clinique interne le 5 décembre 1820, pour y être traité d'une dartre qui embrassait tout le menton, les deux lèvres et les deux joues; en un mot, toutes les parties du visage qui étaient couvertes de barbe. Le reste de la peau du visage était d'un blanc blafard et un peu bouffi.

30. Le malade est dans un état de grande prostration; le regard est triste et abattu; les lèvres et la langue sont pâles; les gencives sont gonflées et saignantes; les dents sont brunes à leur base, déchaussées et vacillantes; l'haleine est fétide.

31. La poitrine, percutée, rend un son mat dans la région précordiale; les battemens du cœur, très-sensibles, sont réguliers dans le repos, mais au moindre exercice, surtout en montant un escalier, il y a des palpitations. Le pouls suit absolument les mouvemens du cœur.

La respiration est gênée; il y a de l'essoufflement, et quelquefois de véritables lipothymies.

32. Les fonctions de l'estomac se font assez bien, l'appétit est assez soutenu, mais il y a habituellement de la constipation; depuis cinq jours il n'y a pas eu de selles; les urines sont abondantes, mais sans couleur : la faiblesse générale est extrême.

33. On apprit du malade qu'il avait eu, il y a quatorze mois, une dartre semblable à celle qu'il présente aujourd'hui, qu'elle s'était annoncée par un petit bouton au-dessous de la lèvre inférieure; que peu à peu il en avait poussé d'autres sur toutes les parties du visage qui sont couvertes de barbe; qu'il en avait été traité et guéri à la fin de 1819; que pendant sa convalescence il lui était survenu de l'œdème aux pieds et aux jambes, qui ensuite avait disparu; mais que c'est depuis cette époque qu'il éprouvait des lassitudes, qu'il avait du dérangement dans la circulation, et les signes de scorbut que nous avons signalés; que c'est au mois d'octobre dernier que la dartre qui existe maintenant a commencé à paraître. Il se manifesta d'abord quelques petites pustules sur la lèvre supérieure. Elles se sont étendues successivement, comme la première fois, à toutes les parties couvertes de barbe.

34. Aux signes et symptômes que nous avons indiqués nous ajouterons que la démangeaison est insupportable; que l'ouïe est affectée d'un bourdonnement incommode; qu'il y a sur les cuisses et sur les jambes des places noirâtres, comme dans les contusions, et beaucoup de petits points rouges et violacés; que la faiblesse, la langueur et les lassitudes spontanées sont extrêmes.

35. On regarda l'éruption herpétique comme la moindre maladie de Cornou, quoique ce fût celle qui l'avait conduit à l'Hospice; on se flattait même qu'elle pourrait contribuer à la guérison des accidens que sa disparition antérieure avait fait naître, et l'on se proposa de ne l'attaquer qu'après avoir combattu la cachexie scorbutique et le dérangement de la circulation : mais les soins dirigés vers ces deux affections furent tous inutiles. Nous allons noter quelques-uns des divers phénomènes qui se sont manifestés jusqu'à la terminaison funeste de la maladie.

36. Le 15 décembre, il se fit une nouvelle éruption de pustules herpétiques. Du 27 au 31, le malade a plusieurs fois rendu du sang en assez grande abondance par les selles; l'éruption paraît moins sensible.

37. Du 1er janvier au 17, il se déclare une diarrhée; il y a des évacuations sanguines plus

fréquentes et plus copieuses; les palpitations augmentent; il y a du sang noir dans les crachats; la faiblesse se fait sentir de plus en plus, et cependant le pouls est plein, dur et fréquent.

38. Du 17 au 21, les évacuations alvines deviennent colliquatives; il y en a de sang pur, décomposé, et d'une puanteur horrible. Le malade crache et finit par vomir sans effort une grande quantité de sang; la faiblesse est à son comble.

39. Le 22, au matin, la tête est penchée sur la poitrine; la face est pâle et terreuse, l'éruption a disparu entièrement, la respiration est stertoreuse et ensuite râleuse, les yeux sont à demi-fermés, le froid s'empare des membres, le pouls est imperceptible. Le malade meurt à midi.

Ouverture.

40. Toute l'habitude du corps est blanche et décolorée; le visage n'a plus d'empreintes de dartres; les taches scorbutiques ont disparu; la poitrine, percutée, rend un son clair dans toutes ses parties, excepté à là région précordiale.

41. Par la section des tégumens de la tête, il ne s'écoula que peu de sang très-pâle et très-séreux: on n'en trouva que peu dans les vaisseaux des méninges. Le cerveau était ferme, très-blanc;

les ventricules contenaient peu de sérosité.

42. Les muscles qui recouvrent le thorax étaient infiltrés et très-pâles. Dans la poitrine, les deux poumons étaient sains et crépitans. Le péricarde renfermait environ deux onces (61 grammes) de sérosité limpide. Le cœur était du double de son volume ordinaire; le ventricule droit et l'oreillette droite étaient dilatés; d'ailleurs cet organe ne présentait aucune désorganisation remarquable.

43. Le foie était extrêmement pâle; l'estomac, très-ample, l'était également; les autres viscères de l'abdomen étaient parfaitement sains, mais tous d'une pâleur remarquable; le gros intestin contenait une grande quantité de sang putréfié, semblable à celui que le malade avait rendu pendant les derniers jours de sa vie.

44. Ainsi l'on ne trouva rien, absolument rien qui pût éclairer sur l'affection herpétique, comme maladie première, à moins qu'on ne veuille la regarder comme cause du scorbut porté au dernier degré, et dont le malade a péri; car le commencement de lésion du cœur n'a pas pu contribuer à la mort.

De la gale.

45. Tout le monde sait que les boutons de la gale se trouvent d'abord principalement entre les

doigts des mains et autour des poignets; mais qu'il s'en établit très-promptement, pardonnez-moi l'expression, des espèces de *colonies*, aux régions épigastrique et ombilicale, sur la poitrine, sur le dos, aux aisselles, aux aines, aux jarrets, aux plis des bras, sur les cuisses, sur les jambes, sur les pieds; rarement au visage.

46. On sait que ces boutons, après avoir été vésiculaires et remplis d'une sérosité cristalline, se changent en pustules, et suppurent; que, dans ces différens états, ils produisent une démangeaison si insupportable, qu'il est impossible de ne pas se gratter jusqu'à s'arracher la peau et faire venir des ulcères plus ou moins étendus sur les parties siége des boutons.

47. La gale est très-connue; nous n'avons pas besoin d'en présenter l'histoire pour vous rappeler quels signes et quels symptômes vous feront en établir le diagnostic d'une manière certaine, et vous la feront distinguer de toute autre éruption, soit aiguë, soit chronique. Ainsi nous passerons tout de suite à des considérations relatives à son étiologie ou naissance, à sa contagion ou manière de se communiquer, et aux suites qu'elle peut avoir.

48. On a cru long-temps, j'ai cru moi-même, et un grand nombre de médecins croient encore et soutiennent que la gale est due à un virus

particulier qui se communique d'un individu à un autre, à la manière ordinaire des maladies contagieuses (1).

49. M. Galés, notre confrère, lorsqu'il travaillait à sa thèse pour parvenir au doctorat (2), a fait en ma présence, en celle de plusieurs professeurs de la Faculté de médecine et de plusieurs autres savans, des expériences qui m'ont convaincu que la gale est due à un ciron, *acarus scabiei*, qui pénètre sous l'épiderme, y fait naître par sa piqûre des boutons vésiculaires, lesquels se changent en pustules et finissent par former de petits ulcères. Je me suis assuré que cet insecte travaille à la manière des taupes, en se creusant de petites galeries, et que cet *acarus scabiei* a une vertu très-prolifique, et se fait promptement une nombreuse famille.

50. J'ai vu M. Galés retirer l'acare des bou-

(1) L'étiologie de la gale est un point de doctrine en quelque sorte encore en litige. Je vais me permettre d'émettre mon opinion; mais je conviens que les raisons des médecins qui en ont une contraire à la mienne sont d'une assez grande force pour mériter toute l'attention des praticiens et les engager à multiplier des expériences propres à mettre la question hors de doute.

(2) *Essai sur le diagnostic de la gale, sur les causes et sur les conséquences médicales pratiques à déduire sur les vraies notions de cette maladie*, chez Méquignon l'aîné, père, rue de l'École de médecine.

On trouve dans cet ouvrage, fait avec beaucoup de soin, toute l'étiologie de la gale. Il contient des recherches extrêmement prétons des galeux (1); je l'ai vu communiquer la gale en le plaçant sur l'épiderme de plusieurs sujets dont la peau était très-saine, et qu'on isolait ensuite de toutes personnes infectées; je l'ai vu la communiquer à lui-même; et, ce qui met l'expérience hors de doute, c'est que l'on peut propager cette maladie qu'on a procurée, soit en faisant coucher ceux auxquels on l'a inoculée par la transmission avec des gens dont la peau est très-saine, soit en la communiquant artificiellement, en prenant les acares sur ceux mêmes dans la peau desquels on en avait introduit. Mais il faut beaucoup d'adresse et de précaution pour ne pas blesser l'insecte en le faisant sortir du bouton, et il faut, en général, pour le trouver vivant et bien portant, ne le chercher que dans les boutons encore vésiculaires, et non point changés en pustules ni en ulcères.

51. Ce qui vient à l'appui de cette manière d'expliquer la cause de la gale, c'est ce qui a lieu chez les animaux domestiques, dont chaque

cieuses; je vous engage à le méditer et à répéter les expériences faites par l'auteur. Rien ne peut vous conduire plus sûrement à la connaissance parfaite de la gale.

(1) Cet insecte est presque imperceptible à l'œil nu; il faut une excellente vue pour l'apercevoir sans loupe; c'est avec beaucoup d'attention que j'ai pu le voir remuer et marcher sur une plaque de verre placée sous un très-bon microscope; il m'a paru très-gros: je ne vous en ferai pas la description, vous la trouverez très-exacte dans l'ouvrage de M. Galés.

espèce est sujette à une gale particulière, toujours produite par la piqûre d'un acare qui pénètre sous l'épiderme et pratique de petites galeries dans la peau. On connaît l'acare du cheval et de l'âne, celui du chien, celui de la brebis, etc.; et ce qui confirme cette explication, c'est que toutes ces sortes de gales se guérissent en tuant l'animal qui leur a donné naissance, et qu'elles se guérissent par les mêmes moyens; c'est-à-dire par des lotions de substances âcres, telles que le tabac, la staphisaigre, etc., par des préparations métalliques, comme des frictions mercurielles, ou même des préparations d'arsenic (lesquelles exposent aux plus grands inconvéniens); mais, ce qui réussit le mieux, ce sont les pommades soufrées, des bains sulfureux ou des fumigations sulfureuses; car, entre tous les poisons qu'on peut employer contre les acares, tant ceux de l'homme que ceux des animaux, c'est le soufre, de quelque manière qu'il soit administré, qui paraît le plus puissant, le plus infaillible, et c'est, de toutes les substances minérales, celle qui est le plus innocente pour les galeux.

52. A la suite du dernier incendie du Palais de justice, on transporta les femmes prisonnières à la maison de Saint-Éloi, rue Saint-Paul, dont on fit une succursale de la Conciergerie. Je fus pendant environ trois ans médecin de cette

prison. La gale y régnait pour ainsi dire endémiquement depuis le rez-de-chaussée jusqu'au dernier étage, et j'eus ainsi occasion de faire sur cette maladie un grand nombre d'observations, dont je vais vous communiquer quelques-unes.

53. Jamais je n'ai contracté la gale, quoique je touchasse très-souvent les galeuses. Jamais la concierge de la maison, ni les gens de service n'en ont été atteints, quoiqu'ils habitassent au milieu des femmes infectées, et qu'ils maniassent leur linge pour le livrer au blanchissage.

54. J'ai vu des femmes couvertes de boutons psoriques, qui en avaient de si gros entre les doigts, qu'elles ne pouvaient les approcher les uns des autres; qui avaient aux jambes des ulcères assez profonds pour contenir une fève de haricot, être prises de la fièvre putride, qui était très-fréquente dans cette maison; alors en peu de jours les ulcères se cicatrisaient; les boutons disparaissaient, la peau devenait parfaitement nette; elle restait ainsi jusqu'à la mort, si ces malades succombaient. Au contraire, si la maladie aiguë tournait vers la guérison, la convalescence s'annonçait par l'apparition de nouveaux boutons psoriques, surtout entre les doigts et aux poignets. Ce signe ne m'a jamais trompé (1).

(1) Il faut remarquer que les malades et les convalescentes étaient placées dans des lits à part, tenus bien blanchement, et que l'infir-

55. En adoptant le système des acares comme cause de la gale, on se demande ce que devenaient ces insectes pendant la durée de la maladie aiguë, qui était quelquefois de cinquante à soixante jours. Serait-il trop hasardeux de penser qu'ils périssaient, mais que leurs œufs, déposés dans le tissu de la peau, se conservaient intacts, et qu'après être éclos dans une occurrence favorable, ils rendaient la gale aux convalescentes? Ne voit-on pas les œufs de plusieurs milliers d'insectes déposés en automne, soit dans la terre, soit sur des branches d'arbres, sur des feuilles, dans des trous de murs, braver les rigueurs de l'hiver, toutes les intempéries de l'atmosphère, pour éclore au printemps et entretenir la propagation de leur espèce? Si cette explication ne vous paraît pas satisfaisante, rejetez-la et contentez-vous d'observer ; car je dirai toujours : Les théories, les explications peuvent égarer ; l'observation bien faite ne trompe jamais.

56. Ces femmes de la prison de Saint-Éloi, toutes dans les mêmes circonstances, toutes galeuses, offraient cependant des différences sensibles dans les boutons psoriques, ainsi qu'on le remarque chez tous ceux qui sont atteints de cette maladie. Le plus grand nombre avaient des

merie était toujours tellement désinfectée, qu'elle ne pouvait pas rendre la gale à celles qui y étaient admises.

boutons très-gros; chez quelques-unes ils étaient fort petits. Y aurait-il plusieurs espèces d'acares comme il y a plusieurs espèces de gales? ou bien cette différence dépendrait-elle de la conformation du tissu de la peau, plus ou moins attaquable par le travail de l'insecte qui s'enfonce également et forme de petites galeries sous l'épiderme? C'est encore ce que je n'entreprendrai point de décider, et que je me contente de faire remarquer.

57. Si la gale est récente, quelque étendue qu'elle embrasse, vous devez en guérir promptement le malade, et, dans ce cas, les applications topiques suffiront; il n'en résultera aucun inconvénient fâcheux. Si, au contraire, la gale est ancienne, ne vous hâtez pas de la guérir; vous devez, pendant que vous vous occupez de tuer les acares, et après les avoir fait périr, faire un traitement intérieur pour n'avoir rien à craindre. L'expérience a prononcé sur ce point.

58. La disparition trop prompte d'une gale ancienne, appelée communément *gale rentrée*, expose à de grands accidens, sur lesquels nous devons nous arrêter. Plusieurs organes peuvent être affectés à la suite de cette répercussion.

59. Il ne faut pas croire que les acares, restant vivans, s'enfoncent, pénètrent jusqu'aux viscères nouvellement affectés, et y portent la

gale; mais, lorsqu'on pense à la quantité innombrable de petits ulcères dus au travail des insectes qui se trouvent tout à coup séchés, on conçoit qu'il peut en résulter tous les accidens qui naissent lorsqu'on a l'imprudence de tarir promptement de larges ulcères, et cette réflexion doit tracer la conduite que l'on a à tenir. Ainsi il faudrait bien se garder de guérir, sans les plus grandes précautions, des individus faisant partie de peuplades entières chez lesquelles la gale est endémique, comme je l'ai vu dans beaucoup de cantons de la Basse-Bretagne. Là, toute la famille, grands-pères, pères, mères, enfans et petits-enfans conservent la gale depuis leur naissance jusqu'à leur mort, et se persuadent que cette dégoûtante maladie entretient leur santé.

60. Dans les cas de *gale rentrée*, et pour guérir les affections qui en ont été la suite, on conseille de rendre la gale au malade. Ce moyen est avantageux; il réussira, si l'on peut introduire sous l'épiderme des acares vivans et bien portans. Mais, avant de connaître l'*acarus scabiei*, j'ai vainement essayé de rendre la gale, soit en faisant porter à mes malades des chemises prises sur le corps d'un galeux, soit en leur inoculant avec une lancette du pus pris dans les boutons de gale; apparemment parce qu'aucun acare n'était en

course dans la chemise, ou ne se trouvait nageant dans le pus des boutons; car il faut de grandes précautions et beaucoup d'adresse pour en saisir quelques-uns. Cependant il suffit quelquefois de coucher dans les draps d'un galeux, de toucher ses boutons, surtout lorsqu'il est en sueur, pour contracter cette maladie; il ne faut pour cela qu'être atteint par quelques acares sortis des boutons qu'ils ont fait naître (1).

61. Ce n'est pas ici le lieu de rechercher de quelle manière l'*acarus scabiei* se reproduit; s'il y a des mâles et des femelles, ayant un accouplement simple; s'il est androgyne comme le limaçon, et s'il a un double accouplement, ou s'il

(1) Il y a des peaux humaines qui paraissent n'être pas susceptibles d'être attaquées par l'acare de la gale. J'ai vu une dame qui se faisait un jeu de frotter ses mains tout en sueur sur les boutons de plusieurs de ses parens, également en sueur, auxquels leur domestique avait communiqué la gale, et qui fit coucher avec elle pendant plusieurs nuits un jeune enfant qui en était couvert, sans être prise de la contagion.

J'ai connu M. le comte de K....., riche seigneur de la Basse-Bretagne, dont la peau était blanche, fine, et n'exhalait aucune odeur sensible, qui ne prenait aucune précaution contre la gale, endémique dans son pays, et ne l'a jamais gagnée. Je l'ai vu dans un lit rempli de puces et de punaises rire beaucoup de ce que ces insectes avaient assailli une personne couchée à côté de lui, et s'éloignaient de son corps comme d'un poison pour eux. Je l'ai vu dans la campagne, auprès d'un étang autour duquel voltigeaient des nuées de cousins, et n'avoir aucune piqûre; tandis que toute la compagnie en était dévorée au point d'avoir le visage, le col et les mains déformés par des ampoules.

peut se féconder lui-même à la manière du puceron ou du pou morpion; il est seulement utile de savoir qu'il pullule beaucoup et très-promptement.

De la lèpre.

62. Ce serait ici le lieu de vous parler de la lèpre; mais je vous avoue que je n'ai connu qu'un individu qui eût une lèpre bien caractérisée : c'était le chevalier d'H....., homme plein d'esprit et de talens. Je l'ai beaucoup vu à Saint-Cloud, qu'il habitait pendant l'été; mais à peine alors avais-je commencé mes études en médecine; je n'étais pas en état de bien observer cette maladie. Je puis seulement vous assurer que son visage et ses mains étaient horribles à voir; qu'il s'exhalait de tout son corps une odeur si puante et si pénétrante, qu'il fallait faire effort pour rester auprès de lui, et cependant il avait une aphonie si complète, qu'on ne pouvait l'entendre qu'en s'approchant de lui. J'ai appris qu'il était tourmenté par une démangeaison que l'on pouvait dire *atroce*, et par un satyriasis qui le rendaient extrêmement malheureux.

63. J'ai vu aussi à Bicêtre un jeune homme que mon confrère Lanefranc m'a présenté comme lépreux. Je ne pourrais pas assurer qu'il le fût,

n'ayant jamais eu occasion d'en voir d'autres.

64. J'ai préféré vous faire ces aveux à vous donner l'histoire d'une maladie que je tracerais d'après les descriptions qu'on en a faites, ou d'après mon imagination. Ainsi je vous renvoie, pour établir le diagnostic de la lèpre, aux auteurs, tant sacrés que profanes, qui ont traité de cette dégoûtante maladie, si commune dans la Judée, qui a régné deux fois en Europe : après le siége de Jérusalem par Titus, et à la suite des croisades. C'est pour recevoir les lépreux qu'on avait établi les maladreries.

De l'éléphantiasis.

65. A côté de la lèpre vient l'éléphantiasis, que l'on confond avec elle, et qui paraît tenir de la lèpre et des dartres. On en fait aussi une maladie particulière. Son symptôme le plus caractéristique est de déformer la peau, particulièrement celles des jambes et des pieds, de manière à les rendre semblables à ceux de l'éléphant, ce qui lui a fait donner le nom qu'elle porte.

66. Au lieu de vous décrire l'éléphantiasis, je vais vous rapporter la seule observation que j'en aie recueillie à la Clinique interne. Cette observation vous suffira pour établir le diagnostic de cette maladie, qui est extrêmement rare.

OBSERVATION.

67. Neychens (Pierre), âgé de vingt-trois ans, autrefois chapelier, aujourd'hui soldat depuis cinq ans, d'une taille moyenne, d'un tempérament lymphatique et sanguin, d'un caractère gai, ayant les passions vives, entra à la Clinique interne le 27 septembre 1816.

68. Voici les longs détails que cet homme nous donna sur sa maladie : sa mère lui a dit qu'étant enceinte de lui, elle avait eu la gale, qui avait duré plusieurs mois ; qu'elle était couverte de boutons et de petits ulcères, lorsqu'on l'avait guérie par un traitement très-prompt ; elle attribuait à cette cause la maladie actuelle de son fils.

69. Neychens, adonné dans sa jeunesse à la masturbation, a eu de tous temps une constitution scrophuleuse, manifestée par des tumeurs au col et par un engorgement glandulaire placé au-dessous de l'aine droite ; tumeur froide, indolore et stationnaire, qu'il a portée depuis son plus bas âge jusqu'en 1812, il y a quatre ans.

70. Pendant son service militaire, la seule blessure qu'il ait reçue fut faite par une balle morte, qui frappa la partie antérieure et moyenne de la cuisse gauche. Il lui en reste une cicatrice

superficielle et ronde, qui ne gêne nullement les mouvemens du membre.

71. Étant en Espagne, il contracta la gale, qu'il a traitée lui-même, et dont il crut être bien guéri. Trois mois après la disparition de cette éruption, Neychens rentra en France, où il fut pris d'une fièvre continue qui dura vingt-cinq jours, et qui, dans le commencement, fut accompagnée d'un délire constant.

72. Le délire avait cessé, la fièvre tendait vers sa fin, lorsque la jambe droite, sur laquelle on avait appliqué un vésicatoire, s'engorgea et devint douloureuse. Il s'y forma une petite tumeur qui suppura pendant quelque temps. C'est à cette époque que disparut l'engorgement glanduleux de la cuisse.

73. Ce soldat, envoyé dans son pays pour passer sa convalescence, recouvra des forces et le libre exercice de sa jambe droite; mais il se déclara une autre affection : la partie interne et la plante du pied droit devinrent le siége d'une sueur habituelle considérable, et il se développa à la partie interne du gros orteil une tumeur oblongue de devant en arrière, d'apparence charnue, rugueuse, sillonnée par des crevasses, d'où s'écoulait une plus ou moins grande quantité de sérosité.

74. En 1815, Neychens fit partie de l'armée

de Bonaparte. Un jour du mois de mai de cette année, son régiment faisant l'exercice à feu, ce soldat se trouvait à genoux au premier rang; il y resta long-temps. Il se releva au commandement; son pied droit était fortement étendu sur la jambe, il sentit une vive douleur, et il entendit un craquement très-distinct dans l'articulation tibio-tarsienne. Un gonflement inflammatoire qui survint fut combattu par les antiphlogistiques. Au bout de quinze jours, la diminution de l'enflure et la disparition complète de la douleur lui permirent de suivre son régiment dans la Vendée.

75. Pendant la campagne, la sueur du pied droit et l'exsudation du gros orteil augmentèrent et furent poussées au point que quelquefois le pied sortait du soulier, qui se remplissait d'eau. Pour obvier à cet inconvénient, qui retardait sa marche, Neychens avait pris l'habitude de poser son pied sur la terre fraîche, ou dans la poussière, ou dans l'eau froide, aussitôt qu'il sentait l'annonce de l'accident qu'il redoutait; mais chaque fois il occasionnait une répercussion de la sueur. Ce fut à cette époque que prirent naissance les symptômes les plus remarquables de la maladie que nous allons décrire incessamment.

76. En avril 1816, le malade entra à l'hôpital

militaire du Val-de-Grâce. Pendant chacun des quatre premiers mois qu'il y resta, il eut un seul accès de fièvre, et durant le cinquième et dernier mois, il eut trois accès en quinze jours. Tous ces accès étaient souvent précédés de frisson; ils duraient vingt-quatre heures. Alors le bout du pied droit se gonflait, devenait chaud et rouge; bientôt l'inflammation gagnait la jambe; ensuite il y avait de la céphalalgie, de l'anorexie, et une soif ardente. A la fin de l'accès, ces symptômes disparaissaient dans l'ordre où ils avaient paru.

77. Le traitement auquel Neychens fut soumis consistait, à l'intérieur, dans l'emploi des apéritifs, des sudorifiques, et des mercuriaux, pris ensemble ou séparément; et à l'extérieur, en bains, en émolliens, en calmans, auxquels on substitua des résolutifs. Tous ces remèdes, tant externes qu'internes, ne produisirent pas le plus léger soulagement, et le malade sortit de l'hôpital le 20 septembre.

78. Admis le 27 à la Clinique interne, et pendant long-temps examiné très-attentivement, on a reconnu les signes et les symptômes suivans : toute l'habitude du corps était, en général, dans l'état naturel; les membres thoraciques, le membre abdominal gauche et la cuisse droite étaient fort sains. On sentait quelques

glandes engorgées à l'angle droit de la mâchoire inférieure ; elles existaient depuis nombre d'années ; elles étaient indolores. On voyait à la joue droite une dartre de forme elliptique, ayant un pouce et demi (4 centimètres) de long sur un pouce (2 centimètres et demi) de large. Elle était entourée d'une aréole d'un rouge violacé, et un peu déprimée au milieu. Presque partout elle offrait des écailles dures et très-sèches, d'un blanc verdâtre. Dans les endroits où il n'y avait pas d'écailles, on apercevait au-dessus du niveau de la peau de petites tumeurs charnues, aplaties, rugueuses et sillonnées en sens divers. Cette dartre était venue, il y a un an, à la suite d'un coup d'ongle que Neychens avait reçu à la joue ; elle avait résisté à l'application de la pommade soufrée et aux autres remèdes employés au Val-de-Grâce. Les fonctions de la respiration, de la circulation et de la digestion, s'opéraient parfaitement bien ; les sens étaient intacts.

79. La jambe droite, siége de l'affection principale était énormément tuméfiée ; on n'en distinguait presque plus le mollet ; elle était d'un rouge marbré, d'une dureté très-remarquable, couverte de pustules dont les unes étaient rouges et dures ; d'autres étaient jaunes à leur sommet et remplies de croûtes calleuses ; d'autres avaient

une couleur grise. On trouvait des pustules semblables au creux du jarret, et antérieurement au-dessus du genou.

80. La partie postérieure de la jampe présentait de nombreuses rugosités. Le pied, très-volumineux, déformé, épaté, pouvait très-bien être comparé au pied de l'éléphant; il était ridé transversalement vers son articulation avec la jambe, et couvert de pustules comme elle. La base des orteils offrait des tubercules charnus; ceux du gros orteil étaient plus saillans; il y avait entre autres une tumeur oblongue d'avant en arrière. (Elle avait pris naissance à l'époque de la sueur du pied en 1815.)

81. Entre tous les orteils, il suintait une matière blanche, de consistance butireuse, qui exhalait une odeur infecte, dont nous ne pourrions pas indiquer l'analogue; quelques pustules rouges étaient à la plante du pied; mais, de même que celles de la jambe, elles ne causaient aucune douleur.

82. Le pied, mesuré et pris sur le coude-pied, avait onze pouces trois lignes (3 décimètres et 4 millimètres) de circonférence; et du talon à l'extrémité des orteils, un pied quatre lignes (le tiers d'un mètre ou 334 millimètres). La jambe avait au-dessus des malléoles neuf pouces quatre lignes (253 millimètres), et au

niveau du mollet un pied un pouce (352 millimètres).

83. Pendant son séjour à l'Hospice, qui fut de sept mois, Neychens eut un léger catarrhe pulmonaire et un embarras gastrique qui cédèrent l'un et l'autre en quelques jours aux pectoraux et aux évacuans. Il fut pris cinq fois de la fièvre, qui dura chaque fois vingt-quatre heures; savoir, le 3 octobre, le 4 novembre 1816; le 6 février, le 17 mars et le 8 avril 1817; les deux derniers accès ont été moins violens que les trois premiers. La fièvre a constamment débuté par le frisson, suivi d'une grande chaleur sans sueur; la chaleur durait jusqu'à la fin de l'accès; la céphalalgie était intense, la soif était ardente. Alors la jambe enflait considérablement; il s'y manifestait une chaleur insupportable.

84. Pendant que l'on combattait ces épiphénomènes, on suspendait le traitement de la maladie principale, contre laquelle on employa successivement, à l'intérieur, la tisane sudorifique, le petit-lait, dans lequel on faisait infuser des plantes chicoracées; le vin antiscorbutique, les sucs de plantes amères et crucifères, le sirop de Cuisinier; et, à l'extérieur, les bains, les cataplasmes émolliens, les fumigations aqueuses, ensuite les lotions avec l'eau de Barèges, les bains sulfureux, les fumigations sulfureuses. On

établit deux cautères, l'un au-dessus du genou, l'autre auprès de la malléole interne; ils donnèrent assez bien pendant quelque temps, puis devinrent ulcéreux, s'agrandirent, se confondirent avec les pustules, et ne firent qu'augmenter le mal.

85. Vers la fin de 1816, et pendant les deux premiers mois de 1817, il y eut une apparence d'amélioration. Dans plusieurs endroits de la jambe malade, quelques pustules avaient disparu; la peau semblait revenir à son état naturel, quoique son tissu fût toujours dur et calleux. La dartre de la face s'était un peu effacée. Mais depuis le commencement de mars tous les accidens acquirent de l'intensité; la jambe devint beaucoup plus grosse et plus déformée; les pustules furent plus multipliées, l'épatement du pied fut plus sensible, la sueur de la plante du pied et le suintement d'entre les orteils furent plus considérables et plus nauséabondes. La dartre du visage s'agrandit et se couvrit de croûtes plus larges, très-jaunes, et fort dures. Les fonctions des organes continuèrent à se faire parfaitement bien.

86. Enfin, désespérant de guérir ce malade, on lui donna son *exeat* le 5 mai 1817. Il fut réformé du service militaire, et envoyé aux bains de Barèges. Nous l'avons perdu de vue.

Réflexions.

87. La gale que sa mère avait gardée long-temps pendant sa grossesse, et qui fut supprimée subitement, avait-elle influé sur la mauvaise conformation de la peau de Neychens? C'est ce que je n'oserais ni nier ni affirmer.

88. La disposition aux scrophules paraîtrait avoir été une des causes de cette désorganisation de la peau ; mais pourquoi n'y aurait-il eu que le côté droit d'affecté constamment? Les glandes du col étaient engorgées à droite, la dartre était placée sur la joue droite, l'engorgement lymphatique était au-dessous de l'aine droite, et l'éléphantiasis n'a jamais quitté la jambe droite. J'ai observé tous ces phénomènes, je ne saurais m'en rendre une raison satisfaisante.

89. Suis-je autorisé à penser que l'éléphantiasis, parvenu au degré où était celui de Neychens, soit absolument incurable? ou bien les moyens employés au Val-de-Grâce et à l'Hospice clinique n'étaient-ils pas propres à procurer la guérison? Cest encore en cela que je reste dans le doute.

90. L'éléphantiasis est-il une véritable lèpre? est-il distinct de la maladie particulière aux habitans de la Judée? Je n'en sais rien ; je n'ai pas fait d'observations comparatives ; je soumets cette question à ceux de mes confrères qui exercent

dans les hôpitaux spécialement destinés à traiter ces sortes de maladies. J'ai rapporté un fait; je n'en tire aucune conclusion.

Système pileux.

91. Les cheveux et les poils, que l'on a décorés du nom de *système pileux*, sont intimement liés avec l'appareil cutané; ainsi vous n'abandonnerez pas l'examen de la peau sans vous être assurés de la couleur des cheveux, de la barbe, des sourcils et des cils.

92. Les cheveux blonds, ou d'un châtain très-clair, vous indiqueront un tempérament lymphatique ou lymphatico-sanguin (1); les cheveux bruns, un tempérament sanguin ou nervoso-sanguin; les cheveux noirs, frisés, crépus, appartiennent au tempérament bilieux ou nervoso-bilieux; les roux sont, en général, l'indice d'un tempérament mixte, mais souvent ceux qui les portent sont, ou tout nerveux, ou tout sanguins; les gris sont le signe du commencement de la vieillesse; les blancs décèlent ordinairement la vieillesse déclarée ou la décrépitude. Mais il se rencontre beaucoup de jeunes gens qui ont les cheveux blancs; ce que l'on attribue

(1) On voit cependant des blonds qui ne tiennent rien du tempérament lymphatique, qui sont d'une force prodigieuse, et possèdent tous les attributs du tempérament sanguin.

à des maladies accompagnées de céphalalgie; à des travaux de tête qui exigent une grande contention d'esprit; à des chagrins, des révolutions subites; quelquefois à la débauche. Cependant il est de remarque que les cheveux blanchissent de très-bonne heure chez des jeunes gens des deux sexes, sans qu'aucune des causes que nous venons d'énumérer y aient contribué; et même cette couleur prématurée se propage des pères et des mères aux enfans, sans qu'on puisse raisonnablement en indiquer la cause. Il est à remarquer que les cheveux roux, ou noirs, ou très-bruns, sont ceux qui blanchissent le plus tôt et sont d'un plus beau blanc.

93. La barbe mérite à peu près les mêmes observations que les cheveux; cependant une chose qui ne doit pas échapper à l'œil de l'observateur, c'est qu'il y a très-peu de barbes noires ou d'un brun foncé, quoique les cheveux soient de cette couleur; et que le plus souvent elle est entièrement rousse ou tirant sur le roux; mais vous ne verrez pas un homme avoir les cheveux roux et la barbe noire ou brune.

94. Il est bon encore de remarquer qu'il s'exhale naturellement des roux et des noirs foncés, surtout des nègres, une odeur forte, qu'il ne faut pas prendre pour un état pathologique, non plus que celle qui est causée par

la sueur des pieds ou des aisselles, ou celle qui est le produit d'un traitement mercuriel ou sulfureux.

95. Les sourcils et les cils sont ordinairement de la couleur des cheveux; cependant on trouve des hommes dont les cheveux et la barbe sont roux, et qui ont des sourcils et des cils presque noirs, et même quelquefois les yeux bruns, ce qui leur donne un air sauvage, une figure que l'on peut appeler *hétéroclite*. Ceux que j'ai rencontrés étaient obstinés, disputeurs, avantageux, grands faiseurs de projets et d'entreprises mal combinés.

96. J'ai connu une jeune personne qui, avec des traits réguliers, était fort jolie à voir de profil, et n'était pas supportable en face, par une singularité que je n'ai rencontrée que chez elle. Cette personne avait la moitié de sa chevelure brune; de ce côté l'œil était noir, ainsi que le sourcil et les cils; l'autre moitié était d'un blond pâle, ainsi que le sourcil et les cils; l'œil était très-bleu.

97. Les sourcils noirs, arqués, épais et croisés sur la racine du nez, dénotent un tempérament bilieux, ou nervoso-sanguin.

98. L'absence totale des sourcils et des cils, ou leur extrême rareté et d'un blond très-fade, sont l'annonce d'un tempérament lymphatique par excellence. Ils sont cependant assez souvent

la marque de l'astuce, de la perfidie, de l'impudence, unies à la faiblesse, à la souplesse, à la lâcheté, ce qu'on ne peut soupçonner en les voyant; car ces figures, au premier aspect, sont insignifiantes, et ressemblent, pardonnez-moi l'expression qui rend parfaitement mon idée, ils ressemblent à une *tête de veau échaudée*.

99. Les cheveux et les poils ont aussi leurs maladies particulières. Les cheveux peuvent être hérissés, sensibles au toucher, aigres, cassans, être épaissis, grossis, désorganisés, de manière que, quand on les coupe, chacun d'eux laisse échapper une goutte de sang (1). Ils peuvent tomber entièrement ou par place, et laisser sur la tête des plaques rases. La même chose peut arriver aux poils de la barbe, à ceux du reste du corps, aux cils, et aux sourcils : cette affection porte le nom d'*alopécie*. Quelquefois ils se mêlent, se feutrent, soit naturellement pour former toutes les espèces de pliques, soit pendant les maladies longues; de sorte que, quand, dans la convalescence, on décoiffe la personne, tous les cheveux bouchonnés viennent avec le bonnet.

100. Les ongles doivent pareillement être l'ob-

(1) M. Levacher, docteur de l'ancienne Faculté de médecine, en a fait connaître un exemple dans une des assemblées dites du *primâ mensis*.

jet de vos remarques. Ils peuvent être déformés par la vieillesse, par suite de blessures ou de dépôts au bout des doigts; ils peuvent tomber; ils peuvent se ramollir et croître outre mesure; ils peuvent être rongés avec les dents, comme chez les personnes dont la tête est fortement occupée et dont les passions sont violentes, quoique concentrées. Dans les fièvres intermittentes et rémittentes, ils offrent à leur extrémité un demi-cercle violet, qui annonce l'accès ou le paroxysme. Ils peuvent s'allonger, et rentrer dans la chair, surtout aux doigts des pieds, etc.

101. L'épiderme mérite aussi votre attention. Il a ses maladies propres; il devient souvent symptôme ou signe d'une autre maladie. Il forme les cors, les durillons, les verrues, les crevasses; il s'élève en pointes hérissées, comme chez l'Anglais surnommé *porc-épic*; il est soulevé dans la brûlure, dans la petite vérole, dans certains érysipèles; il est détruit dans la gangrène; il tombe par écailles très-fines dans la rougeole; il s'enlève par plaques dans la scarlatine, etc., ce que vous avez vu dans les observations que nous avons rapportées sur les maladies aiguës et chroniques de la peau. Ainsi vous reconnaîtrez l'avantage que l'on peut tirer de l'examen des systèmes cutané et pileux pour établir le diagnostic.

SIXIÈME LEÇON.

SUITE DU DIAGNOSTIC.

De la digestion.

1. Après avoir appris tout ce qui a rapport à la peau, sa structure, ses fonctions, ses maladies, vous examinez avec la même attention l'appareil de la digestion, tous les organes qui servent à cette fonction, soit immédiatement, soit médiatement; c'est-à-dire ceux qui l'opèrent et ceux qui en sécrètent les produits: ainsi vous suivez les alimens, tant solides que liquides, leurs produits, leurs résidus; vous les suivez depuis les lèvres jusqu'à l'anus, et jusqu'à l'extrémité du canal de l'urètre. Vous explorez, autant que possible, les organes qui contribuent à former le chyle et à le conduire du duodénum au cœur. Ces recherches vous mettent à portée de juger de toutes les maladies qui peuvent affecter le canal alimentaire et les viscères qui secondent son action.

2. L'anatomie vous aura appris qu'une membrane muqueuse tapisse à l'intérieur tout l'ap-

pareil digestif, et que la plupart des organes qui le composent sont recouverts à l'extérieur, en totalité ou en partie, par la membrane séreuse appelée *péritoine* (1). La physiologie vous aura indiqué l'usage de ces deux membranes, que vous étudierez particulièrement dans l'ouvrage de Bichat. Toutes ces connaissances vous reviendront à la mémoire sans le moindre effort, par l'usage que vous en ferez journellement.

3. Vous divisez, avec tous les physiologistes, le mécanisme de la digestion en *mastication*, en *déglutition*, en *formation du chyme*, en *sécrétion du chyle*, ou *digestion proprement dite*, et en *produits de la digestion*. Vous parcourez chacun des organes qui servent à ces diverses fonctions.

4. Pour connaître ce qui a rapport à la mastication, vous considérez les lèvres. L'anatomie et la physiologie vous auront enseigné quels sont leur structure, leurs mouvemens naturels, leur sensibilité, leur usage dans l'introduction des alimens, tant solides que liquides.

5. Vous jugerez le rire, sa nature, son expression. Vous distinguerez le rire franc et annonçant la gaîté, la sérénité de l'âme; le rire

(1) A. Petit, dans ses leçons, disait qu'il semblait que la nature, pour transformer le tissu cellulaire en membrane séreuse, avait donné l'exemple au sculpteur qui passe le doigt mouillé sur l'argile dont il veut faire une statue, afin de lui donner le poli.

que l'on appelle *du bout des lèvres*, et qui annonce plutôt la tristesse que la gaîté, le rire ironique ou moqueur, le rire dédaigneux, etc.

6. Nous ne reviendrons pas sur ce que nous avons dit, dans le préjugement, de la couleur des lèvres, de leur volume, qui peut être augmenté ou diminué par excès ou par défaut de substance. Rappelez-vous, d'après l'étude que vous aurez faite de la clinique, par quelles causes et dans quelles maladies elles peuvent être tuméfiées, injectées, décolorées, squirrheuses, etc.

7. Vous appercevrez facilement s'il y a solution de continuité, telles que, bec de lièvre, naturel ou accidentel, plaie, fissure, gerçure, aphthes, tremblement, etc. Vous remarquerez si les lèvres sont tirées d'un côté ou pendantes, comme dans la paralysie; si elles sont prises de spasme, de convulsions, comme dans le rire sardonique; si elles portent des boutons, des élevures, des croûtes, comme à la suite d'un accès de fièvre; si elles sont couvertes de pellicules formées par l'épiderme soulevé; si elles sont mâchonnées, comme cela arrive souvent aux jeunes personnes qui sont dans l'attente d'une fête, d'une partie de plaisir, ou aux hommes très-appliqués à l'étude; si elles sont brunes, noires, fuligineuses, comme dans les fièvres de mauvais caractère; enfin si elles sont tombées

en gangrène ou rongées par un cancer. A la suite des grandes hémorrhagies, les lèvres sont extrêmement pâles et jaunes.

8. Vous écarterez les lèvres, et vous apercevrez les dents et les gencives. Vous connaissez d'avance ce que sont les dents saines et dans leur état naturel d'après l'âge du malade. Nous reporterons aux maladies des enfans tout ce qui a rapport à la dentition. Les dents peuvent être chargées, surtout à leur racine, de tartre ou d'un limon épais, causé par le peu de soin que le malade a de sa bouche, ou par l'affection dont il est travaillé en ce moment. Il peut avoir des dents qui percent les gencives en dedans ou en dehors; il existe quelquefois une double rangée de dents. Il peut en manquer; elles peuvent être déchaussées, cariées, brunies, noircies à leur base, vacillantes, comme dans les cachexies scorbutiques ou vénériennes, ou à la suite d'un traitement mercuriel; elles peuvent être encroûtées de fuliginosités, comme dans les fièvres pernicieuses, etc. Vous distinguerez facilement ce qui est maladie des dents elles-mêmes, ou symptôme d'une autre maladie; vous vous informerez si le malade peut se servir de ses dents, s'il souffre en mâchant, ou même sans opérer la mastication; si elles lui semblent agacées, ramollies, etc. Vous verrez s'il y a des

grincemens, si le malade peut écarter les mâchoires, ou s'il lui est impossible de les desserrer.

9. Ce qu'il est essentiel de noter pour expliquer le mécanisme de la mastication, c'est que l'homme a des dents incisives pour couper les alimens, comme les animaux qui paissent; des dents canines pour déchirer les chairs, ainsi que les animaux carnivores; et des dents molaires, formées par la réunion de plusieurs dents canines, qui font fonctions des dents larges et feuilletées des granivores. En parlant de l'estomac, nous apprécierons cette disposition des dents de l'homme, et nous en conclurons que la nature nous a destinés à nous nourrir de toutes sortes d'alimens, en nous donnant l'instinct qui nous porte à les désirer, et les organes propres à les approcher de notre bouche, à les mâcher et à les digérer.

10. On ne peut guère considérer les dents isolément et sans s'occuper des gencives et des mâchoires; ainsi vous vous rappellerez, pour les gencives, pour les alvéoles et pour les mâchoires, comme vous l'avez fait pour les dents, et, même pour le dire d'avance, comme vous devez le faire pour tous les organes que vous examinerez; vous vous rappellerez, dis-je. leur structure dans l'état sain, et leurs fonctions; ensuite vous rechercherez leur altération, leur

état morbide, soit comme affections propres à l'organe, lui-même, soit comme signe ou symptôme d'une autre maladie.

11. Les gencives peuvent être humides, sèches, gonflées, mollasses, saignantes, vermeilles, pâles, d'un rouge foncé, couleur de lie de vin, douloureuses; prises de fluxion, de dépôts; ulcérées, couvertes d'aphthes, brunes, encroûtées, fuligineuses comme les dents. La pathologie et la clinique vous auront enseigné les inductions que vous devez tirer de ces différens états, relativement aux affections qu'ils annoncent; il suffit, en traitant du diagnostic, de fixer votre attention sur le cas que vous devez en faire.

12. Les mâchoires, dont les alvéoles et les gencives font partie, peuvent être serrées l'une contre l'autre, comme dans le trismus, la brédissure, le tétanos et les convulsions; elles peuvent être écartées, comme dans la salivation excessive, la glossite; elles peuvent être attaquées de carie, de nécrose, et de tous les accidens, suite de cachexie, qui affectent les dents, et que nous avons signalés. On peut y reconnaître des fractures, des luxations, des exostoses, etc., etc.

13. Vous soumettrez de même à votre examen l'intérieur des joues, le palais, le voile du palais, la luette, les os maxillaires supérieurs, les os palatins, les amygdales, l'épiglotte; et

toujours en appliquant à ces recherches vos connaissances en anatomie, en pathologie et en clinique, afin d'apprécier la structure, l'état sain et l'état morbide des organes. Vous porterez une grande attention aux diverses glandes salivaires, à leurs conduits, à la sécrétion et à l'excrétion de la salive. Vous remarquerez soigneusement les vices d'organisation de toutes ces parties ; vous apprendrez comment elles font leurs fonctions. Alors vous jugerez quelles sont les maladies dont elles sont affectées, comme manque absolu, surabondance, défaut, prolongement, chute ou raccourcissement, gonflement, écartement, plaies, fractures, piqûres, excoriation, brûlures, phlegmasie, aphthes, obstructions, induration, abcès, suppuration, calculs, ulcère, gangrène, charbon, angine, grenouillette, hémorrhagie, tumeurs, squirrhe, *spina ventosa*, cancer, carie, exostoses, tubercules, sécheresse, ptyalisme, ou salivation, etc. (1) Vous ferez état des altérations que peut subir la salive elle-même.

(1) Peut-être que quelques accidens se présenteront à votre observation. On cite l'exemple d'une sangsue qui, se trouvant dans de l'eau que l'on avalait, s'attacha à la luette, s'y gorgea de sang, et causa les plus graves accidens. J'ai retiré avec beaucoup de peine une fourmi qui s'était trouvée dans un fruit, et qui, en se promenant autour de la luette, produisait des nausées et déjà des mouvemens spasmodiques à une jeune personne qui en était très-effrayée.

14. Ensuite vous chercherez à connaître les signes et symptômes d'autres maladies dont plusieurs de ces accidens peuvent n'être que les indices, mais qui vous serviront dans le diagnostic que vous voulez établir, telles que syphilis, scorbut, scrophules, etc., et nombre de maladies aiguës.

15. Portez la plus grande attention à l'examen de la langue; vous savez que cet organe est une des boussoles du médecin. Rappelez-vous ce que vous a appris l'anatomie et la physiologie sur sa structure, sur son état naturel et sain, sur ses bonnes proportions, sur ses fonctions, comme siége principal du goût, et comme servant essentiellement à la parole, à la mastication et à la déglutition des alimens. Alors vous pourrez juger si elle offre quelque vice de conformation, et si elle est dans un état morbide.

16. Quant aux vices de conformation, vous apercevrez promptement si elle est trop courte ou trop longue, trop large, trop arrondie, trop épaissie; si le frein est trop court ou trop long, etc., et vous verrez en quoi ces défauts peuvent gêner la prononciation, la formation du bol alimentaire et la déglutition. Vous apprécierez les forces musculaires, tant de l'organe lui-même que des muscles, qui le secondent dans ses mouvemens.

17. Pour quelque maladie que vous soyez appelé, vous aurez beaucoup à apprendre de l'état de la langue. Nous sommes forcé, dans l'examen de cet organe, de confondre ensemble les maladies aiguës et chroniques; celles qui appartiennent à la clinique interne et à la clinique externe; les maladies qui sont propres à la langue, et celles dont elles ne présente qu'un symptôme, ou un signe remarquable.

18. On pourrait faire sur le seul état de la langue pour établir le diagnostic une longue dissertation; mais ce serait nous écarter du but que nous nous sommes proposé, de ne vous offrir que des généralités sur la médecine pratique.

19. Vous devez examiner la langue dans les diverses phases de la même affection. Elle est souvent bien différente dans l'invasion, au *summum* et à l'approche de la terminaison, soit qu'elle annonce la convalescence, soit qu'elle fasse présager la mort : ainsi l'examen de la langue vous servira à établir le diagnostic et à porter le prognostic.

20. Entrons dans quelques détails. La langue peut être humide, d'un rouge vermeil et partout égal, douce au toucher; elle n'annonce alors aucune affection morbide du canal alimentaire.

21. Au moment du réveil, elle peut être rouge, mais sèche, et un peu rude; ce qui arrive à ceux qui dorment la bouche ouverte, surtout aux vieillards. Attendez quelque temps, bientôt la salive lui rendra de l'humidité, en excitant un petit picotement.

22. Elle peut être pâteuse, un peu chargée d'un enduit blanchâtre ou grisâtre, ce qui annonce une digestion laborieuse, ou un sommeil troublé par l'inquiétude, ou une abstinence, ou une veille trop prolongée.

23. Le rouge peut être plus vif que dans l'état naturel, accompagné de sécheresse; c'est le signe d'une phlegmasie quelconque que vous découvrirez bientôt.

24. Une langue humide, d'une couleur jaune ou verdâtre annonce un simple embarras gastrique, ou le commencement d'une fièvre essentiellement bilieuse (1).

25. Si elle est rouge dans son ensemble et un peu sèche, elle dénote une fièvre inflammatoire, une angine, une phlegmasie de la poitrine ou de l'abdomen.

26. Dans les fièvres intermittentes ou rémittentes, au commencement de l'accès ou du

(1) Nous expliquerons dans la suite ce que nous entendons par *fièvre*, par fièvre *bilieuse*, fièvre *putride*, fièvre *maligne*, fièvre *ataxique*, etc., etc.

paroxysme, la langue est sèche, râpeuse; ses papilles sont comme hérissées.

27. Une langue enduite d'un limon très-épais, tantôt blanc, tantôt gris, mais très-humide et très-gras, se présente à la fin d'un accès de fièvre intermittente ou d'un paroxysme de fièvre continue rémittente.

28. Dans les fièvres putrido-adynamiques, dans les angines tonsillaires, dans les aphthes, etc., la langue est retirée dans la bouche et ne peut sortir au-dehors.

29. Quelquefois la langue ne peut se mouvoir, ou n'a que des mouvemens imparfaits, ou se porte d'un côté lorsqu'on la sort de la bouche. C'est un des signes caractéristiques d'une paralysie, soit de l'organe lui-même, soit de l'hémiplégie. Ordinairement la langue est portée vers le côté opposé à celui dont les muscles sont paralysés; cependant on voit aussi, quoique rarement, le contraire avoir lieu.

30. Dans la plupart des fièvres malignes, la langue est contractée, racornie, comme ligneuse, et diminuée de volume.

31. Qu'elle soit chargée à sa base, grise et rude au milieu, rouge sur ses bords et vers sa pointe, elle est l'indice d'un commencement de fièvre bilieuse, ou de fièvre bilioso-putride.

32. Vous la trouverez couverte d'un mucus

qui, après avoir été concret, s'est humecté; qui, lorsqu'on ouvre la bouche, forme des filamens qui vont de la langue au palais; vous reconnaissez que la maladie est arrivée à cette époque que les anciens appelaient la *coction*, et vous prédisez une convalescence prochaine.

33. La couleur d'une ardoise mouillée sur une langue tantôt sèche, tantôt humectée, se rencontre souvent dans les fièvres muqueuses, surtout quand elles sont de longue durée.

34. Vous porterez une grande attention à une langue noire, comme mamelonnée, encroûtée d'un limon épais, desséché et fuligineux; une langue gercée, sillonnée si profondément qu'il en découle quelquefois du sang ichoreux. C'est ainsi que vous l'observerez dans toutes les fièvres de mauvais caractère, dans la fièvre intermittente pernicieuse, vers la fin du typhus, dans la fièvre jaune, etc., etc. A la fin de la maladie, lorsqu'elle n'emporte point le malade, ces croûtes s'enlèvent par lambeaux épais comme l'écorce d'une orange, et laissent la langue d'un rouge très-vif et extrêmement sensible.

35. Un état opposé de la langue annonce un bien plus grand danger; c'est lorsqu'elle est rouge, très-lisse et mouillée par une salive diffluente qui coule dessus, en grande abondance, comme ferait un liquide sur un corps poli. On trouve

cet état de la langue dans les fièvres qui méritent le nom d'*ataxiques par excellence*.

36. Une langue striée, offrant des bandes rouges et des bandes blanches ou grises, qui s'étendent en triangles allongés et pointus, de la base à la pointe, a souvent lieu dans les fièvres bilieuses et les fièvres putrides.

37. Dans les fièvres vraiment adynamiques et putrides, la langue est engourdie, comme flétrie; lorsque le malade a pu la sortir de la bouche, il oublie de la retirer. Quelquefois même elle reste continuellement pendante hors de la bouche.

38. Nombre d'affections lymphatiques, ou dues à un grand épuisement, sont caractérisées par une langue décolorée, jaune, telle que le parenchyme d'une cerise dont on a ôté l'enveloppe; c'est aussi la langue que nous avons signalée dans la chlorose.

39. Ces différens états de la langue, et bien d'autres que je ne vous indique point, pour ne pas trop prolonger ces leçons, ne sont que symptomatiques de diverses maladies. Mais cet organe peut être affecté de maladies qui lui sont propres, et dont nous allons examiner les principales. Ainsi la glossite se reconnaît parce que la langue est tuméfiée, enflammée dans toutes ses parties, remplissant la bouche, gê-

nant la respiration, causant de la douleur, empêchant la parole et la voix.

40. La langue peut être couverte d'aphthes qui ont plus ou moins d'étendue et de profondeur, et qui quelquefois sont si multipliés, qu'ils se confondent comme dans le muguet des enfans. C'est toujours un signe de vive inflammation de l'organe.

41. La langue peut présenter des solutions de continuité, comme dans les plaies; être mordue, mâchonnée, comme à la suite d'une attaque d'épilepsie.

42. La langue peut être rongée en partie par la gangrène ou par un cancer; je vais vous en rapporter une observation.

43. Elle peut éprouver des convulsions manifestées par la rétraction, la contraction, le tremblement. Quelquefois elle est seulement tremblotante, sans convulsion manifeste, comme dans les fièvres malignes.

44. Pour achever ce qui a rapport à la mastication, vous examinez l'action des dents pour broyer les alimens, celle des muscles qui font mouvoir la mâchoire en tous sens : ceux qui agissent sur les glandes pour en faire jaillir la salive; ceux qui donnent aux lèvres et aux joues les moyens d'aider la langue à former le bol alimentaire, ou à retenir et ramasser les liqui-

des, et à pousser l'un et les autres vers l'arrière-bouche.

45. Il vous reste à faire deux observations importantes, l'une sur l'odeur qui s'exhale de la bouche, l'autre sur la saveur dont le malade peut avoir la sensation insolite, ou au moins qui n'est pas naturelle à l'homme en santé.

46. L'odeur de la bouche peut être habituellement infecte, repoussante; alors elle est due à la disposition morbide des organes de la digestion ou de la respiration, quelquefois au scorbut très-développé.

47. Elle peut être le résultat de certains alimens, ou assaisonnemens, ou médicamens pris peu de temps auparavant, tels que l'ail, l'ognon, la ciboule, le camphre, le musc, l'assa-fœtida, l'éther. Elle peut être causée par l'usage du tabac, soit fumé, soit prisé, soit chiqué; par d'autres substances aromatiques ou alcoholiques que le malade aura mâchées ou bues. Elle peut venir de la bouche elle-même, des dents, des gencives, des glandes salivaires, de la langue; en un mot, d'une des maladies que nous avons signalées, telles que la carie, la gangrène, le cancer.

48. L'haleine la plus douce naturellement peut être altérée par des maladies dont le siége n'est pas dans la bouche; l'odeur peut venir du

pharynx, de l'œsophage, de l'estomac, du nez, du larynx, de la glotte : de l'angine des bronches, du poumon. Cette altération de l'haleine a lieu quelquefois dans le temps des menstrues chez certaines femmes d'ailleurs saines.

49. Elle est aigre, acide dans les maladies vermineuses ; fétide, cadavéreuse dans les fièvres putrides et malignes, dans la phthisie pulmonaire ou laryngée ; nidoreuse dans l'ozène, etc. Vous ne pourrez, dans ces cas, en bien juger qu'après avoir établi votre diagnostic ; mais ces remarques vous serviront grandement pour l'assurer.

50. Nous examinerons la saveur quand nous traiterons des sens et du goût en particulier. Mais, après avoir exploré la bouche, tous les organes qui la constituent, tous ceux qu'elle contient, et qui servent à la mastication ; après avoir jeté un coup-d'œil sur les maladies dont la bouche peut être affectée, ou qui sont symptômes d'autres maladies, vous vous assurerez de la voix et de la parole, qui peuvent être altérées par vice de conformation ou par maladies des organes que nous venons d'indiquer en partie. Vous vous rappellerez que la voix n'est autre chose que l'air modifié dans le larynx et par la glotte, et que la voix, modifiée de nouveau par la langue, par le voile du pa-

lais, par les dents et par les lèvres, forme la parole. On rapporte quelques exemples de personnes qui ont parlé sans langue, entre autres une femme que l'on montrait sur le boulevard (1). Vous reconnaîtrez l'aphonie complète ou incomplète, la raucité, l'enrouement naturel ou accidentel, le nasillement, le bégaiement naturel ou causé par une affection morbide, le grasseiement désagréable, le crachotement en parlant, par défaut de dents, le sifflement pour tenir les dents trop serrées, soit naturellement, comme les Anglais et les Champenois, soit par maladies, telles que le trismus; la prononciation interrompue par le claquement des dents pendant le frisson de la fièvre, ou lorsque les mâchoires sont engourdies par le froid; le hoquet ou des cris aigus qui coupent la parole; enfin l'impossibilité d'articuler dans la paralysie.

51. Vous vous informerez, je le répète, comment les puissances musculaires qui font mouvoir la mâchoire exécutent leurs fonctions pour opérer la mastication et préparer la déglutition. Ces muscles présentent aussi leurs maladies, telles que les crampes, les convulsions, la paralysie, les blessures, etc.

(1) Ce qui fit faire au marquis d'Argens l'épigramme suivante :

Nil mirum elinguis mulier si verba loquatur;
Mirum cum linguâ quòd taceat mulier.

52. Vous aurez été instruit par la physiologie de la manière dont les alimens solides sont imprégnés de salive, sont ramassés par la langue et les parois intérieures des joues pour former un bol, et comment ce bol, comment les liquides sont portés dans l'arrière-bouche pour exécuter la déglutition.

53. Pour vous rendre compte de la déglutition, vous pouvez explorer, par la vue et le toucher, l'arrière-bouche, l'isthme du gosier, le voile du palais, la luette, l'épiglotte. L'anatomie et la physiologie vous ont appris la structure et l'usage de ces parties. Vous savez la manière dont le pharynx se porte au-devant du bol alimentaire solide ou de la boisson : Vous connaissez le jeu de l'épiglotte dans cette action.

54. Au-delà de ces connaissances est un autre genre d'observation que vous avez à faire. Pour juger de la manière dont s'opère le passage des alimens de la bouche à l'estomac, et pour juger des vices de conformation et des maladies des parties qui opèrent ce passage, rappelez-vous la structure du pharynx et de l'œsophage; appliquez leur usage, comme vous l'avez fait pour ce qui se passe sous vos yeux, à ce que vous apprenez par des réponses à des questions précises et bien faites, et vous saurez bientôt quels sont les vices de conformation de ces parties,

quelles sont leurs maladies propres, et quelles sont les maladies dont elles vous présentent le signe ou le symptôme.

55. Vous devez d'abord vous rappeler la manière dont se fait la déglutition, que je confonds ici avec le passage des alimens à travers l'œsophage, et qu'on doit poursuivre depuis l'arrière-bouche jusqu'à l'estomac. Vous devez avoir présente l'action de la membrane musculeuse de l'œsophage, qui pousse, de proche en proche, le bol alimentaire et les boissons ; et peut même les faire avancer contre leur propre poids ; ce qui est prouvé par les tours que font les bateleurs, qui, en se tenant droit sur les mains, la tête en bas et les pieds en haut, mangent, boivent et avalent parfaitement. Il en est à peu près de même des personnes couchées.

56. Ce serait ici le lieu de considérer ce qui se passe lorsqu'on est debout ou placé sur son séant. Une seule fois en ma vie j'ai été à portée de bien apprécier ce mécanisme. L'observation est assez rare, assez curieuse pour trouver sa place dans ce cours ; mais je remets à vous en entretenir quand je vous parlerai des maladies de l'estomac.

57. Après vous être rendu compte du mécanisme de la déglutition, vous devez vous occuper des vices de conformation remarquables

sur les organes qui exécutent cette fonction.

58. Le pharynx peut être naturellement rétréci. Il peut n'être pas libre dans son action; il peut être imperforé dans les enfans nouveau-nés; il peut se contracter spasmodiquement lorsqu'il est titillé par une substance quelconque, état qu'il ne faut pas confondre avec l'état morbide. Il y a des gens qui ne peuvent avaler sans peine ni les solides, ni les liquides. J'ai vu à Londres le célèbre chimiste Kirwan, qui ne mangeait jamais en présence de qui que ce soit, parce qu'il avait tant de peine à avaler, qu'il faisait une grimace horrible qui déformait toute sa figure. J'ai connu un de nos littérateurs, Brousse des Faucherets, qui, pour avaler un verre de liquide quelconque, était obligé de s'y reprendre à trois ou quatre fois; il buvait par petites gorgées ou par cuillerées; sans quoi, il se navrait et perdait la respiration.

59. Vous chercherez ensuite à découvrir les maladies propres aux organes de la déglutition: l'inflammation qui constitue l'angine pharyngienne, le cancer, d'où dysphagie, la gangrène du pharynx ou de l'œsophage, la paralysie ou la mort des muscles qui les font agir, la brûlure pour avoir avalé des alimens liquides ou solides trop chauds, la cautérisation causée par l'ingestion des acides ou d'autres substances corrosives,

des aphthes, une éruption quelconque, une constriction vraiment convulsive, des corps étrangers qui, dans ces conduits, se sont arrêtés à différentes hauteurs, comme aiguilles, épingles, arêtes de poisson, pièces de monnaie, etc., etc. Vous reconnaîtrez ceux que l'on peut extraire avec les doigts ou avec des pinces; ceux que l'on peut pousser dans l'estomac; et ceux qui exigent impérieusement l'œsophagotomie. Vous passerez enfin aux lésions qui ne sont que symptômes d'une autre maladie, tels que les boutons varioleux, les érythèmes, les ulcères vénériens, scorbutiques, scrophuleux, dartreux, etc.

60. Quand vous rencontrerez l'hydrophobie, vous distinguerez soigneusement l'horreur pour les liquides, et la difficulté de les avaler, qui se manifeste quelquefois dans certaines fièvres, sans qu'il y ait aucun signe de rage, et celle qui est le plus communément symptôme de la rage, à laquelle on donne improprement le nom générique d'*hydrophobie;* et lorsque la rage sera déclarée, vous ne vous attendrez pas à trouver toujours l'horreur de l'eau (1).

61. Dans la paralysie du pharynx et de l'œsophage, la déglutition n'a pas lieu, ou n'a lieu

(1) Voyez ci-après les observations sur la rage.

que très-imparfaitement; la même chose arrive aux approches de la mort, lorsque les parties ont perdu tout leur ressort, et qu'il ne se fait plus de contraction musculaire. Les liquides que l'on introduit, même le malade étant soutenu et le tronc élevé, tombent dans l'estomac par leur propre poids; il semble que ce soit de l'eau qu'on fait couler dans un vase à long goulot; ou bien ils sont rejetés hors de la bouche, et s'épanchent sur le menton comme par régurgitation.

62. Il s'en faut de beaucoup, Messieurs, qu'il faille, dans tous les cas, faire un examen aussi scrupuleux, aussi minutieux que celui que je viens d'indiquer pour parvenir à établir le diagnostic dans les maladies particulières aux organes qui opèrent la déglutition, ou dans celles dont ces divers accidens ne sont que symptômes d'autres maladies. La plupart du temps vous feriez une chose inutile, vous ne pourriez saisir et classer toutes ces observations, vous brouilleriez vos idées, vous lasseriez la patience du malade, vous altéreriez sa confiance; mais j'ai dû vous faire connaître tout ce qui peut, dans certaines circonstances, être l'objet de vos recherches. C'est à vous à juger sur quoi vous devez les porter, d'après votre préjugement, d'après la maladie que vous avez sous les yeux.

La plupart du temps un petit nombre de signes bien reconnus suffit pour éclairer parfaitement le médecin praticien.

63. La remarque que je fais ici doit s'appliquer à toute exploration des signes et des symptômes. J'entrerai à l'avenir, ainsi que je viens de le faire pour le système cutané et pour le commencement du canal alimentaire, dans des détails que je saurai bien être superflus dans le plus grand nombre de cas, parce qu'il me suffit qu'ils puissent être utiles dans quelques-uns; mais je ne saurais trop vous recommander la sagacité sans précipitation; en faisant cette dernière réflexion : la sagacité ne s'acquiert que par un très-grand usage, qu'après avoir beaucoup vu, beaucoup comparé, beaucoup observé sans prévention

64. Je terminerai cet article de la mastication et de la déglutition par vous rapporter des observations sur les lésions qui affectent les organes chargés d'opérer ces fonctions.

PREMIÈRE OBSERVATION.

Cancer de la langue, hématémèse.

65. La femme Évrard (née Catherine***), âgée de cinquante-trois ans, d'un tempérament lymphatique et bilieux, d'une faible constitu-

tion, d'un embonpoint médiocre, est entrée à la Clinique interne le 8 juin 1819.

66. Il y avait six mois que cette femme s'était aperçue d'un petit bouton sur le côté gauche de la langue, qu'elle crut occasionné par la piqûre continuelle d'une dent cariée. Le bouton s'agrandit, forma une espèce de bourrelet très-dur et carcinomateux; il finit par s'ulcérer.

67. Lors de l'entrée de la femme Évrard, le cancer occupait les deux tiers de la partie gauche de la langue; il était très-douloureux, les bords en étaient renversés, le fond en était grisâtre. On le sonda; il avait en profondeur, du côté de la pointe de la langne, une ligne (environ 2 millimètres), et vers la base plus de quatre lignes (8 millimètres). Presque toutes les dents étaient cariées; la mastication et la déglutition étaient extrêmement difficiles. La malade éprouvait constamment une violente douleur qui s'étendait à tout le côté gauche de la tète et embrassait particulièrement l'oreille de ce côté. Cette céphalalgie a continué jusqu'à la mort; quelquefois elle était atroce.

68. J'avais admis cette femme à l'Hospice, non pas avec la prétention de la guérir d'une maladie incurable et mortelle, qui avait déjà fait des ravages affreux, mais dans l'espoir de la soulager, d'adoucir autant que je pourrais

le reste de sa vie, et pour présenter aux élèves un cas assez rare et digne d'être observé avec attention.

69. Je prescrivis de l'eau d'orge édulcorée avec le sirop de guimauve pour boisson; un gargarisme adoucissant et détersif; je la nourris avec du bouillon, des crèmes de riz, d'orge ou de gruau; quelquefois du vermicelle ou de la semoule; c'étaient les seuls alimens qu'elle pût avaler.

70. Pendant les deux premières semaines, ce régime et le repos que goûta la malade procurèrent un soulagement marqué: la céphalalgie était moins forte; les douleurs que causait le cancer étaient moins violentes.

71. Le 23 du mois de juin, il survint de la diarrhée. Deux jours après, les crachats, rendus sans toux et sans effort, contenaient un peu de sang. Le 25 au matin, depuis sept heures et demie jusqu'à neuf, la malade rendit par la bouche environ deux onces (60 grammes), de sang fluide et rouge, et ensuite quelques caillots d'un sang noir mêlé de salive, mais toujours sans effort du côté de la poitrine, ce qui fit reconnaître que ce sang venait de l'estomac. Pendant cette évacuation, il y eut une chaleur brûlante dans la gorge et dans l'épigas-

tre. Le reste de la journée et le commencement de la nuit furent assez tranquilles; la malade était pâle et faible; elle avait le pouls petit, et la respiration lente.

72. A deux heures du matin, l'hémorrhagie se renouvela, et, dans l'espace d'un quart d'heure, la malade vomit environ dix-huit onces (540 grammes) d'un sang écumeux et vermeil. La journée suivante, il y eut du calme, et la malade, qui était très-faible, ne se plaignit que d'une vive chaleur dans l'estomac. J'avais prescrit la décoction de cachou avec le sirop de grande consoude, le look astringent, et des pédiluves avec l'acide muriatique (hydrochlorique).

73. Pendant une vingtaine de jours, la femme Evrard se trouva assez bien; elle avait repris un peu de forces, le pouls s'était relevé; l'appétit se faisait sentir; la maigreur était moins apparente; mais il restait encore le mal de tète, qui cependant était moins violent; la chaleur dans l'épigastre, qui était plus faible, les douleurs que causait le cancer; le sommeil était léger.

74. Le 16 juillet, il survient des coliques, suivies d'une diarrhée qui fait rendre jusqu'à vingt selles par jour. C'est inutilement que l'on combat ces nouveaux accidens; les forces se

perdent de nouveau ; l'insomnie est continuelle; la maigreur augmente; le pouls est très-petit et très-faible; la figure devient jaune et plombée; la malade vomit presque tout le peu d'alimens qu'elle prend. Le 27, les selles sont moins fréquentes, les coliques sont moins vives, le vomissement a cessé. Le 5 août, la diarrhée n'a plus lieu; il n'y a plus qu'une selle par jour; l'appétit se prononce; la malade peut supporter quelques alimens plus solides. Pendant le reste du mois, et pendant tout le mois d'août, le mieux se soutient; les forces sont moins abattues; le sommeil revient par intervalles, la céphalalgie est supportable, le cancer reste stagnant, les douleurs qu'il cause sont moins violentes.

75. Au commencement de septembre, la scène change tout à coup; l'appétit se perd, l'estomac est plus douloureux, les coliques reviennent, la diarrhée reparaît et est très-abondante, l'abdomen fait éprouver de la douleur dans toute son étendue, les forces diminuent promptement, la céphalalgie reprend toute sa violence, les douleurs du cancer deviennent insoutenables; il s'exhale de la bouche une odeur infecte, que la malade elle-même ne peut supporter; la fièvre, qui s'est déclarée prend le caractère de lente

hectique; la peau est aride et terreuse; le marasme fait des progrès rapides, les pieds et les jambes s'infiltrent, la voix s'éteint. Cet état affreux continue pendant tout le mois d'octobre; enfin la femme Évrard meurt le 6 novembre 1819, après cinq mois de séjour à l'Hospice.

Ouverture.

76. Tout le corps était horriblement maigre; les muscles de la face étaient encore contractés, et les ailes du nez étaient resserrées.

77. Les méninges étaient saines, la substance cérébrale était très-ferme. Lorsqu'on l'incisait, elle paraissait piquetée d'un très-grand nombre de points sanguinolens. Les ventricules ne contenaient point de sérosité, le plexus choroïde était très-développé et très-rouge. Le mésalobe (corps calleux), les protubérances cylindroïques et le trigone cérébral (voûte à trois pilliers) étaient d'une densité encore plus remarquable que celle du cerveau. Le cervelet, au contraire, était fort mou, et s'écrasait facilement entre les doigts.

78. Toutes les dents étaient cariées et noires; la membrane du palais s'enlevait avec le manche du scalpel; celle qui couvrait le voile du palais et l'entrée du pharynx ne pouvait se détacher; les tonsilles et les follicules mucipares qui les

avoisinent étaient engorgées, et contenaient une matière purulente et grisâtre.

79. La langue, noire et racornie, présentait une ulcération cancéreuse qui avait rongé les trois quarts de son bord gauche vers l'extrémité hyoïdienne; cette ulcération s'enfonçait très-profondément dans la langue; elle était couverte d'un ichor sanieux d'une odeur infecte.

80. Les organes de la respiration ne présentaient aucune désorganisation. Le cœur était flasque, facile à déchirer; on n'y trouvait aucune lésion, non plus que dans les gros vaisseaux.

81. Dans l'estomac, vers l'extrémité cardiaque, la membrane muqueuse était considérablement épaissie, rougeâtre et recouverte d'une mucosité sanguinolente.

82. L'intestin grêle et le colon transverse avaient une couleur d'un rouge foncé; on observait sur leur membranes muqueuses des taches faisant saillie; elles étaient parsemées de points rouges et blancs d'où exsudait une mucosité semblable à celle qu'on avait trouvée dans l'estomac.

83. Le foie, d'un volume ordinaire, avait une apparence graisseuse.

84. Un grand nombre de ganglions lymphatique du mésentère avaient augmenté de volume.

85. La matrice était saine; mais les ovaires,

devenus squirrheux portaient de chaque côté un tubercule de la grosseur d'un œuf de pigeon, lardacés et très-difficiles à couper.

86. Tous les autres organes étaient dans une intégrité parfaite.

Réflexions.

87. J'ai considéré cette observation comme un exemple de l'utilité de la médecine palliative et symptomatique, à défaut de la médecine curative. En effet, il est probable que la femme qui en fait le sujet eût péri bien plus promptement, si l'on n'eût remédié aux épiphénomènes qui se sont déclarés dans le cours de sa longue maladie; si l'on n'eût arrêté l'hématémèse; si l'on n'eût empêché la première diarrhée de devenir colliquative; si l'on n'eût nourri la malade, qui ne pouvait opérer la mastication ni la déglutition, avec des alimens analeptiques très-faciles à ingérer.

88. Les désorganisations de l'estomac ont été la suite de l'hématémèse, ainsi que celles des intestins; l'engorgement des glandes du mésentère, l'état des ovaires, s'expliquent par l'idiosyncrasie particulière de la malade qui la disposait aux affections squirrheuses et carcinomateuses, et qui avait été la cause première et prédisposante du cancer de la langue, dont l'ir-

ritation de la dent sur cet organe n'avait été que la cause occasionnelle, la cause déterminante.

DEUXIÈME OBSERVATION.

Squirrhe ulcéré de l'œsophage par suite d'une brûlure.

89 Blanchard (Auguste), âgé de trente-deux ans, tailleur de pierre, est d'un tempérament sanguin, d'une forte constitution.

90. A la fin d'octobre 1809, en mangeant de la soupe très-chaude, il avala un porreau, qu'il sentit s'arrêter avant d'arriver à l'estomac; il éprouva l'impression d'une brûlure profonde.

91. A partir de ce moment, cet homme souffrit à l'endroit qui avait été brûlé; la déglutition devint difficile et douloureuse, le malade en vint au point de ne pouvoir avaler, avec beaucoup de peine, que des liquides, et la douleur alla en augmentant. L'appétit s'était conservé; mais, par défaut de déglutition, Blanchard ne pouvait se substanter; il maigrit; il tomba dans une faiblesse extrême. Ce fut inutilement qu'il consulta les sœurs de la Charité, un herboriste et un chirurgien de son quartier : le mal alla en empirant.

92. Cet homme entra à la Clinique interne le 15 avril 1810, dans le dernier état de dépérissement et de consomption : il ne pouvait pres-

que plus parler; il avait une toux creuse et suffocante; de temps en temps elle amenait des petits paquets de pus. Sa langue était jaune et sèche; il ne pouvait avaler qu'avec une peine indicible et une douleur inouïe, et cependant il avait encore de l'appétit. L'insomnie était complète; les déchiremens dans la partie affectée, le tourmentaient jour et nuit; la fièvre hectique existait depuis long-temps. Le malade n'avait des garde-robes qu'aux dépens de sa propre substance, qui se fondait; elles étaient rares et liquides; il ne rendait que très-peu d'urine, qui déposait un sédiment blanchâtre.

93. On jugea bien que tout moyen curatif serait inutile; cependant, pour ne pas affliger le malade en lui ôtant tout espoir, on plaça un petit vésicatoire à la partie inférieure gauche du col; on fit avaler quelques cuillerées de potion calmante et opiacée; on fit prendre de la gelée de viande et des laits de poule

94. Le 23 du mois, Blanchard s'éteignit sans avoir eu d'agonie.

Ouverture.

95. Tous les organes contenus dans le crâne et dans la poitrine étaient parfaitement sains. L'œsophage seul était dans un état morbide. A son extrémité inférieure, avant son passage

à travers le diaphragme, cet organe présentait un bourrelet d'environ trois pouces (81 millimètres) de long qui l'entourait en entier. L'œsophage ayant été incisé dans toute sa longueur, on vit que ce bourrelet était squirrheux et lardacé à l'intérieur; le squirrhe offrait un ulcère qui occupait presque toute son étendue; cet ulcère avait des bords aplatis, il était couvert de pus très-blanc et de bonne consistance.

96. L'estomac, les deux intestins et la vessie étaient revenus sur eux-mêmes, et avaient perdu de leur capacité, mais ne présentaient aucune désorganisation. Les autres viscères de l'abdomen n'ont rien offert de particulier.

TROISIÈME OBSERVATION.

Dépôt et squirrhe de l'œsophage.

97. Tourillon (Pierre-Thomas), âgé de trente-huit ans, cordonnier, d'un tempérament bilieux, d'un caractère mélancolique, d'une constitution cachectique, avait depuis son enfance une courbure de la colonne épinière qui s'étendait depuis la cinquième vertèbre du dos jusqu'à la dernière des lombes, en formant un arc dont la convexité était en arrière.

98. Dès l'âge de trente-trois ans, Tourillon éprouvait des coliques violentes qui le prenaient par accès, et duraient cinq à six heures; elles

étaient quelquefois accompagnées de douleur dans l'estomac et de nausées.

99. Au mois de prairial an VII (juin 1799), sans aucune cause connue, cet homme sentit de la difficulté à avaler de la salade qu'il mangeait à son souper. Quelque temps après, la même difficulté eut lieu pour avaler de la viande; puis elle se manifesta dans l'ingestion du pain; de sorte que les seuls alimens liquides pouvaient passer dans l'estomac. Cette gêne et cette douleur dans la déglutition des alimens solides se rapportaient à la partie supérieure de l'œsophage; quelquefois elles excitaient un vomissement spontanée, ou bien le malade le provoquait en introduisant ses doigts dans l'arrière-bouche, et alors il était soulagé. Ce vomissement des alimens était suivi de la sortie d'une matière glaireuse et filante.

100. Depuis deux mois (en septembre 1799), Tourillon ne pouvait aller à la selle que par le moyen des lavemens; il maigrissait; cependant toutes ses fonctions, excepté la déglutition, s'opéraient bien, et l'appétit n'était pas diminué.

101. Ce malade entra pour la première fois à la Clinique interne le 21 brumaire an VIII (12 novembre 1799). On observa les efforts qu'il faisait pour avaler les alimens solides. Cette opération était accompagnée de douleur, et suivie

d'un crachement abondant de matière diffluente et glaireuse. Plusieurs fois il vomit les alimens eux-mêmes; d'autres fois la déglutition était plus facile; le malade pouvait manger et garder dans son estomac jusqu'à une demi-livre (environ 240 grammes) de pain et de bonne chère en proportion. La constipation était opiniâtre. Ce fut en vain que l'on tenta de vaincre l'obstacle qui existait dans l'œsophage, et de procurer des évacuations alvines.

102. Tourillon se plaignit plusieurs fois d'une nouvelle douleur qu'il éprouvait plus bas que la première. Ce malade, dont l'observation paraissait intéressante à suivre, voulut sortir de l'Hospice; il sortit, en effet, le 18 frimaire (9 décembre) à peu près dans l'état où il était lors de son entrée.

103. De retour chez lui, Tourillon, par le conseil qu'on lui avait donné à la Clinique, se nourrit de lait et de bouillon. Ensuite il prit des alimens plus solides; mais il éprouva, après ses repas, de violens maux d'estomac. Son état ayant empiré, il rentra à la Clinique le 5 germinal (26 mars 1800). Il avait alors la figure pâle, jaune et terreuse; il ressentait une douleur constante et gravative à l'épigastre; le pouls était fréquent; la constipation était toujours très-opiniâtre.

104. Le malade n'ayant point de rapports nidoreux, le toucher ne faisant point reconnaître de squirrhe dans l'estomac, Corvisart eut le soupçon que l'affection de cet organe n'était que symptomatique, et que la maladie première pouvait bien être dans le corps des vertèbres. On donna des boissons pectorales; on y joignit des potions antispasmodiques et adoucissantes.

105. Ces derniers moyens apportèrent un grand soulagement. Les douleurs de l'estomac diminuèrent; le pouls perdit de sa fréquence. Au 22 germinal (12 avril), le pain et les légumes passaient bien; on augmenta la quantité des alimens.

106. Le mieux-être continuant, Tourillon essaya plusieurs fois de manger de la viande; mais il était toujours obligé de la vomir. A cette époque, il survint à la partie postérieure des jambes des douleurs et des tiraillemens qui se dissipèrent en peu de jours.

107. Le diagnostic avait toujours été très-difficile à établir. Corvisart convenait lui-même qu'il n'avait fait qu'une médecine explorative. Le 1er floréal (21 avril), il pensa qu'il pouvait attribuer la maladie à une affection de l'estomac analogue à l'empâtement de ce viscère. En conséquence, il prescrivit le suc des plantes apéri-

tives, et pour tisane l'infusion de ces mêmes plantes. Ce nouveau traitement réussit; les symptômes allèrent en diminuant d'intensité. Le 8 du mois, on augmenta la dose des alimens. Le visage reprit un peu d'embonpoint, quoiqu'il conservât l'aspect cachectique; le malade mangeait avec appétit et assez copieusement; il n'y avait point de vomissement et presque plus de douleur dans la déglutition; il ne restait que la constipation. Tourillon, se croyant guéri, sortit encore de l'Hospice le 13 floréal (3 mai), trente-neuf jours après sa rentrée.

108. Le 27 thermidor suivant (15 août 1800), cet homme éprouva vers le soir un malaise général, de la courbature, du frisson; il eut un accès de fièvre qui dura toute la nuit. Le lendemain matin, il y eut rémission complète; mais il survint un mal de gorge qui empêchait entièrement la déglutition. Le soir, la fièvre revint; l'accès se termina par une grande sueur. Le matin, la fièvre cessa, le mal de gorge subsistait. Le 29, l'accès revint et fut le même. Le soir, Tourillon entra à l'hôpital de la Charité, et le 30 je le fis monter à la Clinique.

109. La langue était chargée, la bouche était pâteuse et amère, la soif était intense, le mal de gorge subsistait, ainsi que la céphalalgie; il n'y avait point de douleur à l'épigastre, mais la

déglutition était aussi pénible que par le passé; le pouls était plein et fréquent. On prescrivit le petit-lait, et une tisane rafraîchissante.

110. Le 1er fructidor, il n'y avait eu pendant la nuit ni frisson, ni fièvre; la tête était moins douloureuse; elle était seulement pesante; le mauvais goût dans la bouche existait toujours; la langue était également chargée, le mal de gorge était moins violent. On ajouta aux prescriptions l'apozème amer. Le 2, la déglutition parut un peu plus facile; la tête était moins pesante; on purgea le malade. Les jours suivans ne présentèrent qu'une convalescence d'un léger embarras gastrique; le malade fut encore purgé le 6, et il sortit de l'Hospice le 7, ne se plaignant plus que de la difficulté d'avaler, qui était toujours aussi forte.

111. Le 29 du mois de fructidor, Tourillon rentra pour la dernière fois à la Clinique interne. Il ne put rendre compte de ce qui s'était passé depuis sa sortie; il était dans une grande prostration; il ne pouvait plus parler; mais il montrait avec sa main que sa gorge était le siége d'une vive douleur; le pouls était petit et fréquent; la déglutition était presque impossible; le malade ne pouvait avaler que de l'émulsion faite avec le jaune d'œuf, et un peu de tisane qu'il prenait par cuillerées.

112. Le 30, l'état fut le même. Le premier jour complémentaire (18 septembre 1800), la prostration était extrême; les membres étaient froids, le pouls se sentait à peine; l'aphonie était complète. Ce n'était que par des gestes que le malade exprimait ses douleurs. Vers midi, la respiration devint râleuse, et la mort arriva à deux heures.

Ouverture.

113. On ne trouva rien de remarquable dans la cavité du crâne. Dans la poitrine, il y avait sous la clavicule gauche un kyste de deux pouces (54 millimètres) de long sur un pouce et demi (environ 30 millimètres) de large. Ce kyste, qui contenait environ deux onces (60 grammes) de pus, comprimait l'œsophage et produisait la difficulté de la déglutition dont Tourillon se plaignait depuis si long-temps. L'œsophage n'était nullement altéré dans cette partie; mais quatre pouces (108 millimètres) plus bas, il était tout squirrheux. Sa surface intérieure était hérissée de callosités ulcérées et très-dures. Le squirrhe s'étendait jusqu'au cardia, qui était également tout squirrheux.

114. Les vertèbres dorsales placées derrière la partie squirrheuse de l'œsophage étaient ramollies et dans un état de carie commençante; le scalpel en pénétrait le corps avec facilité, et les

cartilages intervertébraux correspondans étaient convertis en une espèce de bouillie.

115. Le péricarde était distendu par environ une livre et demie (720 grammes) de sérosité lactescente; il était d'ailleurs recouvert, ainsi que le cœur, par une substance pseudo-membraneuse épaisse d'une ligne (environ 2 millimètres), telle qu'on l'observe dans les inflammations aiguës de ces parties. Le cœur avait son volume ordinaire; mais ses fibres étaient pâles et grisâtres; l'orifice de l'aorte était fort rétréci.

116. La cavité droite de la poitrine contenait environ six livres (3 kilogrammes) d'un liquide roussâtre; le poumon droit adhérait au péricarde. Dans sa partie postérieure et inférieure, il était recouvert d'une fausse membrane semblable à celle qu'on avait observée dans le péricarde et sur le cœur.

117. La partie du diaphragme qui correspond à la face convexe du foie était aussi adhérente au péricarde, et revêtu de la même fausse membrane.

118. L'épiploon était replié sur lui-même et roulé sur l'estomac. Les intestins avaient une couleur bronzée. Le foie était volumineux, mais sain. L'estomac n'a rien offert que le squirrhe du cardia; le pylore était parfaitement libre.

119. Tous les autres viscères étaient en très-bon état.

Réflexions.

120. Il est probable que c'est le kyste placé à la partie supérieure de l'œsophage qui le premier a gêné la déglutition, et qu'on peut le regarder comme la maladie primitive, sans qu'on sache ce qui l'a produit.

121. La squirrhosité de la partie inférieure de cet organe, qui est venue embrasser le cardia et s'y est bornée, n'était que secondaire.

122. Le reste de l'estomac étant sain ; il n'est pas étonnant qu'on n'y ait découvert par le toucher aucune apparence squirrheuse.

123. Mais quand on voit que le squirrhe avait, par la pression continuelle, désorganisé les vertèbres dorsales, comme le font la plupart du temps les anévrismes de l'aorte, avec cette seule différence que les battemens répétés de l'artère usent l'os sans le ramollir et le carier, ne doit-on pas admirer la sagacité de Corvisart, qui avait présumé que ces vertèbres étaient affectées, quoiqu'il prit alors l'effet pour la cause?

124. Aucun signe, aucun symptôme n'ont, dans tout le cours de la maladie, fait soupçonner la lésion du poumon et le commencement d'hydrothorax ou d'empyème qu'elle avait causée, ni l'adhérence du diaphragme au foie, ni l'hy-

dropéricarde et les fausses membranes, suite manifeste d'une péricardite aiguë, ni le rétrécissement de l'orifice de l'aorte. Apparemment que la phlegmasie qui avait produit ces désordres avait eu lieu pendant le dernier séjour que Tourillon avait fait chez lui, et dont il n'a pu rendre compte.

125. Je vous avoue, Messieurs, que je serais fort embarrassé, si j'étais obligé de placer dans un cadre nosologique la maladie qui fait le sujet de cette observation. Serait-ce dans les dépôts, que je la caserais?..... Quel genre choisirais-je? à quelle cause l'attribuerais-je? quels symptômes bien reconnus vous indiquerais-je pour établir le diagnostic?

126. Serait-ce dans les squirrhes que je la forcerais d'entrer, ce qui paraîtrait mieux lui convenir?..... Le toucher n'ayant rien appris, mon embarras serait le même pour le diagnostic.

127. Voudrais-je me rejeter sur les lésions du péricarde et du poumon?..... Je n'aurais rien à vous en dire, puisque je n'ai eu aucune connaissance sur la phlegmasie qui les a causées, et qu'on ne l'a reconnue que par l'ouverture du sujet.

128. Je dois donc m'en tenir à vous répéter que les maladies sont presque toutes *individuelles*, et qu'au lieu de se perdre dans de savantes

explications, il faut toujours en revenir à la *médecine d'observation.*

QUATRIÈME OBSERVATION.

Gangrène de l'œsophage, etc.

129. Louis (Jacques), âgé de soixante ans, portier, d'un tempérament lymphatique et sanguin, avait eu deux péripneumonies et un très-grand nombre de catarrhes pulmonaires.

130. Depuis quelque temps, cet homme était affecté d'un rhume considérable, caractérisé par une toux fréquente et des crachats abondans. Le 18 prairial an XII (8 mai 1804), après avoir travaillé à monter du bois, il éprouva tout à coup un frisson qui, partant du dos, s'étendit à tout le corps et dura cinq à six minutes. Ce frisson fut suivi de céphalalgie, de douleurs vagues dans le dos, et d'un sentiment de lassitude. Le même jour, le malade s'étant mis au lit, sua beaucoup sans éprouver de soulagement sensible.

131. Les jours suivans, la toux continua et était très-fréquente. Pendant les nuits, il y avait de la soif et une chaleur vive, qui était suivie d'une sueur abondante.

132. Le quatrième jour de la maladie, il survint mal à la gorge, difficulté de respirer, menace de suffocation. La toux était presque con-

tinuelle; il y avait de la raucité et un affaiblissement considérable de la voix; la parole était difficile, et causait de la douleur. On remarqua une tuméfaction douloureuse à la partie antérieure du col. Des sangsues appliquées et un cataplasme émollient soulagèrent le malade et diminuèrent le gonflement.

133. Le sixième jour, il y avait de la gène dans l'arrière-bouche et le larynx, et pendant les accès de la toux, qui était très-forte, des menaces de suffocation. Un émétique produisit peu de vomissemens, mais des selles abondantes.

134. Le huitième jour de la maladie, 26 germinal an XII (16 avril 1804), Louis, admis à la Clinique, présenta l'état suivant: habitude du corps peu différente de l'état naturel; figure altérée, couverte d'une sueur grasse, et cependant, en quelque sorte, sans humidité; langue un peu sèche, salie à sa partie moyenne; soif, anorexie, bouche mauvaise, douleur dans l'arrière-bouche, déglutition douloureuse, voix très-faible, basse, difficile à produire; larynx douloureux au toucher; un peu de tuméfaction à la partie antérieure du col; respiration courte, pénible; oppression, toux fréquente et causant de la douleur dans la poitrine; crachats très-abondans, liquides, écumeux, mêlés d'une grande quantité de mucosités; chaleur et séche-

resse de la peau ; pouls petit, faible, intermittent et formicant. On prescrivit des boissons et un look composés de pectoraux très-incisifs et toniques, et une potion cordiale ; on appliqua un large vésicatoire qui couvrait la partie antérieure et inférieure du col, et la partie supérieure de la poitrine.

135. Le dixième jour de la maladie, deuxième de l'entrée du malade, l'état étant le même, on continua les mêmes moyens, et l'on appliqua un nouveau vésicatoire à la place du premier, qui n'avait fait aucun effet. Le onzième jour, 28 germinal (18 avril), le malade mourut vers deux heures après midi, dans un état de suffocation.

Ouverture.

136. L'habitude du corps était peu amaigrie ; le visage était pâle. La poitrine, par la percussion, ne résonnait point à droite ; le son était moins obscur à gauche.

137. Le crâne ne fut point ouvert.

138. Les tégumens de la partie antérieure du col furent incisés, et la trachée-artère mise à découvert, ainsi que la glande thyroïde ; cette glande était plus dure que dans l'état naturel ; son volume ne paraissait pas beaucoup augmenté ; sa couleur était altérée ; de rouge-brun, elle était devenue jaunâtre.

139. En cherchant à isoler la trachée, on voyait de l'un et de l'autre côté de ce conduit, mais d'une manière plus prononcée à droite qu'à gauche, que tout le tissu cellulaire qui, latéralement et postérieurement, touche à la trachée, était transformé en un détritus purulent et comme gangréneux. Quelques fibres du muscle sterno-mastoïdien paraissaient sur la face interne avoir éprouvé la même altération.

140. La trachée et le larynx étant enlevés, on trouva que toutes les parties qui avoisinent la colonne vertébrale étaient couverte de ce détritus purulent. Cependant, en enlevant avec soin cette matière, on apercevait assez facilement la carotide, la jugulaire, les nerfs de la huitième paire, le diaphragmatique, et plusieurs autres filets nerveux qui n'avaient subi aucune altération. Le nerf trisplanchnique, sans doute à cause de son extrême ténuité dans cette partie, n'a pu être aperçu; les muscles du col, appliqués sur la colonne vertébrale, étaient sains.

141. Une désorganisation semblable à celle qui vient d'être décrite existait dans la poitrine tout le long du trajet de l'œsophage. Ce conduit, depuis la partie supérieure du col jusqu'à un pouce (27 millimètres) au-dessus du cardia, dans toute son épaisseur, et particulièrement dans sa surface interne, était devenu gangréneux.

Sa cavité, dans l'espace qu'il parcourt à travers la poitrine, était interceptée par une lanière membraniforme qui paraissait être le résultat de la décomposition gangréneuse de cette partie. Environ un pouce (27 millimètres) au-dessus du cardia, l'œsophage était moins désorganisé; le cardia lui-même ne paraissait pas lésé; mais la membrane interne de l'estomac, vers la grande courbure, était brune, noirâtre, altérée, dans un état analogue, quoique bien moins avancé, à celui de l'œsophage; le reste de ce viscère était pâle et livide; le pylore était sain.

142. Le conduit aérien, appliqué à la partie antérieure de l'œsophage, était dans l'état suivant: antérieurement, sa circonférence extérieure n'avait rien de morbide; les cavités du larynx, surtout les ventricules, paraissaient être en assez bon état; mais l'intérieur de ce conduit, surtout postérieurement, était rougeâtre vers la partie moyenne et inférieure du col; la membrane interne était noirâtre, recouverte d'une matière purulente et sale, et parsemée de plusieurs points d'ulcération. Cette altération s'étendait dans tout le reste du canal, jusques et compris le commencement des bronches. La membrane qui complète postérieurement les cercles cartilagineux du larynx n'avait aucune consistance, et approchait beaucoup de l'état gangré-

neux de l'œsophage, auquel elle est adhérente.

143. Les nerfs que reçoit supérieurement le larynx étaient, à cause de leur finesse, impossibles à distinguer au milieu des parties ainsi décomposées. Le nerf récurrent (trachéal) de la huitième paire était visible à sa naissance; mais plus haut il était confondu dans la masse gangréneuse, et n'a pu être suivi par la dissection.

144. Le poumon droit était dur, non crépitant, et tellement désorganisé, qu'on ne pouvait l'arracher des côtes, auxquelles il adhérait, sans le déchirer. Alors il se réduisait en une bouillie épaisse, couleur de lie de vin rouge. Il ne contenait point de tubercules.

145. Le poumon gauche approchait de cet état; mais il était beaucoup moins avancé.

146. Le cœur était sain.

147. Tous les autres viscères de l'abdomen n'offraient aucune lésion.

Réflexions.

148. Les désorganisations du tissu du poumon, ses adhérences, son état de putrilage, sont dus aux anciennes péripneumonies que le malade avait essuyées, et surtout au catarrhe dont il était affecté depuis long-temps.

149. Mais la gangrène de l'œsophage et de l'estomac, celle du larynx et des bronches, étaient le

produit de la violente inflammation qui saisit Louis le jour qu'il s'était fatigué à monter du bois, et qui, le trouvant dans une disposition morbide, a fait des progrès rapides et effrayans. (1)

CINQUIÈME OBSERVATION.

Squirrhe ulcéré de l'œsophage, du cardia, de la grande courbure de l'estomac, du foie, etc.

150. La veuve Sens (née Françoise Laroche), âgée de soixante-quatre ans, couturière, mère de neuf enfans; était sujette à des coliques venteuses depuis sa dernière couche, il y a vingt-trois ans.

151. En messidor an VIII (juin 1800), cette femme avait commencé à éprouver des douleurs dans l'épigastre, dans la région lombaire et dans le dos. Ses digestions furent troublées; il y avait de la constipation de temps à autre; il survenait des vomissemens d'alimens à demi-digérés, de saveur acide, et mêlés avec une substance albumineuse tantôt filante, tantôt concrète. Peu de temps après, les alimens solides étaient tous rejetés aussitôt qu'ils avaient été avalés; au contraire, les substances liquides et chaudes pas-

(1) L'ouverture du cadavre avait été faite avec un très-grand soin par M. Horeau, alors aide de clinique : je l'ai rapportée avec tous ses détails, parce qu'elle me paraît un modèle d'exactitude anatomique. Je crois aussi que j'ai inséré cette observation dans le *Journal de médecine*, dont j'étais alors éditeur.

saient, et étaient bien digérées. La malade n'employa que quelques boissons théiformes, et un peu d'eau-de-vie le matin en se levant, et le soir en se couchant.

152. En brumaire de l'an IX (novembre 1800), les vomissemens, qui avaient été rares jusqu'alors, devinrent journaliers, et se répétèrent quelquefois plusieurs fois par jour. La malade perdit ses forces et son embonpoint; elle éprouvait des douleurs à l'estomac; elle avait des borborygmes et de fréquentes éructations; elle avait conservé sa constipation, qu'elle fit cesser par l'usage du café au lait pris sans pain, boisson qui lui procurait par jour deux selles de consistance assez solide et de couleur jaune, quelquefois noirâtre.

153. Le 25 frimaire, Sens fut prise d'un rhume assez violent : la toux était fréquente, l'expectoration difficile. Le 4 nivose, les jambes enflèrent. Le 8 (29 décembre) la malade entra à la Clinique interne.

154. La face est pâle et cachectique, la peau est très-ridée, le corps est fort maigre, l'abdomen est tuméfié et douloureux : on y sent de la fluctuation. Dans l'hypochondre droit et le milieu de l'épigastre, on sent, en y portant une grande attention, une tumeur large, inégale, rénitente et douloureuse à la pression. La malade n'avait

pas de dégoût pour les alimens solides; mais ils étaient vomis sur-le-champ; les liquides étaient retenus et bien digérés. Les déjections alvines continuaient à avoir lieu depuis l'usage du café au lait. La poitrine n'était douloureuse que pendant la toux, qui était suivie d'une expectoration puriforme assez abondante. Le pouls était petit, fréquent et régulier.

155. La maladie, bien reconnue pour une lésion organique de l'estomac, ne laissait aucun espoir de sauver la malade, et l'on se proposa de combattre la cachexie, et de faire simplement une médecine symptomatique. En conséquence on prescrivit une boisson pectorale, une potion antispasmodique avec quelques gouttes de laudanum de Rousseau, de la gelée de viande, du bouillon, et l'on permit le café au lait pour entretenir les garde-robes, appuyé sur cet axiome: *à juvantibus indicatio.*

156. Les vomissemens eurent lieu tous les matins sans beaucoup d'efforts; la matière vomie était visqueuse et contenait des stries, des espèces de filamens noirâtres. Il survint de la diarrhée; les selles étaient d'un jaune tantôt verdâtre, tantôt noirâtre. On donna de l'eau de riz et de gomme édulcorée avec le sirop de guimauve; le dévoiement cessa au bout de quelques jours.

157. L'amaigrissement alla croissant; la faiblesse devint extrême, malgré l'emploi des cordiaux; enfin la malade mourut le 24 nivose (14 janvier 1801) à cinq heures du matin, le seizième jour de son entrée à l'Hospice, et à peu près le septième mois de l'invasion de la maladie.

Ouverture.

158. On ne trouva rien de remarquable dans la cavité du crâne.

159. Le poumon droit, et surtout la bronche de ce côté, contenaient une petite quantité de matière semblable à celle des crachats; d'ailleurs on ne vit aucune désorganisation, non plus que dans les organes de la circulation.

160. Le péritoine contenait environ douze livres (6 kilogrammes) de sérosité roussâtre et brunâtre.

161. L'épiploon était dur, plissé, ramassé en un paquet, adhérent à l'estomac.

162. Le foie était pâle, dur et squirrheux; il adhérait par sa face concave à l'estomac dans une étendue d'environ deux pouces (54 millimètres); sur la face convexe du lobe droit, on remarqua une espèce de cicatrice assez profonde et de forme ronde; *il n'y avait point de vésicule du fiel.*

163. L'estomac était partagé en deux sacs

d'inégale grandeur, et qui communiquaient ensemble; il adhérait, ainsi que nous l'avons dit, à l'épiploon et au foie de manière à former une masse, qui ne put être séparée que par une dissection difficile. Le cardia était dur, squirrheux, ulcéré, et son orifice était rétréci; l'œsophage était également squirrheux, rétréci, et ulcéré dans sa partie inférieure jusqu'à un pouce (27 millimètres) au-dessus du diaphragme. La grande courbure de l'estomac, formant l'un des sacs, était dure, garnie de végétations ulcérées, et tellement rétrécie, qu'elle aurait à peine pu contenir un œuf de poule. La petite courbure était saine, ainsi que le pylore.

164. La rate adhérait à l'estomac; elle était petite, mais point altérée.

165. Le pancréas était dur et squirrheux.

166. Les autres viscères de l'abdomen étaient dans leur état naturel.

Réflexions.

167. La veuve Sens, qui fait le sujet de cette observation, n'a commencé à boire de l'eau-de-vie que lorsque sa maladie avait déjà fait de grands progrès; ainsi ce n'est point à cette cause qu'il faut attribuer les squirrhes de l'œsophage, de l'estomac, du foie, etc.

168. Nous n'oserions pas assurer qu'à soixante-

quatre ans la profession de couturière ait été une cause prédisposante de cette maladie, quoique ceux qui s'occupent de couture y soient assez généralement exposés, ainsi qu'aux lésions organiques du cœur ou des gros vaisseaux.

169. En abandonnant la recherche des causes, et pour nous en tenir aux phénomènes reconnus dans le cours de la maladie, nous dirons que le rétrécissement de l'œsophage et du cardia, leur squirrhosité, et surtout que l'étranglement qui séparait l'estomac en deux loges expliquent pourquoi les alimens solides étaient rejetés au moment où ils étaient avalés, sans pouvoir parvenir dans la partie saine de l'estomac, et pourquoi les liquides, au contraire, passaient facilement jusqu'au duodénum, et ont soutenu si long-temps la malade.

170. Il nous semble qu'il serait bien difficile de dire lequel du cardia ou de l'œsophage a commencé à devenir squirrheux; il est plus naturel de penser qu'ils le sont devenus en même temps. Mais à quelle époque le froncement qui séparait l'estomac en deux loges si distinctes, et comment cette espèce de bride a-t-elle établi une ligne de démarcation aussi tranchée entre la grande courbure, si désorganisée, et la petite courbure et le pylore, restés si intacts? C'est ce que nous n'entreprendrons pas de décider.

171. Une chose encore très-remarquable, c'est que la malade, jusqu'aux derniers jours de son existence, n'ait point éprouvé les douleurs qui deviennent si atroces dans les squirrhes ulcérés de l'estomac?... Observons ce fait, ne prétendons pas nous en rendre raison.

172. Nous ne comprenons pas non plus pourquoi les boissons froides provoquaient le vomissement, tandis qu'ordinairement elles sont supportées bien plus facilement que les boissons chaudes, dans les cas de squirrhe de l'estomac.

173. Il est probable que c'est la fonte, la disparition de la vésicule biliaire qui avait produit la cicatrice que l'on trouva au lobe droit du foie. Mais comment cette fonte a-t-elle pu se faire? par quelle cause? depuis quel temps? Nous ne saurions avoir d'opinions à cet égard.

174. La faculté du café au lait que la malade prenait par instinct, et qui triompha de la constipation, nous paraît aussi inexplicable.

175. L'ascite n'a rien qui doive étonner; elle se déclare presque toujours à la suite du squirrhe des viscères, et surtout de celui de l'estomac.

SEPTIÈME LEÇON.

SUITE DU DIAGNOSTIC.

Suite de la digestion.

1. Tous les organes qui opèrent directement la digestion ou qui y contribuent, tous ceux dont la fonction est de sécréter ou d'expulser les produits qui en sont la suite nécessaire et immédiate, excepté la bouche, le pharynx et l'œsophage, dont nous nous sommes occupés en traitant de la mastication et de la déglutition; tous ces organes, dis-je, sont contenus dans l'abdomen, et méritent toute notre attention pour établir le diagnostic.

2. Vous savez que l'on divise l'abdomen en trois régions principales : la *supérieure*, ou *épigastrique;* la *moyenne*, ou *ombilicale;* et l'*inférieure*, ou *hypogastrique*.

3. La région supérieure est sous-divisée en *épigastre* au milieu, et en *hypochondre* droit et gauche; la région moyenne comprend l'*ombilic* et les régions *rénales;* la région inférieure se subdivise en *hypogastre* et en régions *iliaques* ou

lombaires. Vous devez vous rappeler ces divisions et sous-divisions, pour connaître la place des divers organes situés dans l'abdomen et l'ordre dans lequel ils sont rangés.

4. Mais cet ordre, quoique constant et régulier, s'est vu quelquefois interverti; de sorte que les viscères ordinairement situés à droite se trouvaient à gauche, et *vice versâ.* Il y a dans le musée de la Faculté de médecine de Paris une pièce d'anatomie préparée dans laquelle le foie est à gauche, la rate à droite, le pylore à gauche, et le cardia à droite; ainsi de suite, même dans la transposition des viscères de la poitrine. La femme qui fait le sujet de cette observation ne présente pas le seul exemple d'un pareil jeu de la nature; ce qui pourrait donner du poids à la plaisanterie de Molière qui fait dire à Sganarelle : *Nous avons changé tout cela.*

5. Nous, qui ne changeons rien, et qui ne supposons rien de changé, nous porterons nos regards sur les viscères de l'abdomen intéressés à la digestion et à ses produits, en suivant l'ordre anatomique et physiologique, en nous aidant de la pathologie, dans l'intention d'établir le diagnostic des madadies qui affectent ces divers organes, et de celles dont ils offrent des symptômes.

De l'estomac.

6. Je suppose, Messieurs, que, par des dissections bien faites et souvent répétées, vous connaissez l'estomac, sa position, sa forme, sa structure, ses rapports. Vous savez que, dans l'état naturel et ordinaire, il occupe l'espace compris entre les deux hypochondres, la poitrine et les autres viscères de l'abdomen, espace qu'on nomme *épigastre*. Vous savez que l'estomac est un réservoir membrano-musculeux, qui a la forme d'un conoïde recourbé sur sa longueur, et placé obliquement dans la région épigastrique. Vous savez que sa grosse extrémité correspond à gauche, et est appuyée sur la rate, et que l'extrémité opposée répond à droite au duodénum; mais on n'a pu se faire une pareille idée de l'estomac qu'en le supposant distendu; car, dans l'état de vacuité, les deux plans sont appliqués l'un sur l'autre, comme dans un sac vide. Vous savez que ce viscère est composé de trois membranes, ou tuniques, une muqueuse à l'intérieur, une musculaire au milieu, et une séreuse qui le revêt à l'extérieur, et n'est qu'un prolongement du péritoine; qu'il a deux orifices : le cardia, placé à gauche, et communiquant avec l'œsophage; et le pylore, à droite, s'abouchant avec le duodénum. Vous

savez que l'estomac a des connexions avec le diaphragme, avec l'épiploon, avec le foie, avec la rate, avec le pancréas, avec le colon transverse. Vous n'oubliez pas quels sont ses rapports avec les vaisseaux sanguins, avec les glandes, ou système lymphatique; avec les nerfs, qui lui portent la vie, et surtout avec le nerf trisplanchnique ou grand sympathique, qui établit des communications intimes entre cet important viscère et presque tous les organes du corps humain.

7. La physiologie vous a appris quelles sont les fonctions de l'estomac : vous savez que c'est dans ce viscère que se forme le chyme, qui n'est qu'une préparation secondaire de la digestion, comme la mastication en est la première; mais qu'il n'opère point la séparation du chyle, ou la digestion proprement dite. Vous rejetez les idées de trituration des alimens, et la vertu dissolvante du suc gastrique, comme dans le gésier des gallinacées, qui avalent des cailloux pour aider leur digestion. Vous n'admettez pas la macération, la fermentation comme elles ont lieu dans une opération de chimie. Vous êtes loin de croire à la putréfaction, à laquelle on attribuait la décomposition des alimens, etc.; mais vous reconnaissez que chacune de ces causes, que les faiseurs de systèmes donnaient comme uniques,

peut, excepté la putréfaction, qui ne saurait avoir lieu, contribuer à la formation du chyme, qui est le résultat immédiat de la mastication et de l'imprégnation des alimens par les substances salivaires.

Des usages de l'estomac.

8. Vous réfléchissez que l'estomac de l'homme, étant en même temps membraneux et musculeux, est propre à former le chyme avec toutes les sortes possibles d'alimens que les dents sont en état de broyer, parce qu'il réunit les propriétés accordées séparément aux quadrupèdes carnivores et aux oiseaux de proie; aux animaux herbivores et aux oiseaux qui ne mangent que de l'herbe ou des graines; aussi l'homme se nourrit-il de viandes, de poissons, d'œufs, de tous les fruits, de tous les végétaux, de tous les grains qui n'ont rien de vénéneux, et de tous leurs produits. Cette remarque vous fera apprécier la valeur du régime purement végétal des gymnosophistes, des sectateurs de Brama, des pythagoriciens, et vous jugerez les déclamations de quelques philosophes, notamment de Plutarque et de J. J. Rousseau, qui ont mieux aimé s'égarer dans les préceptes d'une discipline rigoureuse, ou blâmer sans réflexion la nécessité de se nourrir de chair pour entretenir sa force,

que de reconnaître l'intention de la nature dans la conformation de nos organes et l'instinct dont elle nous a doués. Vous reconnaîtrez qu'il n'y a de différence entre les hommes civilisés et les sauvages qu'en ce que nous faisons naître, que nous multiplions une grande quantité de troupeaux et de volailles, que nous les élevons, que nous les engraissons avec soin; que nous cultivons la terre, que nous faisons croître de riches moissons et d'abondantes récoltes de fruits et de légumes, au lieu d'attendre notre nourriture de la chasse, de la pêche, ou des fruits sauvages; et qu'il n'y a de différence entre les hommes et les animaux qu'en ce que nous faisons cuire et que nous assaisonnons nos alimens, au lieu de les dévorer tout crus, ou de manger les végétaux tels que la terre les fournit.

9. Ne croyez pas, Messieurs, que cette digression nous ait écartés de notre sujet; vous aurez occasion d'en faire l'application lorsque vous aurez à régler le régime des malades, et principalement celui des convalescens.

Formation du chyme.

10. Pour la confection du chyme, produit par tous les alimens que nous avons pris, le principal agent est, sans contredit, la salive, dont la pâte alimentaire est imprégnée tant dans

l'action de la mastication que par celle que l'on avale sans cesse lorsque l'on ne mange pas, et qui coule continuellement de la bouche dans l'estomac; de sorte que ce viscère en est toujours abreuvé, même à jeun, et quand il est parfaitement vide.

11. La salive agit comme une espèce de savon propre à unir et mélanger les substances fibreuses, parenchymateuses, osseuses, gélatineuses, féculentes, aqueuses, alcoholiques, aromatiques, salines; propre à commencer l'animalisation des chairs, des végétaux, des assaisonnemens, et de tous les liquides ingérés.

12. La préparation et la formation du chyme sont aidées par la chaleur qui existe constamment dans l'estomac, par l'action puissante de la tunique musculeuse, par l'action du diaphragme, par celle de plusieurs muscles de l'abdomen, et par celles des viscères environnans, qui, pesant plus ou moins sur le gaster, le compriment doucement, et contribuent à seconder le mouvement intérieur, comparable au mouvement péristaltique des intestins, lequel ballotte les alimens, et sert à achever de les élaborer et de les unir. Vous reconnaîtrez dans cette fonction la grande influence des forces vitales, sans savoir ce qu'elles sont; mais vous suspendrez votre jugement sur l'usage du sac gastrique, dont l'existence n'est

pas prouvée, jusqu'à ce qu'en traitant des maladies de l'estomac, je vous aie rapporté les expériences que j'ai faites sur une femme qui avait une énorme perforation de l'estomac, expériences que je vous ai déjà annoncées en parlant de la manière dont les alimens arrivaient dans l'estomac.

13. Maintenant que nous avons vu se former le chyme, cette pâte à peu près homogène, produite par les alimens ingérés, et rendus propres à opérer la digestion, fonction si importante, que d'elle dépend toute notre existence, considérons en particulier les deux orifices de l'estomac.

14. Le cardia, placé à l'extrémité inférieure de l'œsophage, est formé par l'épanouissement et l'entrelacement des fibres musculaires et membraneuses de l'estomac et de l'œsophage. Il présente une assez large ouverture; ses usages, que la physiologie nous a appris, se bornent, à peu de choses près, à livrer passage aux alimens amenés par la déglutition. Ses contractions, dans l'état ordinaire, ne paraissent pas fort considérables. Dans le vomissement, il cède assez facilement aux efforts de l'estomac pour en laisser sortir les substances dont il avait permis l'entrée, ou celles qui se trouvent dans cette cavité.

15. Le pylore, dont le nom signifie *portier*, est formé par un entrelacement des fibres de la membrane muqueuse de l'estomac, recouvert par des prolongemens de sa membrane musculeuse. Cet orifice, lorsqu'il est sain et bien conformé, est étroit au point de permettre à peine l'introduction du bout du doigt; mais il est susceptible de prêter et de s'élargir. Il paraît doué d'une sensibilité particulière, d'une sorte de goût, de volonté qui lui sont propres. Il choisit les alimens qui sont changés en chyme, et repousse les autres; il s'ouvre pour les premiers, il se resserre pour les seconds. C'est ainsi que, dans une indigestion qui se prolonge longtemps, on rend par le vomissement des substances ingérées depuis plusieurs jours, tandis que le pylore a laissé passer celles qui avaient été prises la veille ou la surveille. Cet organe peut retenir dans l'estomac pendant des années des corps qui n'avaient point été disposés à la digestion. J'ai traité à la Clinique un homme qui depuis dix à douze ans éprouvait des pesanteurs d'estomac, quelquefois des nausées, des langueurs, des tiraillemens, et habituellement de l'anorexie; il était tombé dans une maigreur extrême; il était très-constipé; son teint était plombé, son visage décharné; ses yeux étaient enfoncés, sa région épigastrique était doulou-

reuse. Je crus d'abord que cet homme était affecté d'un squirrhe du pylore; mais, en palpant attentivement et à plusieurs reprises l'estomac, je sentais manifestement des corps étrangers qui changeaient de place et rendaient un son très-sourd, et je ne trouvais aucune tumeur permanente. Ce fut alors que le malade me raconta qu'il avait eu autrefois la mauvaise habitude d'avaler les noyaux des cerises qu'il mangeait. J'eus le soupçon que ces noyaux s'étaient amassés dans l'estomac, et causaient, par leur présence, les accidens que je viens de signaler. Je fis prendre au malade un émétique; il rendit par le vomissement à peu près un demi-litron de noyaux de cerises et quelques noyaux de prunes : ces noyaux étaient très-lisses et noirs comme de l'ébène. J'en ai donné la plus grande partie aux élèves qui suivaient la clinique; ils étaient semblables à ceux que j'ai gardés, et que je vous présente (1).

16. Après ce vomissement, le malade fut parfaitement guéri de ses maux d'estomac; il recouvra de l'appétit et reprit de l'embonpoint. Je l'ai revu quelques années après, il jouissait d'une parfaite santé.

17. Cependant le pylore, il faut en convenir,

(1) Je les conserve, et je comptais les offrir aux élèves qui auraient suivi le cours.

est un organe fort capricieux. Dans l'observation que je viens de vous citer, il avait retenu des noyaux de cerises et de prunes, et quelquefois il laisse passer des noyaux d'abricots et de pêches; il laisse passer des morceaux membraneux, tendineux, cartilagineux, osseux; des petits fruits tout entiers, ou des graines avec leur enveloppe; toutes substances qui n'ont point été mâchées ni réduites en chyme. Il laisse passer des pièces de monnaie. J'ai vu des liards, des gros sous, et jusqu'à des écus qui avaient été avalés soit par imprudence, soit par gageure, ou par vaillantise, et rendus ensuite par l'anus. Un jeune Anglais avala un matin une boucle à jarretière en acier, d'à peu près un pouce (27 millimètres) de long sur sept à huit lignes (17 à 18 millimètres) de large. Appelé près de lui quelques heures après cet accident, je lui fis prendre de l'huile de ricin, dans l'intention de le purger doucement en même temps que je présenterais à la boucle un corps gras qui pourrait contribuer à la faire glisser. Le soir, la boucle fut rendue dans une selle; elle n'était nullement altérée; elle n'avait rien perdu de son poli et de son brillant, et n'avait causé aucune sensation douloureuse dans son passage.

Dimensions de l'estomac.

18. Revenons à l'estomac dans son ensemble. Ce viscère, qui, depuis la naissance jusqu'à la mort, sert à former, à soutenir, à réparer toute notre économie, y porte une impression très-remarquable, et à son tour est impressionné par toute l'économie. Observons d'abord que l'estomac, sans être ni malade, ni dérangé dans ses fonctions ordinaires, peut être d'une ampleur démesurée. J'en ai vu un qui descendait jusqu'au-dessous de l'ombilic; un autre, bien plus étonnant, s'étendait de l'appendice abdominal du sternum, que l'on appelle *xiphoïde*, aux régions rénales, iliaques et suspubiennes; il ressemblait à une nappe pliée qu'on aurait étendue sur tout l'abdomen. On croit que ces estomacs énormes appartiennent, par une disposition particulière, à de grands mangeurs, ou à des gourmands par excellence, et pour ainsi dire de profession.

19. Quelquefois, au contraire, l'estomac, toujours sans être malade, est rétréci, comme revenu sur lui-même, et d'une très-petite capacité : on croit que cet état est dû aux jeûnes trop habituels, trop austères et trop prolongés. Nous reviendrons sur cet article en parlant de l'appétit.

Déplacement de l'estomac.

20. L'estomac, sans être lésé dans sa texture, peut être déplacé; on a plusieurs exemples de hernies de cet organe. Quelquefois il incline vers un des hypochondres, ou est refoulé, soit en haut, soit en bas. Ce déplacement a lieu quand il est repoussé par les viscères voisins qui ont acquis un volume énorme, et le plus souvent par le foie.

21. Il peut être déplacé dans des maladies qui lui sont propres. Nous avons fait, M. Corvisart et moi, une observation bien intéressante qui doit trouver ici sa place, puisqu'elle a rapport au diagnostic. L'homme qui en fait le sujet avait présenté toute la progression des symptômes qui caractérisent un squirrhe ulcéré du pylore. Nous les avions reconnus; mais le signe principal nous manquait. Le toucher, répété tous les jours pendant plusieurs mois que le malade était resté à la Clinique, ne nous ayant jamais présenté de tumeur située au côté droit, il fallut toute l'expérience, toute la sagacité de mon collègue, toute la force dont il était doué dans les recherches propres à établir le diagnostic, pour persister à soutenir qu'il y avait squirrhe, et squirrhe ulcéré du pylore. A l'ouverture du corps, nous trouvâmes l'estomac retourné de manière que

le pylore, abouché au duodénum, était placé au-dessus de la rate, et qu'un squirrhe de la grosseur d'un œuf de dinde était rongé par un ulcère.

Impressions que l'estomac reçoit et rend.

22. Nous avons établi que l'estomac recevait de toute l'économie une impression très-marquée, et la leur rendait. Pour établir le diagnostic, vous ferez avec moi les réflexions suivantes : dans un grand nombre de cas, si l'estomac, sans être décidément malade, est souffrant, l'effort se porte au cerveau, il y a du trouble, les idées se brouillent, la céphalalgie se déclare, quelquefois le vertige, les syncopes; le travail de tête est impossible ou très-difficile. Tantôt il y a insomnie, tantôt pente au sommeil, et, si l'on peut s'y livrer, il est presque comateux; souvent il est troublé par des rêves pénibles, et le réveil laisse dans l'égarement, donne l'air engourdi, hébété. La lassitude, la langueur, l'abattement se manifestent, etc. Prenons pour exemples l'ivresse, l'indigestion, le vomissement, soit spontané, soit excité par un émétique.

23. Si les dispositions de l'estomac influent sur le cerveau, les impressions de l'encéphale sur l'estomac sont très-fréquentes. Pour nous

conformer aux usages reçus, nous appellerons *moraux* ces effets remarquables, quoiqu'on puisse les regarder comme très-physiques.

24. Une grande passion, une sensation profonde, triste ou gaie, vive ou de longue durée, retentissent jusqu'à l'estomac. C'est ainsi que l'amour, les travaux de l'esprit, les chagrins, l'ambition, les désirs violens, donnent des affections chroniques, et qu'une nouvelle inattendue, soit fâcheuse, soit agréable, exerce une action sur l'estomac, trouble momentanément ses fonctions; ôte l'appétit, ou dérange la digestion.

25. L'estomac peut être influencé par nombre de causes physiques. Parmi ces causes nous devons ranger l'impression des sens sur ce viscère, que nous supposons toujours sain, exempt de toute indisposition précédente, impression qui prouve l'existence des sympathies et des antipathies, sans qu'il nous soit possible de les expliquer autrement que par le jeu des forces vitales et par l'action des nerfs, surtout du nerf trisplanchnique. C'est convenir qu'on sait bien le *comment*, mais que l'on ignore le *pourquoi*. Cet aveu nous ramène au point d'où nous sommes partis, qu'il n'y a en médecine que l'observation.

Influence des sens sur l'estomac.

26. Mais, quelle que soit la cause, qui sera toujours inconnue pour nous, tenons-nous-en aux effets, et considérons l'influence des sens sur l'estomac.

De la vue.

27. La vue d'un mets de notre goût réjouit en quelque sorte l'estomac, qui manifeste la sensation qu'il éprouve par un afflux de salive qu'il provoque, ce qui fait dire trivialement que *l'eau en vient à la bouche.* Par la raison contraire, la vue d'un aliment pour lequel on a du dégoût soulève l'estomac et produit des nausées. C'est ainsi que des personnes ne peuvent pas voir vomir sans être prises elles-mêmes de vomissement; que d'autres ne peuvent voir pratiquer une saignée sans éprouver le même effet, après avoir été prises de syncope.

De l'ouïe.

28. Qu'on vous présente dans un récit des objets dégoûtans, qui cependant sont hors de votre vue, vous êtes pris de nausées, et même de vomissemens. La lecture peut faire le même effet que le récit. Le contraire arrive, si vous n'êtes entretenu que d'objets que vous agréez.

Du toucher.

29. Mettez par mégarde le pied sur un corps

gluant et dégoûtant, ou touchez-le à l'improviste, l'estomac ressent le contre-coup, le vomissement en est la suite. Mais si vous palpez des mets quelconques dont vous aimez à vous nourrir, le désir d'y goûter se manifeste, l'estomac s'en fait une fête.

De l'odorat.

30. Qu'une substance pour laquelle vous avez de l'aversion frappe votre odorat, c'est toujours à l'estomac que vient aboutir l'effet produit par ce sens, les nausées et le vomissement ont lieu. Si, au contraire, vous êtes flatté par l'odeur d'un aliment qui vous est agréable, l'estomac, pardonnez-moi l'expression, éprouve de la joie.

Du goût.

31. Mais c'est le sens du goût, dont le siége principal est dans la langue, qui influe le plus puissamment sur l'estomac. La saveur d'un aliment solide ou liquide porte sur-le-champ son impression au centre épigastrique; il y procure instantanément un sentiment de bien-être ou de malaise qui satisfait le désir du viscère, ou le révolte contre la substance qui va être ingérée.

32. Tous ces effets variés, produits par les sens sur l'estomac, par les différens alimens, peuvent avoir lieu relativement aux médicamens; ce qu'il importe en médecine de remarquer, ainsi que

nous le ferons observer soigneusement en parlant du traitement.

33. Avant de poursuivre la manière dont s'achève la digestion, laissons le chyme tout formé dans l'estomac, et passons aux affections soit naturelles, soit morbides dont ce viscère peut être le sujet ou le siége, et revenons d'abord sur son usage.

Autres usages de l'estomac.

34. Tous les organes jouissent de la sensibilité générale et des propriétés vitales; ils ont, en outre, une sensibilité qui leur est propre. L'estomac paraît à cet égard un des mieux partagés par l'auteur de la nature. Il ne le cède peut-être qu'au cœur, au poumon, à l'encéphale, à la moelle épinière, dont les fonctions sont si importantes, que nous perdons la vie aussitôt qu'ils cessent d'agir : encore pourrait-on remarquer que c'est de l'estomac que part tout ce qui les fait vivre, que c'est lui qui fournit à toutes les fonctions, à toutes les sécrétions qui ont lieu dans le corps humain.

35. C'est l'estomac qui forme le chyme, c'est lui qui élabore les alimens, et les dispose à fournir le chyle. Peu après, le chyle devient du sang, et le sang, par l'action du cœur, des artères, des veines, des vaisseaux lymphatiques,

des glandes, opère la nutrition, fait croître et développer toutes les parties du corps et les entretient. Ainsi c'est avec les matériaux qu'a produit l'estomac que l'on voit se nourrir et agir le cœur lui-même et le système sanguin ; le poumon et le système respiratoire, qui n'est qu'un agent de la circulation ; l'encéphale, la moelle épinière et le système nerveux, d'où naissent les sens, et ce que les philosophes ont nommé *l'âme matérielle;* les systèmes lymphatique, musculaire, cellulaire, membraneux, etc. C'est avec le produit des substances élaborées d'abord par l'estomac que s'opère l'acte de la génération ; qu'ensuite la femme fait croître son enfant dans son sein ; qu'enfin elle le nourrit et l'élève avec son lait.

36. C'est avec les matériaux qu'a fournis l'estomac que s'opèrent toutes les sécrétions, celles de la salive, de la bile, du suc pancréatique, qui, à leur tour, viennent dans l'estomac, et le duodénum contribuer à faire de nouveau chyme et de nouveau chyle ; enfin celle du sperme. C'est avec ces mêmes matériaux que se forment les excrétions : l'urine, les matières alvines, la transpiration, les larmes, le mucus des narines, etc., etc. C'est donc l'estomac qui, par son travail, entretient notre existence, tant au moral qu'au physique : ainsi l'a ordonné l'Être suprême;

et l'apologue de Memmius au peuple romain est d'une vérité frappante. Que l'estomac languisse, tout languit. Ordinairement, après une maladie, quand l'estomac se réveille, les forces sont prêtes à revenir; c'est l'appétit qui annonce la convalescence.

37. Il y a des estomacs, d'ailleurs très-sains dans leur texture, qui font éprouver de grands tiraillemens. J'ai vu plusieurs de ces cas chez des personnes qui sont mortes de toute autre maladie que d'une affection de l'estomac, mais qui, depuis un grand nombre d'années, se plaignaient de douleurs après avoir mangé. Je vous en rapporterai des exemples. A l'ouverture du corps, j'ai trouvé des brides membraneuses formées par une espèce de prolongement de l'épiploon, qui avaient contracté des adhérences avec le péritoine, qui rampe sur les os pubis ou tout le long de la crête de l'ilium, ou os des îles, et les sujets avaient vécu bien des années avec cette affection, que l'on avait cru pouvoir attribuer à une phlegmasie, soit aiguë, soit chronique, de l'épiploon très-prolongé. On ne peut, dans ces cas, que soupçonner la cause de la maladie; mais je crois qu'il est impossible d'établir le diagnostic d'une manière certaine, à moins qu'on n'ait eu l'occasion de traiter la phlegmasie qui a donné naissance aux adhérences.

38. Quelquefois l'estomac, sans être autrement affecté dans son tissu, est partagé en deux par une espèce de froncement qui forme bride au milieu. Il peut alors opérer encore ses fonctions; mais elles sont plus lentes, et même un peu pénibles. D'autres sont paresseux; ils gardent long-temps les alimens, ce qui procure la sensation d'un poids dans l'épigastre, donne lieu à un grand dégagement de gaz, et produit des éructations nombreuses. L'estomac, sans être malade, est refoulé dans la grossesse; il peut l'être dans l'ascite, dans l'hydrothorax, etc.

De l'appétit.

39. Il y a des personnes qui peuvent ne faire qu'un repas en vingt-quatre heures; d'autres qui ont besoin d'en faire trois ou quatre, et même assez copieux. Les gens de la campagne, les artisans ne peuvent point composer avec leur estomac. Un Européen consomme plus d'alimens en un jour qu'un Indien ou un Américain indigène en consomme en plusieurs. L'Espagnol et l'Italien sont plus sobres que le Français, qui l'est bien plus que l'habitant du Nord.

40. L'estomac, quoique dans les mêmes circonstances, est certainement, dans les différens individus, doué de forces digestives à des degrés plus ou moins forts. Il est susceptible d'éprouver

l'appétit plus ou moins vivement ; ainsi, pour établir le diagnostic, vous vous informerez non pas si le malade a faim, s'il mange beaucoup, mais seulement s'il a son appétit ordinaire, s'il mange et digère comme de coutume. Quelques-uns vous répondront qu'ils n'ont pas faim, mais qu'ils ont des besoins ; d'autres, qu'ils ont de la répugnance pour tous les alimens ; les uns, qu'ils mangeraient telle ou telle chose ; les autres, qu'on ne leur donne rien à manger. Vous en trouverez que vous ne pourrez pas soumettre à la diète, parce qu'ils croient qu'il faut toujours manger pour soutenir ses forces ; vous leur persuaderez difficilement que ce n'est pas ce que l'on mange qui nourrit, mais ce que l'on digère, et que les hommes doivent avoir autant de raison que les animaux, qui ne mangent point quand ils sont malades et que leur estomac n'éprouve point d'appétit.

41. Pour établir le diagnostic relativement à l'état de l'estomac et à l'appétit, vous vous aiderez de vos connaissances en hygiène. Vous vous souviendrez qu'un exercice modéré, et même un peu violent, excite l'appétit ; tandis qu'une fatigue excessive, une lassitude extrême le font disparaître ; vous aurez beaucoup d'égards aux affections morales, aux professions, aux travaux, aux climats, aux saisons, aux variations de l'at-

mosphère, qui influent d'une manière si sensible sur l'appétit habituel et journalier. Vous vous souviendrez que dans l'été un soleil serein, un vent du nord, de l'est, ou du nord-est, une chaleur modérée, procurent de l'hilarité, augmentent l'appétit, favorisent la digestion; tandis qu'un vent du sud, de l'ouest, ou du sud-ouest, une disposition à l'orage, une chaleur sourde, étouffante, abattent les forces, privent l'estomac de son ressort, ôtent l'appétit, et produisent de mauvaises digestions.

42. Vous saurez qu'il en est de même en hiver, relativement au vent qui règne; vous saurez qu'une gelée franche, pendant laquelle le soleil brille chaque jour, entretient les forces de l'estomac et augmente l'appétit; tandis que le temps brumeux ou pluvieux, la neige, le dégel, accablent et troublent la digestion.

43. Vous appliquerez ces remarques au printemps et à l'automne; le vent, la sérénité des jours et des nuits, ou leur trouble, l'état de l'atmosphère se font sentir d'une manière favorable ou fâcheuse sur tout le système digestif et sur ses fonctions.

44. En faisant usage de ces observations, vous ne serez pas exposés à confondre ensemble l'état naturel dont l'action est seulement suspendue avec un état morbide; ni un simple malaise, un

repos forcé des organes, avec leur lésion : pas plus que vous ne confondriez l'impossibilité où vous seriez de marcher, si l'on vous avait lié les jambes, avec l'impotence ou une maladie de ces parties. Ainsi vous ne prendrez pas une simple inappétence pour une anorexie parfaite.

45. Vous observerez la répugnance pour tous les médicamens, ce qui, en général, est un signe très-fâcheux ; vous aurez égard à la répugnance pour telle ou telle substance : les uns ne peuvent supporter la manne, les autres l'eau de fleurs d'oranger, d'autres l'éther, évitez de les faire entrer dans votre médication.

Des antipathies.

46. Il y a des antipathies qui sont insurmontables, et dont l'effet se porte directement et promptement sur l'estomac, et y cause des nausées, des vomissemens, précédés ou suivis de syncope : vous devez y avoir le plus grand égard.

47. J'ai connu un homme qui cependant n'était ni de tempérament nerveux ni d'un esprit faible, qui au contraire avait fait les plus grands efforts pour se vaincre, et qui avait une telle répugnance pour le fromage, que, s'il entrait dans une pièce où il s'en trouvait, et sans qu'il en fût averti, il tombait sans connaissance et finissait par vomir. Il ne pouvait se servir d'un

couteau avec lequel on avait coupé du fromage, même après qu'il avait été lavé et essuyé, sans pâlir et sans être près de se trouver mal.

48. Une autre personne, qui avait une aversion invincible pour toute espèce de serpens et de reptiles, ne pouvait même rester dans un endroit où il y avait des anguilles. Elle les sentait, les reconnaissait, quoiqu'elles fussent renfermées dans un buffet, et que par conséquent elles fussent dérobées à sa vue. Le vomissement était la suite de la pâmoison dans laquelle elle tombait.

49. J'ai reconnu dans quelques autres personnes la même antipathie pour les chats, pour d'autres animaux ou pour d'autres substances.

De la faim.

50. L'estomac, quelles que soient ses proportions, peut être bien constitué, vigoureux, faisant presque continuellement sentir l'appétit, et préparant promptement la digestion. Il peut, au contraire, être naturellement débile, faible, paresseux, travaillant lentement à la formation du chyme, sans cependant éprouver d'affection morbide.

51. C'est dans l'estomac que naît le sentiment de l'appétit, de la faim, et peut-être de la soif. L'œsophage, le pharynx, la bouche, et particu-

lièrement la langue, ne sont que les interprètes de ces besoins

52. Vous trouverez des gens dont l'estomac très-valide appète les alimens, sent l'heure des repas mieux qu'une horloge ne peut l'indiquer, la désire vivement, souffre si elle est retardée. Si l'attente est trop prolongée, l'estomac tombe dans le relâchement, et l'appétit se perd; ou bien, si l'on éprouve encore cette chaleur d'un estomac à jeun, on mange avec avidité, et souvent une indigestion est la suite d'une faim dévorante qu'on n'a pu satisfaire à temps.

53. Il y en a d'autres qui sont presque continuellement dans l'apathie, dans l'indifférence; ils n'éprouvent jamais le sentiment de la faim; ils peuvent retarder de plusieurs heures le moment du repas sans que leur estomac en souffre; il faut les avertir qu'il est temps de manger; et cependant, lorsqu'ils sont à table, ils y font honneur. C'est pour eux qu'on a fait le proverbe : *l'appétit vient en mangeant.*

54. Il y a des personnes qui ont en horreur tels ou tels alimens, soit naturellement, soit parce que jadis ils leur ont causé une indigestion. Chez quelques-unes, c'est l'effet de la prévention; on peut les tromper en déguisant les mets pour lesquels elles témoignent de la répugnance; chez d'autres, si l'on essaie de les abu-

ser, la tromperie est constamment suivie d'une indigestion, accompagnée quelquefois de symptômes inquiétans ; alors c'est l'estomac lui-même qui se soulève contre ces substances, et non pas l'imagination de l'individu qui agit.

55. Il y en a d'autres qui ont conservé du goût pour certains mets, et qui ne peuvent en ingérer sans s'exposer à une indigestion plus ou moins forte.

56. Tout ce que je viens de vous dire du dégoût pour certains alimens, et des effets qu'ils produisent, peut s'appliquer aux médicamens, au régime des malades, objet dont nous traiterons dans un autre chapitre.

Des appétits désordonnés.

57. S'il y a des appétits bornés aux simples besoins du corps, il y a aussi des appétits voraces qui sont au-delà de la mesure commune. Le médecin doit observer ces espèces de phénomènes ; il lui serait, je pense, bien difficile de les expliquer par les lois ordinaires de la physiologie.

58. J'ai traité à la Clinique interne un ouvrier ayant une fièvre continue, auquel, pour le tenir à la diète, j'étais obligé d'accorder quatre portions ordinaires. Il sortit de l'hospice parce que, disait-il, on le faisait mourir de faim.

59. J'ai vu à Ostende un Portugais, capitaine de frégate, très-grand, très-gros, qui, en se levant, vers sept heures, mangeait quatre petits pains qu'il avait fait tremper dans deux bouteilles de vin blanc; il appelait cela *laver le fusil*. A neuf heures, il déjeunait amplement; à une heure, il criait la faim pour dîner; vers quatre heures, il goûtait à l'auberge, ou il offrait sur son bord une collation aux dames, et nous compterions pour un bon repas ce qu'il mangeait et ce qu'il buvait; à huit heures, on n'entendait que sa voix de Stentor pour demander à souper; de sorte que chaque jour il faisait cinq repas, dont chacun des quatre derniers aurait suffi à nourrir pendant une journée un homme de moyen appétit.

60. Je pense que vous connaissez l'histoire du nommé Bijou, gardien des bêtes féroces à la ménagerie du Jardin du Roi, consignée dans le *Journal de médecine*, avec plusieurs autres histoires de grands mangeurs, par notre confrère M. Percy. Bijou mangeait tous les animaux qu'il trouvait, soit qu'on les eût tués, soit qu'ils fussent morts de maladie, soit cuits, soit crus, ou frais, ou putréfiés. Il allait à la voirie d'Ivry chercher de la chair de chevaux ou de vaches qui avaient été abattus ou qu'on y avait portés. Il a mangé presque tout entier un rhinocéros,

un éléphant, les tigres, les lions, etc. Placé comme malade à l'hôpital de la Charité, il ramassait tous les restes de portions des autres malades; il mangeait jusqu'aux cataplasmes qu'il pouvait attraper, action dont j'ai été témoin.

61. J'ai vu chez M. Corvisart un soldat russe, que le premier consul lui avait envoyé à examiner, qui mangeait la viande toute crue. Il dévora devant nous un morceau de bœuf d'environ quatre livres (2 kilogrammes) qu'on apportait de la boucherie. Il lui fallait chaque jour de trente à quarante livres de pain, de chair, ou deux boisseaux de pommes de terre, ou d'autres légumes en proportion. Il était toujours tourmenté par la soif; il buvait au moins vingt-cinq pintes d'eau, de vin, ou de bière par jour. On l'accusait d'avoir mangé de la chair humaine; il le nia; mais il nous dit avec ingénuité qu'il avait seulement mangé toute crue la cuisse d'un Anglais qui s'était noyé à Quiberon.

62. J'ai connu à Sèvres, où je suis né, un homme très-grand, extrêmement maigre, qui était toujours affamé. Il était obligé de replier la peau de son ventre et de la soutenir avec une large ceinture de cuir pour ne pas tant souffrir de la faim. Il gardait les moutons d'un boucher, qui le nourrissait avec les débris de basse boucherie, qu'on ne pesait point alors. Un jour son

maître fit gageure avec un marchand qui lui livrait des moutons du Cotentin que cet homme en mangerait un tout entier, avec deux livres de pain (1 kilogramme) en un seul repas, et qu'il n'aurait pas d'indigestion. On tua l'animal, on le mit à la broche. Le boucher envoya chercher son berger; il lui dit quel pari il avait fait, et lui demanda s'il le ferait perdre. Au lieu de répondre, il leva au ciel les mains et les yeux, et fit cette exclamation : *Mon Dieu! je ne mourrai donc pas sans faire un bon repas!* Ensuite : *Monsieur, soyez tranquille, vous ne perdrez pas votre gageure.* Effectivement il mangea le mouton et les deux livres de pain; il but deux bouteilles de vin (environ 2 litres), et ne fut point incommodé.

63. Ce malheureux s'étant cassé la cuisse, on le transporta à l'hôpital de la Charité, où il fut mis à la diète. Des amis, croyant lui rendre service, lui apportèrent plusieurs feuilles de gâteaux de Sèvres, qu'il gloutonna en cachette, et le lendemain il périt d'indigestion.

64. Je pourrais multiplier les exemples de mangeurs extraordinaires; mais je ne vous ai rapporté que ceux que j'ai observés, et seulement pour vous faire apprécier dans le diagnostic l'énormité de l'appétit et les forces digestives de certains estomacs; pour vous mettre en garde

contre ces appétits effrayans, habituels, en général signes d'une bonne santé, et qu'il ne faut pas confondre avec la boulimie, ou faim canine, ni avec les appétits dépravés.

De la faim extrême par manque d'alimens.

65. Vous savez d'avance que, quand l'appétit se fait sentir, il se filtre une plus grande quantité de salive, que l'on avale continuellement. Accumulée dans l'estomac, elle semble appeler des alimens pour les imprégner et les préparer à la digestion. Mais, lorsque la faim a succédé à l'appétit, la bouche se sèche, la langue devient chaude et rude, et la salive, amassée dans l'estomac, a l'air d'y subir une sorte de fermentation qui l'altère; elle agit sur la membrane muqueuse, y produit une chaleur insupportable et douloureuse. Vous n'ignorez pas à quelles extrémités peut pousser la faim portée au comble.

66. Je ne parle point de ceux qui paissent l'herbe comme les troupeaux, de ceux qui se lèstent l'estomac avec de la terre, ni de ceux qui se nourrissent des charognes de toutes sortes d'animaux, et même de cadavres humains; mais je pense à ces malheureux qui font décider par le sort celui qui sera sacrifié pour apaiser la faim de ses compagnons d'infortune; je pense, en frémissant, aux scènes d'horreur qui se sont

passées au siége de Jérusalem par Titus, au siége de Sancerre pendant les guerres de religion, à celui de Paris du temps de la ligue. Alors je ne peux me consoler qu'en voyant notre bon Henri IV qui fait passer des vivres aux assiégés, dont les cœurs endurcis refusaient de s'ouvrir à leur roi, qui voulait être leur père.

67. Le diagnostic de la faim extrême n'est pas difficile à établir. L'hygiène vous apprend les précautions que vous avez à prendre pour faire supporter des alimens à des estomacs affaiblis, navrés par une longue abstinence, et prévenir des dangers inévitables, si vous laissiez les misérables malades se livrer à leurs violens désirs, à leurs besoins impérieux, qu'ils voudraient satisfaire en se gorgeant de nourriture.

68. Quand vous voudrez juger de la conduite et même du tempérament d'un malade pour établir le diagnostic dans les affections de l'estomac, vous devez vous servir de vos connaissances en hygiène et en pathologie. Ainsi l'estomac peut tomber dans une atonie plus ou moins complète, et ses fonctions peuvent être dérangées par des exercices trop violens ou un repos trop absolu; par le travail de l'esprit poussé à l'excès, par les veilles trop longues et trop fréquentes, par le dérangement du sommeil chez ceux qui font du jour la nuit, et de la nuit le

jour; par un chagrin vif, et surtout prolongé; par la nostalgie; par le coït trop répété; par la masturbation; par la leucorrhée; par tous les abus dans le régime, soit relativement aux jeûnes indiscrets, soit relativement à la qualité des alimens et des boissons, soit aussi relativement à la trop grande quantité que l'on en prend, et aux indigestions multipliées qui en sont la suite.

De l'usage des boissons fermentées.

69. Dans les villes, les grands buveurs d'eau ont ordinairement l'estomac plus débile que ceux qui usent de boissons fermentées. Cependant cette règle n'est pas sans exception : il y a tels estomacs auxquels le vin pur et les liqueurs alcoholiques sont nuisibles; tels autres qui ont besoin de leurs qualités excitantes pour digérer.

70. Il est à remarquer que l'usage des boissons fermentées s'est introduit dans tous les climats, et qu'il est de temps immémorial. On a attribué au soleil, adoré sous les noms d'*Osiris* ou de *Bacchus*, et à Noé, échappé au déluge, la plantation et la culture de la vigne. Les peuples du Nord, qui ne peuvent récolter de raisin, mais dont le tempérament est si robuste, composent de la bière plus ou moins forte; les sauvages sont avides de l'eau-de-vie et des liqueurs que leur portent les Européens; les Tartares,

autrefois les Scythes, font aigrir et fermenter le lait de leurs jumens, et le transforment en une espèce de vin; les habitans des régions équatoriales en font avec le suc de fruits, et particulièrement du coco; les Musulmans fidèles à leur religion emploient plusieurs espèces de liqueurs, ou s'enivrent avec des préparations d'opium; ceux qui vivent dans les pays de l'Europe où l'on ne peut cultiver la vigne boivent du cidre ou de la bière, et se font des eaux-de-vie de grains; nos paysans font de la piquette.

71. Parmi toutes ces différentes classes d'hommes, on trouve des êtres forts, vigoureux, courageux, d'excellens cultivateurs, de braves soldats; tandis que les Indiens, qui s'interdisent toutes les boissons fermentées, sont faibles, lâches, pusillanimes, aussitôt vaincus qu'attaqués. Les préceptes d'hygiène, la connaissance que vous aurez acquise du tempérament de votre malade, de sa profession, de ses exercices, de ses habitudes, etc., etc., vous décideront à lui prescrire l'usage des boissons qui lui conviennent, ou l'abstinence de celles qui peuvent lui nuire.

Du vomissement spontanée.

72. Ce n'est point ici le lieu de vous entretenir du vomissement excité par un émétique quel-

conque, encore moins de celui qui est symptôme d'une maladie ou d'une indisposition. Nous avons déjà traité du vomissement excité par l'impression des sens sur l'estomac, nous allons ajouter quelques réflexions sur le vomissement qu'on appelle *spontanée*, parce qu'il n'est provoqué par aucune substance émétique ingérée, nous en dirons peu de choses, parce qu'il est essentiellement du ressort de l'hygiène, qu'il faut avoir étudié pour ne commettre aucune erreur dans le diagnostic de ce vomissement. Nous traiterons plus loin du vomissement morbide.

73. Il y a certaines personnes, dont l'estomac se soulève facilement, qui ne peuvent aller à reculons dans une voiture, ni être balancées dans un bateau sans avoir des nausées, et même des vomissemens; à plus forte raison éprouvent-elles le mal de mer, et d'autant plus promptement et plus violemment que le bâtiment qu'elles montent est plus petit, et que le roulis est plus considérable. Quelques-unes même ne peuvent contempler la mer ou un grand lac dont les vagues s'élèvent et se brisent sur le rivage qu'elles n'ont pas quitté sans éprouver les mêmes effets. D'autres ne peuvent, dans les promenades, dans les fêtes publiques, dans les salles de spectacle, fixer une grande foule d'individus, simulant par leur agitation des flots tourmentés par les vents,

sans être prises d'éblouissemens, de nausées et de vomissemens. Le même effet se remarque chez d'autres qui se livrent à des exercices auxquels elles ne sont point accoutumées, tels que de tourner en rond, de se balancer sur une escarpolette, etc., etc.

74. On a dit que par les efforts d'un vomissement très-violent et très-prolongé l'estomac s'était renversé : je n'ai jamais vu ce cas-là, je ne vous en dirai rien.

75. Nous allons maintenant nous occuper de l'ivresse, état contre-nature, qui dérange singulièrement les fonctions de l'estomac, et provoque si souvent le vomissement.

De l'ivresse.

76. Vous ne confondrez pas l'ivresse avec ce qu'on appelle *une pointe de vin*, qui fait naître la gaîté, qui anime la conversation, qui fait jaillir l'esprit, qui quelquefois donne des ailes au génie, qui rend plus affectueux, plus tendre, plus aimant, qui endort le chagrin, qui chasse les inquiétudes, qui pendant la veille produit des rêves agréables, qui porte à faire des projets perdus dans les nuages, ou à bâtir ce qu'on appelle *des châteaux en Espagne*, qui même quelquefois excite aux plaisirs vénériens.

77. Le premier degré de l'ivresse ne fait ordi-

nairement que développer les qualités bonnes ou mauvaises, que donner l'essor au caractère; quelquefois cependant il offre des symptômes qui en sont tout l'opposé. J'ai connu des gens qui à jeun étaient sages, doux, sensibles, raisonnables, modérés, d'une société charmante, et qui, quand ils avaient bu un peu plus qu'il ne leur convenait, devenaient insolens, brutaux, furieux, querelleurs; qui ne connaissaient plus d'amis, qui insultaient ceux qu'ils affectionnaient le plus, et ne cherchaient qu'à se battre. J'en ai connu d'autres discrets, sévères dans leurs mœurs, appliqués aux affaires, d'un caractère froid, taciturne, qui devenaient étourdis, babillards, indiscrets, hableurs, et même menteurs, de sorte à donner un démenti au proverbe : *in vino veritas.*

78. Tel, quand il a bu plus que de coutume, est sérieux et triste; tel autre entre en délire gai; tel s'enivre avec très-peu de boisson; tel autre est comme si son canal alimentaire était un conduit de métal dans lequel le vin et les liqueurs alcoholiques pussent couler sans faire aucune impression.

79. Chez l'un, le commencement de l'ivresse n'est qu'une légère fumée qui se dissipe promptement; chez l'autre, qui résiste long-temps, qui ne peut parvenir à s'enivrer, l'abus de la

boisson cause des accidens plus ou moins graves et souvent pires que les effets immédiats de l'ivresse.

80. Quant à l'ivresse portée au comble, le tableau en est trop dégoûtant pour vous le présenter. Il suffira de vous indiquer les accidens auxquels elle donne lieu, pour que vous ne vous égariez pas dans le diagnostic que vous devez chercher à établir. Ainsi : la soif extrême, quoique illusoire; car il est de remarque que plus un ivrogne a bu, plus il veut boire; ensuite la démarche chancelante, ou tout-à-fait impossible; le froid extrême qui saisit l'homme ivre; le pouls plein, dur, et lourd; la figure enluminée; le délire furieux qu'il manifeste lorsqu'il peut encore articuler quelques paroles, ou le mutisme auquel il est forcé; les sanglots qu'il pousse; la respiration entrecoupée par des hoquets, et quelquefois suspendue; le vomissement, les convulsions, l'asphyxie ou l'apoplexie dans lesquelles il est tombé, ne vous en imposeront pas, ne vous feront pas voir des maladies qui n'existent point; et surtout vous ne croirez pas avoir à traiter une phlegmasie, qui nécessite l'emploi des antiphlogistiques, comme cela est arrivé plusieurs fois depuis qu'on voit partout de l'inflammation, depuis que la manie de tirer du sang dans tous les cas pathologiques est devenue de mode.

Vous vous rappellerez que saigner un homme *mort ivre*, de quelque manière qu'il le soit, c'est le poignarder. Voilà ce qui est arrivé quand on a trouvé une gastrite dans une indigestion vineuse. En ôtant ses forces à l'estomac, on l'a mis dans l'impossibilité de rejeter les boissons prises en trop grande quantité, ou de les digérer; au lieu d'une lancette ou d'une poignée de sangsues, c'est de l'eau tiède, c'est de l'émétique, qu'il faut alors.

81. Je ne veux pas dire par là qu'il ne faille pas, après avoir vidé l'estomac, soit dans une indigestion vineuse, soit dans toute autre indigestion, avoir quelquefois recours à la saignée, parce qu'une forte indigestion peut avoir produit une gastrite aiguë; et voilà ce que j'appelle faire usage et non point abus d'une doctrine établie sur des principes très-lumineux, mais dont les partisans outrés et ignorans ne connaissent point l'application fondée sur l'observation

HUITIÈME LEÇON.

SUITE DU DIAGNOSTIC.

Suite de la digestion et des affections de l'estomac.

Réflexions générales.

1. MESSIEURS, pour établir le diagnostic des maladies qui attaquent la peau, ou système cutané, et ensuite des maladies qui se manifestent sur les organes de la mastication et de la déglutition, nous avons fait excursion sur le domaine de la pathologie et de la thérapeutique. Nous serons obligés d'en user ainsi quand nous traiterons de toutes les affections des autres organes. Vous savez bien qu'un professeur de pathologie, en faisant l'histoire d'une maladie, met la clinique à contribution, et qu'un professeur de clinique ne peut se dispenser de faire intervenir la pathologie et la thérapeutique ; qu'il ne peut se dispenser d'avoir recours à l'anatomie et à la physiologie.

2. C'est d'après ces principes que, pour atteindre le but que je me suis proposé de vous guider dans le diagnostic, je continuerai à faire

une description abrégée des parties qui peuvent être lésées ; que je donnerai, pour ainsi dire, l'esquisse physiologique de leurs fonctions, et que quelquefois je parlerai du traitement. Ainsi je ne me contenterai pas de vous exposer les symptômes des diverses maladies qui affectent les organes de la digestion, considérée dans tout son ensemble, c'est-à-dire relativement non-seulement à l'estomac et au duodénum, mais encore aux intestins, au foie, à la rate, aux reins, à la vessie, etc. Je ne me contenterai pas non plus de vous dire quelles sont les causes qui peuvent produire ces maladies, par quels degrés elles passent, quelles sont leurs terminaisons ; mais, Messieurs, plus que je ne l'ai fait jusqu'ici, je vous rapporterai en exemples de nombreuses observations pour vous faire juger de la variété des maladies qui portent le même nom, pour vous convaincre de plus en plus que les affections morbides sont, pour la plupart, individuelles.

3. Dans tout l'article du diagnostic, mon intention, je le répète, est de vous donner un assez grand nombre d'observations tirées de la riche collection que je possède ; je choisirai toujours les plus importantes, et je vous présenterai de préférence celles dans lesquelles les malades ont succombé, parce que je ne connais pas de moyens

plus puissans que l'ouverture des cadavres pour prouver les rapports intimes entre les symptômes et les désorganisations pathologiques. En me conduisant ainsi, je ne crains pas d'être accusé de ne vous offrir qu'un nécrologe. Messieurs, j'aime mieux mériter ce reproche que celui de ne vous entretenir que de succès, et de soustraire à votre connaissance ce qui doit faire avouer l'impuissance de l'art dans nombre de cas, surtout dans les maladies organiques.

4. Il m'a toujours semblé que deux choses devaient principalement servir à reculer les bornes de la médecine pratique : la première, *l'observation* bien faite ; la seconde, *l'anatomie pathologique*. C'est à Hippocrate qu'il faut remonter pour apprendre ce qu'on doit penser de l'observation ; c'est à Morgagni qu'il faut avoir recours pour avoir une idée juste de l'anatomie pathologique.

5. Pour m'appuyer de l'autorité d'Hippocrate, et pour rappeler ici l'opinion d'un de ses plus dignes admirateurs, je vais faire parler Hippocrate lui-même, en citant le savant M. Chaussier, qui, dans un de ses discours qu'il a bien voulu me confier, rapporte le passage suivant.

6. « La médecine, dit Hippocrate (1), ne doit « pas son origine à des hypothèses, et n'en a

(1) Hippocrate, livre de l'ancienne médecine.

« pas besoin (*ουν ουδεν δεῖται υποθεσεος*). Elle « subsiste depuis long-temps, et possède tout « ce qui constitue essentiellement l'art (*και* « *αρχη και οδος*). Les bases en sont fixées, « le principe en est établi, la route en est tra- « cée ; l'observation, l'expérience l'ont agrandie. « Elles ont déjà fourni des préceptes importans, « et en fourniront encore d'autres par la suite ; « mais si, séduit par l'amour du merveilleux, « ou le désir du nouveau, on s'écarte de la route « tracée pour s'en frayer une autre, on se trompe, « et on trompe les autres (1). »

7. Dans ce peu de paroles, Messieurs, Hippocrate vous apprend tout ce qu'on doit penser de la médecine ; il vous trace la conduite que vous avez à tenir. Hippocrate annonce que les *bases sont fixées*, que le *principe est établi*. Ensuite il convient que *l'observation* et *l'expérience* fourniront encore par la suite des *préceptes importans* ; mais il faut savoir appliquer ces préceptes nouveaux à l'observation et à l'expérience, qui

(1) *At verò in medicinâ jampridem omnia subsistunt, in eâque principium et via inventa est, per quam præclara multa longo temporis spatio sunt inventa et reliquo deinceps inveniuntur. Si quis probè comparatus fuerit ut ex inventorum cognitione ad ipsorum investigationem feratur. Qui verò his, omnibus rejectis ac repudiatis, aliam inventionis viam aut modum aggreditur, et aliquid jactitat se invenisse utilitatis, cùm fallitur, tùm aliis fallit.*

(*De priscâ Medicinâ*, Foës.)

peuvent et doivent seules leur donner naissance.

8. Hippocrate prévoit que l'on pourra devenir plus savant qu'il n'était; il croit avoir posé les bases de l'art; mais il ne prétend pas en avoir fixé les bornes. En effet, la médecine a fait des progrès depuis le siècle qui a possédé cet homme que l'on a nommé *divin*. Certainement ces progrès sont immenses; ont-ils, en proportion, agrandi le domaine de l'art? Je me propose de traiter cette question avec plus de développement dans la suite de ce cours. Aujourd'hui je me contenterai de reconnaître qu'il n'y a peut-être pas un seul jeune docteur, ni même un seul candidat en médecine, ayant profité de ses études, qui ne soit, rigoureusement parlant, plus savant qu'Hippocrate; qui ne possède plus de connaissances en anatomie, science qui ne pouvait être cultivée du temps d'Hippocrate; qui ne soit bien plus instruit en physiologie, étude qui était à son berceau dans la Grèce; qui ne soit plus versé dans la thérapeutique, laquelle s'appuie sur l'histoire naturelle, sur la chimie et sur la pharmacie, et sur tous les remèdes inconnus aux anciens; qui ne puisse mieux disserter sur la pathologie, tant externe qu'interne, à l'aide de tous les systèmes plus ou moins ingénieux, de toutes les théories plus ou moins brillantes..... Mais, parmi tous ces savans du

jour, qui est-ce qui méritera le surnom d'*Hippocrate moderne?* Ce sera celui qui, mettant en pratique le conseil du vieil et véritable Hippocrate, sera bien persuadé que les bases de la médecine sont fixées, que le principe en est établi, que la route en est tracée, que l'observation et l'expérience l'ont agrandie, que l'observation et l'expérience seules peuvent l'agrandir encore; ce sera celui qui ne sera pas séduit par l'amour du merveilleux ou le désir du nouveau; qui ne s'écartera point de la route tracée pour s'en frayer une nouvelle, en se trompant ou en trompant les autres.

9. Et ma conclusion sera toujours qu'en appliquant à la pratique les connaissances solides, conquêtes du siècle; en rejetant tout ce qui n'est point fondé sur l'expérience, et qui n'est que le produit de l'imagination, on sera forcé de convenir avec moi qu'il n'y a, qu'il ne peut y avoir que la médecine d'observation.

10. Tous les médecins sont convaincus que Morgagni a singulièrement contribué à reculer les bornes de l'art par ses recherches anatomiques; mais on désirerait qu'il eût donné plus de détails des maladies à la suite desquelles ces recherches ont été faites.

11. Cette réflexion m'a déterminé à tâcher de réunir dans la partie de ce cours qui traite du

diagnostic ce que l'on rencontre dans Hippocrate : des observations sans ouvertures ; et dans Morgagni : des ouvertures auxquelles n'est pas jointe l'histoire détaillée des maladies.

12. Je suis bien loin de me flatter d'avoir atteint le but que je me proposais ; mais j'aurai au moins l'honneur d'avoir tenté l'entreprise, puisque j'aurai ouvert la lice. Des praticiens plus heureux que moi compléteront ce que je ne fais qu'ébaucher.

13. Ainsi je ne craindrai pas d'allonger cet article du diagnostic, déjà si étendu, parce que c'est le diagnostic qui constitue en grande partie la médecine, et qui doit le plus occuper le médecin. Une maladie curable bien connue est à moitié guérie par un praticien observateur ; une maladie incurable bien connue empêche de se fourvoyer dans le traitement, et de nuire au malade au lieu de le soulager.

14. Cette observation faite et applicable à l'examen de tous les appareils, de tous les systèmes d'organes dont nous nous occuperons par la suite, nous allons vous donner une idée générale des maladies qui peuvent affecter l'estomac essentiellement, consécutivement, symptomatiquement, et même sympathiquement.

Maladies de l'estomac.

15. Je ne vous présenterai pas tous les exemples d'affections de l'estomac, tant aiguës que chroniques, soit essentielles, soit secondaires, soit symptomatiques, soit sympathiques. Quelquefois même je ne ferai que les énumérer; mais je vous recommanderai toujours, pour parvenir à un diagnostic certain, de faire usage de vos sens et de toutes vos connaissances en anatomie, surtout en anatomie pathologique, en physiologie, en pathologie, et en clinique, tant externe qu'interne.

16. Dans les maladies de l'estomac, comme dans toutes les autres maladies, il est presque impossible de remarquer les symptômes sans s'occuper des causes. Ainsi vous me verrez le plus souvent faire mention des causes en vous indiquant les moyens d'établir le diagnostic.

Des blessures.

17. L'estomac peut être blessé par un corps ou un instrument tranchant, ou piquant, ou contondant; que ce corps ait été porté de l'extérieur à l'intérieur, ou de l'intérieur à l'extérieur, après avoir été avalé. Nous parlerons de quelques-uns de ces cas en traitant des perforations; mais nous vous renvoyons, pour le plus grand nombre des blessures, à la clinique externe.

Des indispositions.

18. Je ne vous parlerai pas des simples indispositions de l'estomac qui, pour la plupart, ne sont que des symptômes d'une autre affection de ce viscère : tels sont, les rapports, les éructations, les fadeurs, les langueurs, les régurgitations, les nausées. Nous avons déjà considéré le vomissement spontané, celui qui était causé par l'impression des sens ou par certains exercices; nous ne parlerons du vomissement symptomatique qu'en rapportant des observations dans lesquelles il existe presque constamment, et dans lesquelles il pourrait presque être regardé comme essentiel.

19. Nous ne ferons que vous signaler, que vous énumérer les douleurs nerveuses et fugitives; les crampes; les appétits dépravés qui se remarquent dans la grossesse, dans la chlorose, dans l'hystérie, dans l'hypochondrie, tels que le goût pour le charbon, pour le plâtre, pour la chair crue, pour les fruits verts, etc., etc.; ainsi que tous les dégoûts, tous les caprices de l'estomac que nous avons indiqués en parlant de l'appétit. Ces affections appartiennent à la pathologie et à la clinique (1). Il en est de même

(1) Mon intention est d'en parler lorsque nous traiterons des affections nerveuses.

des corps inanimés qui séjournent dans l'estomac; par exemple, des boules de cheveux ou de poils (œgagropiles), comme dans les animaux quadrupèdes; des instrumens de bois, de fer, de plomb, etc., comme on en a trouvé dans l'estomac de ce forçat qui tentait un suicide. Je vous ai cité le malade qui avait l'estomac rempli de noyaux de cerises et de prunes.

20. La pathologie et la clinique ont dû vous apprendre qu'il se trouve aussi dans l'estomac des corps animés, des vers lombricoïdes, des tænia, des sangsues qui avaient été avalées, etc. (1); mais la pathologie et la clinique vous feront connaître les symptômes que ces affections manifestent; je dois me contenter de vous les indiquer.

21. Dans un grand nombre de cas, l'estomac n'est affecté que secondairement : c'est ce que l'on voit dans les maladies dont la gastrite est la suite, dans la goutte et le rhumatisme, qui abandonnent, en tout ou en partie, la place qu'ils occupaient, pour se porter subitement sur l'estomac. C'est ce qui arrive lorsqu'une affection

(1) On a dit, on a imprimé qu'on y avait trouvé des grenouilles, des crapauds, des limaçons, des serpens, qui étaient vivans..... Il me semble qu'il faut avoir un grand fonds d'impudence pour faire de pareils contes, et qu'il faut une grande dose de crédulité pour y ajouter foi. (Voyez ci-après les maladies simulées.)

nerveuse très-prononcée cause dans l'estomac des douleurs extrêmement aiguës, et même des vomissemens, etc. Dans ces cas, la clinique vous aura appris que ce n'est pas seulement l'estomac qui doit appeler votre attention, mais la maladie essentielle qui a provoqué les accidens que vous avez à combattre; la clinique vous conseillera l'usage des dérivatifs.

Des affections symptomatiques.

22. Nous regarderons comme affection symptomatique de l'estomac le vomissement causé par la migraine, le refoulement de la bile dans ce viscère, la faiblesse causée par la leucorrhée, par les spasmes nerveux, ainsi que la gastrite qui se manifeste dans le commencement de la fièvre putride et de la fièvre inflammatoire. C'est encore la clinique qui vous apprendra qu'au début de la maladie l'application des sangsues à l'épigastre et aux environs est d'une grande utilité, surtout chez les sujets jeunes, forts, et vigoureux.

23. Le vomissement de matières fécales est symptôme de la hernie étranglée, de tout pincement d'une portion du tube intestinal, de son invagination, d'une violente inflammation qui a causé l'agglutination de ses parois, ou leur gangrène; en un mot, de tout ce qui produit

le mouvement antispéristaltique des intestins.

24. Le vomissement de la bile n'est souvent que symptôme de l'hépatite ou de la fièvre bilieuse.

25. Des pincemens de l'estomac, des douleurs lancinantes et passagères sont quelquefois l'annonce d'une affection vermineuse, etc. Alors, sans négliger le traitement local, c'est la maladie principale qui doit vous occuper essentiellement; c'est son diagnostic que vous devez avoir en vue.

Affections sympathiques.

26. Vous rencontrerez des affections de l'estomac qui ne sont que sympathiques. Par exemple, dans la phthisie pulmonaire, quelques malades croient leurs poumons très-sains et se plaignent continuellement de leur estomac, tandis qu'à l'ouverture du corps on trouve que l'estomac n'a éprouvé aucune lésion, et que le poumon est entièrement désorganisé. D'autres qui ont une maladie du pancréas, de la rate, de l'épiploon, du rein, rapportent leur douleur à l'estomac. Les hypochondriaques accusent sans cesse ce viscère : il vous sera bien difficile, dans plusieurs de ces cas, d'établir un diagnostic certain.

Des hernies de l'estomac.

27. Une maladie de l'estomac qui est tantôt aiguë et tantôt chronique, c'est la hernie que produit ce viscère.

28. Vous aurez besoin de la plus grande attention pour découvrir dans les hernies de l'estomac si les membranes de ce viscère ont glissé à travers les aponévroses de la ligne blanche, ou même à travers les fibres du diaphragme, etc., et pour juger des symptômes morbides qui en sont la suite. La pathologie et les cliniques externe et interne peuvent seules vous éclairer dans vos recherches.

29. Mais jugez, Messieurs, quel serait votre embarras, si vous rencontriez un cas semblable à celui que M. le professeur Lallement a communiqué à la Faculté de médecine, en lui présentant la pièce anatomico-pathologique qui a été déposée dans les cabinets de l'école. Un homme avait depuis longues années une hernie inguinale qui avait distendu énormément le scrotum. On ne pouvait la faire rentrer ni la contenir; elle n'était soutenue que par un suspensoir; cependant elle ne causait au malade qu'une très-grande incommodité dans sa marche et dans l'exercice de sa profession. Cet homme étant mort, à l'ouverture de son corps, on trouva que le sac

herniaire contenait tout le paquet de l'intestin grêle, la portion du mésentère qui le soutenait, tout l'épiploon et une partie de l'estomac, entre autres, le pylore; jugez, dis-je, de l'embarras que vous éprouveriez pour établir le diagnostic, si un pareil malade était affecté d'une gastrite ou d'un squirrhe de l'estomac.

De la gastrite.

30. Parmi les maladies essentielles de l'estomac, nous placerons au premier rang la gastrite, affection beaucoup plus fréquente qu'on ne le reconnaissait autrefois, et contre laquelle le régime antiphlogistique et humectant est particulièrement indiqué. Il y a des individus qui sont disposés aux gastrites plus ou moins intenses, comme il y en a qui, plusieurs fois par an, et pour les causes les plus légères, sont pris de rhumes ou catarrhes pulmonaires, de coryzas, de diarrhées, d'érysipèles, etc., etc.

31. N'allez pas, Messieurs, prendre acte de cet aveu pour m'accuser de voir partout une gastrite, ainsi que c'est aujourd'hui l'usage, je devrais dire *la mode* : comme s'il devait y avoir des modes en médecine! comme si l'observation ne devait pas l'emporter sur les théories les plus ingénieuses (1)!

(1) Je remets à vous exposer mon sentiment à cet égard dans un

32. La gastrite est une inflammation de l'estomac, soit aiguë, soit chronique, et latente. Elle reconnaît pour cause tout ce qui peut, en général, produire une phlegmasie. Elle peut aussi être due à divers accidens : un coup, une chute sur l'épigastre, des écarts dans le régime, des alimens de mauvaise qualité, des indigestions répétées; l'usage abusif des liqueurs alcoholiques; l'effet des substances vénéneuses; celui des liqueurs dans lesquelles on a dissous des sels mercuriels; la suppression d'évacuations habituelles, le transport subit et *métastatique* d'une humeur quelconque (quelque chose que l'on entende par le mot *humeur*), soit goutte, ou rhumatisme, soit dépôt dans les maladies éruptives; les professions dans lesquelles les ouvriers pressent un corps dur sur la région épigastrique, ou appuient cette région sur une table ou sur un métier; les travaux du cabinet; les passions tristes, les chagrins; toutes les impressions morales.

33. Les symptômes de la gastrite sont : chaleur, douleur et tension de l'épigastre et des

article plus étendu. Je croirai vous rendre service en consacrant quelques pages à combattre une proposition qui me semble erronée, quoiqu'elle soit si favorable à la paresse des élèves, et si commode pour les médecins qui ne veulent point s'instruire et prendre l'observation pour guide, je dis même pour ceux qui ne veulent point écouter le cri de leur conscience.

hypochondres, surtout du côté droit; soif plus ou moins ardente; langue rouge et sèche vers la pointe et sur les bords, et blanche au milieu; anorexie, dégoûts, difficulté d'avaler, éructations fréquentes, nausées, vomissemens de matière jaune et souvent porracée; anxiétés, agitation, syncopes, suivies de prostration des forces; battemens très-prononcés dans l'épigastre, produits par l'aorte abdominale; insomnie, quelquefois battemens de cœur, et presque toujours fièvre plus ou moins vive.

34. Ces symptômes sont beaucoup plus exprimés dans la gastrite aiguë; il ne faut pas même la réunion de tous ces signes et symptômes pour constituer une gastrite, il suffit de l'existence des principaux.

35. La gastrite qu'on ne parvient point à guérir, surtout la gastrite chronique, est souvent le prélude des lésions organiques de l'estomac, principalement des squirrhes.

PREMIÈRE OBSERVATION.

Gastrite causée par une chute sur l'épigastre, compliquée de fièvre intermittente tierce, et d'affection scorbutique.

36. Monsieur le comte de ***, âgé de soixante-onze ans, ancien militaire, d'un tempérament sanguin, d'une très-forte constitution, avait été

nommé officier très-jeune, et était devenu officier supérieur. En cette qualité, il avait fait la guerre de Hanovre et une partie de celle d'Amérique. Après avoir passé des jours heureux au sein de l'opulence et d'une famille chérie, il fut obligé de s'exiler lorsque les troubles révolutionnaires éclatèrent. En rentrant en France, il y a quinze mois, il trouva que sa famille avait été massacrée, et qu'on avait envahi son patrimoine. Il fut réduit à la plus affreuse misère, et, n'osant porter son véritable nom, il se fit appeler Godard.

37. Bientôt la santé de M. *** fut altérée; il fut atteint du scorbut, qu'il fit traiter à l'hôpital Saint-Louis.

38. Il y a trois mois que le malade, en montant un escalier, fit un faux pas, et en tombant il se frappa la région épigastrique sur l'angle d'une marche. Cette chute fut suivie d'une large ecchymose, et l'épigastre resta un peu douloureux.

39. Dans la nuit du 4 au 5 fructidor an XIV (22 à 23 septembre 1806), M. *** se réveilla, respirant avec peine, et sentant dans la région du cœur de vives palpitations; cet état continua les jours suivans. Le 30 septembre, vers midi, il survint un frisson qui dura trois quarts d'heure, et fut suivi d'un accès de fièvre qui se répéta le

surlendemain, et prit le type de fièvre intermittente tierce. Depuis cette epoque, le hoquet et le vomissement ont eu lieu aussitôt que le malade avait pris quelques alimens, soit solides, soit liquides ; d'abord ce n'était que d'une partie de ce qui avait été ingéré; depuis huit jours, c'est de la presque totalité. La région épigastrique a été plus douloureuse, les palpitations ont eu lieu, surtout pendant la nuit; l'oppression devint extrême au moment de s'assoupir.

40. Le 15 vendémiaire an XV (7 octobre 1806), M. *** entra à la Clinique interne. Il y a encore des marques d'un embonpoint qui a été considérable; la chaleur de la peau est naturelle; la tête est pesante, la langue est rouge et humide, la bouche est mauvaise, l'haleine est fétide, les dents sont cariées, les gencives sont mollasses et gonflées; la respiration est entrecoupée, chaque inspiration occasionne une douleur vive à l'épigastre; il y a de l'ardeur dans la gorge; les battemens du cœur sont enfoncés et difficiles à distinguer; le ventre n'a point augmenté de volume, mais au moindre attouchement il est très-douloureux, et il y a une contraction des muscles abdominaux; la région épigastrique surtout est d'une sensibilité exquise; il suffit de la toucher légèrement pour causer des hoquets; l'anorexie est complète, et quelque chose que le malade

avale, fût-ce seulement une demi-cuillerée de liquide, sur-le-champ il est rejeté avec des hoquets et avec des mouvemens convulsifs de toute la poitrine. Les selles sont rares et glaireuses, les urines sont peu abondantes; l'insomnie tourmente le malade, et, s'il survient un léger assoupissement, il est troublé par des fantômes et terminé par des réveils en sursaut.

41. On fit appliquer quinze sangsues à l'épigastre, on prescrivit les antispasmodiques en boissons et en potion. Le peu de soulagement que le malade éprouva ne dura que jusqu'au 15 du mois. Pendant la nuit du 15 au 16, l'accès de la fièvre tierce, qui avait persisté jusqu'alors, fut très-violent. A la visite du matin, M. *** pouvait à peine répondre; les yeux étaient entr'ouverts, la respiration était très-laborieuse, les hoquets étaient presque continuels, sans être provoqués ni par la boisson, ni par aucun attouchement; la céphalalgie était extrême.

42. On fait une nouvelle application de sangsues, on baigne le malade, on applique des sinapismes aux pieds après un pédiluve dans l'eau sinapisée; on donne un lavement avec la décoction de quinquina camphrée; on place sur l'épigastre un emplâtre de thériaque arrosé de laudanum liquide, et l'on insiste sur la potion antispasmodique. Il y eut un vomissement dans

la journée; mais d'ailleurs, à partir de ce moment, le malade éprouva du soulagement.

43. On continue cette médication plusieurs jours de suite, excepté les sangsues; le hoquet est moins fréquent, la douleur de l'abdomen se calme petit à petit, la fièvre ne revient point, les mouvemens du cœur et ceux du pouls sont plus réguliers; les liquides avalés ne sont rejetés qu'en partie; il y a un peu de sommeil, mais la faiblesse est extrême; il y a de la toux, les crachats sont épais et pelotonnés.

44. Jusqu'au 24, le mieux se soutient, et va toujours en augmentant. Le malade n'a plus de hoquet, plus de douleur dans l'estomac; la tête est libre, la respiration l'est également; le pouls est naturel, il n'y a plus de battemens de cœur; l'appétit commence à se faire sentir, et il se fait de bonnes digestions du peu d'alimens que l'on permet; les selles sont régulières, ainsi que les urines; les gencives et les dents sont dans le même état que lors de l'entrée.

45. Du 24 octobre au 8 novembre, on met le malade à l'usage du sirop, ensuite du vin antiscorbutique, enfin du suc des plantes antiscorbutiques; on augmente la nourriture, les forces reviennent, l'appétit est soutenu, le sommeil est paisible et profond; le convalescent se promène d'abord dans les salles, ensuite dans le

jardin de l'Hospice; il sort parfaitement guéri le 22 novembre.

Réflexions.

46. La chute faite sur la région épigastrique nous paraît être la seule cause connue de la gastrite, qui, à son tour, a donné naissance à la fièvre tierce. Le vomissement, symptôme de la phlegmasie de l'estomac, a été en même temps spasmodique. Après les malheurs et les chagrins qu'avait éprouvés M. ***, il n'est pas étonnant que son tempérament sanguin soit devenu très-nerveux; il l'est encore moins qu'il ait été attaqué de scorbut. Dans les premiers temps de son séjour à l'Hospice, je doutais fort d'un plein succès, et j'ai craint pendant long-temps que l'estomac ne devînt le siége d'une maladie organique et squirrheuse; la convalescence parfaite m'a causé autant de surprise que de plaisir.

DEUXIÈME OBSERVATION.

Gastrite aiguë, éruption de pétéchies.

47. L'Amy (Jean), âgé de dix-huit ans, porteur d'eau, très-laborieux, d'un tempérament sanguin, d'un caractère enjoué, d'une forte constitution, d'un embonpoint médiocre, fut pris tout à coup et sans cause appréciable d'un grand mal de tête, de colique, de diarrhée, de perte

d'appétit et de vomissemens de matière bilieuse. Pendant cinq jours, il ne fit autre chose que boire du vin chaud et sucré, remède ordinaire des ouvriers malades.

48. Les accidens, loin de diminuer, s'aggravent; l'Amy entre à la Clinique interne le 23 mars 1819. La face est animée et vultueuse, les yeux sont brillans, la peau est chaude et sèche; il s'exhale de tout le corps une odeur particulière et indéfinissable; la bouche est amère, la langue est blanchâtre dans son milieu, très-rouge sur ses bords et à la pointe; l'haleine est fétide. Il y a une grande céphalalgie; la respiration est facile, il n'y a que peu de toux; la poitrine est sonore dans tous ses points; le pouls est fort, développé, très-vif. L'anorexie est complète, la soif est ardente; il y a des coliques suivies d'évacuations alvines fréquentes et copieuses; les vomissemens continuent; les urines sont rares, enflammées. Il existe dans la région épigastrique une douleur constante qui est augmentée par la pression.

49. Vingt sangsues furent appliquées sur l'épigastre; on prescrivit des boissons délayantes et adoucissantes; on fit prendre des lavemens émolliens.

50. Le lendemain, la douleur de l'estomac étant calmée, on donna une potion émétisée,

le malade vomit abondamment des matières jaunes et bilieuses; il eut ensuite sept évacuations alvines.

51. Les jours suivans, le vomissement n'eut pas lieu; les autres symptômes subsistaient. Le 31, le malade ayant pris quelques alimens qu'il s'était procurés du dehors, eut des vomissemens. Une douleur se manifesta dans l'hypochondre gauche, et des coliques traversaient l'abdomen. Le pouls fut plus élevé, la peau devint sèche et chaude. On aperçut sur la poitrine de légères taches, semblables à des pétéchies; la langue était plus rouge, la face était plus colorée, la céphalalgie fut plus vive, les yeux étaient larmoyans; le dévoiement reprit; la douleur de l'estomac était moindre.

52. Le 1er avril, l'éruption continue à se développer; elle s'étend sur toute la poitrine et sur les membres thoraciques; la fièvre a pris de l'intensité. Le 2, on trouve le malade dans une exaltation remarquable, qu'il attribuait à une contestation qu'il venait d'avoir avec une des personnes qui étaient venues le voir. Du reste, l'état est le même que la veille. Les 3 et 4, l'éruption commence à s'affaisser, le pouls est moins élevé et plus souple, il n'y a pas eu de déjections alvines, la douleur de l'estomac n'est presque plus sensible. Le 6, l'éruption n'existe plus, il

n'y a plus de douleur dans la région épigastrique, même quand on y fait une pression; le pouls a de la force, sans dureté ni fréquence; la face revient à son état naturel : on permet du bouillon.

53. Pendant cette seconde période de la maladie, on avait fait usage de l'eau de riz gommée avec le sirop de grande consoude; ensuite de boissons acidulées, de l'infusion de quinquina. On avait mis des vésicatoires aux jambes.

54. A partir du 7, la convalescence marcha sans qu'il survînt aucun obstacle; les vésicatoires furent séchés, l'appétit et les forces revinrent pleinement; le malade reprit même de l'embonpoint et de la gaîté. Il sortit de l'Hospice le 2 mai, parfaitement guéri de la gastrique et de l'éruption pétéchiale qui lui avait succédé.

TROISIÈME OBSERVATION.

Gastrite aiguë, suivie de gangrène.

55. Chartin (Jean), âgé de cinquante-quatre ans, frotteur, est d'un tempérament bilieux et sanguin, d'une assez forte constitution, d'un caractère gai.

56. Il y a dix jours, le 2 avril 1811, s'étant échauffé à son travail, il se refroidit subitement, et fut aussitôt saisi d'un frisson général suivi de

fièvre. Le lendemain, il sentit de la douleur dans l'estomac et des envies de vomir. Un de ses amis, qui n'était pas médecin, lui fit prendre trois grains de tartre stibié (16 centigrammes), lesquels ne produisirent aucun vomissement, mais augmentèrent les douleurs et la fièvre. Pendant les huit jours suivans, Chartin ne prit que de la tisane que lui faisait un herboriste, et le mal s'accrut.

57. Entré à la Clinique interne le 11 du mois, le malade pouvait se coucher dans toutes les positions; mais il préférait se tenir sur le dos, à cause de la gène de la respiration, qui était considérable. La peau était terne; cependant les joues étaient colorées; les lèvres étaient violettes, la langue était sèche et couverte d'un enduit grisâtre dans son milieu, et jaunâtre sur ses bords; il y avait une saveur amère dans la bouche, l'haleine était fétide, les déjections alvines étaient rares, les urines peu abondantes et rouges. Il y avait de la toux et une expectoration de matière muqueuse en petite quantité. Tout le corps était contus, comme brisé; la faiblesse générale était extrême; la région épigastrique et les deux hypochondres étaient le siége de douleurs vives et d'anxiétés.

58. On pratiqua une saignée du bras, on prescrivit des boissons délayantes et pectorales, un

look blanc, des lavemens émolliens, et l'on fit des fomentations émollientes sur la région épigastrique et le bas de la poitrine.

59. Le malade parut soulagé après la saignée, qui fut faite à neuf heures. A midi, il s'est plaint d'un grand froid; sa respiration est devenue plus gênée et bruyante. A deux heures, il n'éprouvait plus de douleur dans l'épigastre; la respiration semblait libre, mais les forces étaient extrêmement abattues; le pouls était formicant et misérable. Chartin, qui assurait qu'il était guéri, essaya de se lever. A trois heures, il expira sans agonie.

Ouverture.

60. Le corps avait conservé de l'embonpoint. La poitrine rendait peu de son à droite.

61. Le crâne n'a point été ouvert.

62. Il n'y avait ni épanchement ni adhérence dans la poitrine. Le poumon gauche était sain, le droit était peu crépitant; quand on l'incisait, il en découlait un liquide mousseux et rougeâtre. Le cœur n'offrait aucune lésion.

63. Tous les organes contenus dans l'abdomen étaient serrés les uns contre les autres; les intestins étaient distendus par des gaz; à l'extérieur et à l'intérieur, ils offraient de distance en distance des taches noirâtres et presque sphacélées. Le foie, la rate, l'épiploon, les reins et

la vessie n'ont présenté aucune altération pathologique.

64. L'estomac, de capacité ordinaire, était, à l'extérieur, d'un violet noirâtre; à l'intérieur, la membrane muqueuse était plissée, rugueuse, et sillonnée de raies noires placées sur un fond brun. Ces raies gangrénées suivaient les plis de la membrane; elles étaient formées par du sang épanché, durci et renfermé entre les lames de cette membrane, qui était au moins quatre fois plus épaisse que dans l'état ordinaire. Le sphacèle ne s'étendait point au pylore ni au duodénum. Les deux autres membranes de l'estomac ne paraissaient pas avoir été frappées d'une inflammation aussi violente que celle qui avait causé la gangrène à l'intérieur; les seules marques de phlegmasie se trouvaient dans la couleur violacée et brune dont nous avons parlé.

65. L'œsophage, un peu rouge, et même un peu épaissi, avait quelques vaisseaux variqueux comme l'estomac, mais qui n'étaient point sphacélés.

Réflexions.

66. Vous avez déjà réfléchi, Messieurs, qu'une gastrite qu'on aurait pu espérer de guérir dans le commencement, en soumettant le malade au régime antiphlogistique dans toute sa rigueur, a été singulièrement exaspérée par l'émétique;

et vous avez gémi avec moi de voir le malheureux Chartin victime de son ignorance et de sa crédulité.

67. Vous trouvez ici un exemple de ce qui arrive lorsqu'une violente inflammation a fait tomber en gangrène les parties qui en sont affectées. Vous remarquez que, dans ces cas, un calme trompeur succède tout à coup aux douleurs aiguës, et vous sentez combien le médecin doit se méfier de ces prétendues guérisons subites qui paraissent miraculeuses.

QUATRIÈME OBSERVATION.

Gastrite chronique, suite d'un coup. Suppuration du rein. Squirrhe de l'utérus.

68. La fille Charpentier (Aimée), âgée de trente-six ans, cuisinière, est d'un tempérament sanguin, de la taille de cinq pieds, d'une constitution robuste.

69. Avec des passions très-vives, elle avait éprouvé des contrariétés et des chagrins qu'elle convenait s'être quelquefois attirés par son caractère violent et emporté.

70. Il y a près d'un an qu'en revenant du marché, elle reçut un coup de timon de voiture sur la région épigastrique. Elle fut saignée, et prit une infusion d'arnica (1), ce qui calma la

(1) Dans toutes les classes de la société on est dans l'usage, après

douleur, mais ne la fit pas disparaître entièrement. Au commencement de juillet, il y a environ six semaines, cette fille éprouva tout à coup, et sans autre cause que la douleur qu'elle avait conservée, un accablement général; elle perdit l'appétit, elle eut de l'amertume à la bouche, des nausées, et des vomissemens. On lui ordonna un vomitif, et ensuite une purgation, qui l'un et l'autre procurèrent des évacuations très-abondantes, à la suite desquelles la douleur fut augmentée.

71. Quelques jours ensuite, immédiatement après avoir mangé, elle prit un bain dans la rivière En entrant dans l'eau, elle éprouva un frisson considérable et une grande constriction

les coups et les chutes de faire prendre des vulnéraires (nom tiré de *vulnus*, blessure), et parmi les vulnéraires on place au premier rang l'arnica. On en fait respirer et on en fait boire d'alcoholisé; on en fomente les parties lésées, on en fait prendre en infusion. Un grand nombre de médecins même prescrivent l'arnica. Par cette méthode, on prétend prévenir l'inflammation et les dépôts qui en sont la suite.

L'homme qui a pris des vulnéraires après une blessure se croit à l'abri de tout accident ultérieur. N'est-ce pas précisément comme les gens de la campagne qui, à l'approche d'un orage, s'empressent de sonner les cloches pour détourner la foudre, qu'ils attirent sur le clocher et sur eux-mêmes?

L'arnica, soit en infusion, soit alcoholisé, est un remède actif. Lorsqu'on l'emploie à l'intérieur dans les coups reçus ou dans les chutes faites sur l'épigastre, ne doit-on pas craindre d'ajouter une nouvelle cause d'inflammation, et par conséquent de dépôt, à celle qui existe déjà, et d'accélérer le mal au lieu de l'arrêter? Je soumets cette réflexion aux praticiens.

dans la région épigastrique. Rentrée chez elle, elle fut prise de fièvre, le frisson dura longtemps, la céphalalgie fut intense, la soif était très-vive, l'accablement devint général, et la douleur dans l'estomac était insupportable. Le soi-disant médecin qui avait sa confiance fut appelé; il ordonna pour tout de la limonade cuite. La fièvre ne céda point, la douleur de l'estomac prit plus d'intensité, les nausées furent fréquentes; en un mot, tous les signes d'une gastrite, qui de chronique était devenue aiguë, se manifestèrent, et le médecin s'en tint obstinément à la limonade, quoique chaque tasse que prenait la malade lui causât de plus grandes souffrances; mais il lui permettait de manger.

72. Aimée Charpentier, n'éprouvant aucun soulagement de ce traitement, entra à la Clinique interne le 12 août 1815. Elle était dans l'état suivant : la tête est pesante et douloureuse, la face est pâle, la bouche est pâteuse; la langue est couverte d'un enduit épais et grisâtre, les bords en sont d'un rouge vif; il y a des nausées et des vomiturations; l'abdomen est tuméfié et douloureux à la pression, surtout dans la région épigastrique; les selles sont rares, les urines sont rouges; la respiration est difficile, la toux est peu considérable; le pouls est petit, concentré, fréquent.

73. On appliqua des sangsues sur l'estomac; on baigna la malade; on lui couvrit le ventre avec des fomentations émollientes et narcotiques; on lui fit boire de l'infusion de racine de guimauve édulcorée avec le sirop de gomme, et légèrement nitrée; on lui donna des demi-lavemens émolliens; on ne permit pour toute nourriture que quelques bouillons coupés.

74. Le 13, la malade était un peu soulagée; elle ne sentait plus une chaleur si brûlante dans l'estomac, la fièvre était moins violente.

75. Les 14, 15 et 16, ce peu d'amélioration se soutient; mais le 17 tous les symptômes reprennent de l'intensité; les nausées sont continuelles, au lieu de simples vomituritions, ce sont des vomissemens de tout ce qui est ingéré.

76. Le 18, pendant les grands efforts que fait la malade pour vomir, il survient subitement un érysipèle à la face; l'abdomen devient si douloureux, que le poids des couvertures et des fomentations était insupportable. Le 19, le gonflement de la face a tellement augmenté, que la malade ne peut plus ouvrir les yeux. Les autres symptômes subsistaient avec la même violence. Il y a de l'assoupissement, la difficulté de respirer est extrême, la céphalalgie est atroce. On fait une saignée du pied; on met des sangsues autour de la tête; on applique des vésicatoires

aux jambes, en continuant d'ailleurs les mêmes moyens, auxquels on ajoute l'infusion de quinquina. Le jour même, la malade éprouva un mieux sensible, mais qui fut de peu de durée. Les lèvres et les dents se noircissent, les vomissemens de matière grisâtre et purulente sont presque continuels; il survient de l'aphonie; le pouls est petit, irrégulier, il s'affaiblit, il devient misérable; les facultés intellectuelles se perdent entièrement, les yeux ne peuvent plus s'ouvrir. Le 20, les membres sont pris de froid; le pouls est imperceptible. A trois heures après midi, il y a des convulsions, et la malade expire.

Ouverture.

77. Toute la tête était infiltrée, et paraissait d'un volume énorme. Les tégumens incisés laissaient écouler une sérosité sanguinolente en grande quantité.

78. Les os du crâne étaient d'une dureté remarquable et d'une très-grande épaisseur.

79. On trouva dans les ventricules et à la base du crâne environ cinq onces (153 grammes) de sérosité.

80. Les deux poumons étaient sains; ils étaient seulement gorgés de sang et de mucosités.

81. Le péricarde contenait au moins quatre onces (121 grammes) de sérosité. Le cœur n'offrait aucune désorganisation.

82. Il y avait environ deux litres (2 kilogrammes) de sérosité épanchée dans le péritoine. On trouva des traces de phlogose dans une partie de l'intestin grêle.

83. La membrane muqueuse de l'estomac était enflammée dans la majeure partie de sa surface, et toute ridée ; ce viscère contenait une grande quantité de fluide purulent grisâtre, semblable à celui qui avait été rendu par le vomissement.

84. Le rein droit avait acquis un volume considérable et une forme irrégulière et arrondie; il avait sept pouces (19 centimètres) de long sur quatre pouces (11 centimètres) d'épaisseur. Le tissu cellulaire environnant, et même la graisse, avaient acquis une dureté squirrheuse. L'organe lui-même formait une espèce de kyste à parois épaisses, blanches, très-dures, dans lequel on trouva environ trois onces (92 grammes) de pus verdâtre, homogène, très-lié, et d'une odeur un peu putride. Le commencement de l'uretère était rempli par une concrétion blanchâtre, molle, friable, du volume d'une petite noix; les parois membraneuses de l'organe étaient sensiblement épaissies.

85. L'utérus, augmenté de volume, était manifestement squirrheux. Les lèvres de l'orifice vaginal (museau de tanche) étaient saillantes et engorgées.

Réflexions.

86. Le coup porté sur la région épigastrique avait produit une disposition morbide que l'on peut regarder comme une gastrite chronique, qui, au bout de près de dix mois, s'est manifestée, sans cause nouvelle autre que la douleur permanente, par de l'inappétence, de l'amertume à la bouche, des nausées, des vomissemens. Il paraît que la maladie n'a pas été reconnue, puisque l'on a porté dans un estomac déjà irrité depuis long-temps un vomitif et ensuite un purgatif, au lieu d'avoir recours au régime antiphlogistique et adoucissant. Ce traitement, comme on aurait dû le prévoir, à augmenté la douleur. Le bain froid, pris si imprudemment, en ajoutant au traitement intempestif, a changé une gastrite chronique en une gastrite aiguë, qui a été aussi inconnue et presque aussi mal traitée que l'avait été la phlegmasie chronique.

87. L'érysipèle au visage, saisissant un sujet disposé à l'inflammation, a fait de prompts ravages, et causé les désorganisations qu'on a observées dans la tête.

88. Il est à présumer que le coup de timon reçu il y avait un an avait porté son action sur le rein droit, soit en l'atteignant directement, soit, ce qui est plus probable, par une espèce

de contre-coup. Les désordres trouvés dans cet organe, son augmentation de volume, un kyste rempli de pus, avaient une origine ancienne.

89. La squirrhosité de l'utérus ne paraissait point avoir de rapport avec la cause de la gastrite et de la suppuration du rein.

90. Il est peut-être étonnant que le foie ait été épargné.

91. Serait-il hasardeux de penser que, si Aimée Charpentier eût résisté à la gastrite aiguë, elle aurait été, par suite, atteinte, d'un squirhe de l'estomac?

De l'embarras gastrique.

92. On donne le nom d'*embarras gastrique* à cet état qui annonce le commencement d'une gastrite, ou, mieux encore, qui est le premier degré de ce qu'on nomme *fièvre bilieuse*, *fièvre gastrique.* On peut dire que l'embarras gastrique est à la fièvre dite *bilieuse* ce que le catarrhe pulmonaire est à la péripneumonie.

93. En général, c'est une indisposition assez légère. Au lieu de vous en décrire les causes et les symptômes, je vais vous en présenter quelques exemples. Les remarques que vous ferez sur les extraits d'observations suivans vous suffiront pour établir le diagnostic de cette affection.

PREMIER EXTRAIT D'OBSERVATION.

Embarras gastrique.

94. Jacquart (Louis), âgé de dix-huit ans, apprenti serrurier, d'un tempérament lymphatique, d'une faible constitution, d'un caractère doux et tranquille, n'avait pas encore la moindre apparence de barbe.

95. Ce jeune homme éprouva, le 1er février 1815, un frisson suivi de chaleur et de sueur; il s'y joignit de la céphalalgie sus-orbitaire, de la courbature et de la douleur à l'épigastre; la langue était chargée d'un mucus jaunâtre. Le malade n'opposa aucun remède à cet état; mais, les symptômes ayant persisté, il entra à la Clinique interne le 13 du mois.

96. Les yeux sont un peu fatigués, la bouche est amère, la langue est chargée, il y a une légère douleur à l'épigastre; quelquefois il y a des nausées, et cependant il reste de l'appétit; la céphalalgie et la courbature subsistent, le pouls est lent, petit, régulier.

97. Le 13 et le 14, on ne donna que l'infusion de chicorée et de bourrache avec l'oxymel simple et le petit-lait édulcoré. Le 15, on administra un vomitif; le 16, on continua les délayans; le 17 et le 18, on passa aux légers toniques; la convalescence marcha rapidement; le malade quitta l'Hospice le 19.

DEUXIÈME EXTRAIT D'OBSERVATION.

Embarras gastrique.

98. La fille Jacob (Marie), âgée de quarante-quatre ans, couturière, d'un tempérament sanguin, d'une forte constitution, d'un caractère doux et parfois triste, a des passions modérées, et est très-laborieuse.

99. Le 25 décembre 1815, Marie, en se levant, se sentit la bouche amère et pâteuse; elle éprouvait une céphalalgie sus-orbitaire assez forte, et de la courbature par tout le corps; elle ne put déjeuner, faute d'appétit.

100. Cette fille n'opposa aucun remède à cet état, et pendant dix-huit jours qu'il dura, elle fit diète, et prit quelques lavemens. Le 12 janvier 1816, Marie fut prise pendant la nuit d'un dévoiement considérable; les déjections étaient d'un jaune verdâtre et d'une fétidité extrême. Dès-lors la bouche devint d'une amertume insupportable; la langue se couvrit d'un enduit plus épais et plus jaune; Marie eut des rapports nidoreux, avec un sentiment de pesanteur à l'épigastre. La céphalalgie sus-orbitaire augmenta, la fièvre se déclara; cette fille éprouvait des douleurs très-vives dans les articulations huméro-cubitales.

101. La malade entre à la Clinique le 16 jan-

vier. La face est colorée, les ailes du nez et le tour des lèvres sont jaunes; la bouche est pâteuse et amère; la langue est humide et couverte d'un enduit jaunâtre, surtout à la base; les gencives sont pâles et gonflées, les dents sont déchaussées, la soif est assez vive, il y a de l'anorexie; l'épigastre est douloureux à la pression; depuis deux jours, la malade n'est pas allée à la garde-robe. La respiration est libre, le pouls est fort, fréquent, et régulier.

102. On donne sur-le-champ quinze grains d'ipécacuanha (8 décigrammes), et un grain de tartre stibié (5 centigrammes), la tisane de chicorée et de bourrache avec l'oxymel simple, le petit-lait édulcoré, et l'on prescrit la diète.

103. Le vomitif procure trois vomissemens et quatre selles. Deux heures après ces évacuations, la malade s'est trouvée soulagée. Le mieux augmente le jour suivant. Le 18, Marie, en portant un matelas, tombe sur le côté droit de la tête; on ajoute aux prescriptions des bains de pieds sinapisés et l'infusion d'arnica. Le 20, la convalescence s'annonce, et le 24, la malade, bien guérie, sort de l'Hospice.

TROISIÈME EXTRAIT D'OBSERVATION.

Embarras gastrique.

104. Cordier (Joseph-François), âgé de

trente-un ans, corroyeur, est d'un tempérament sanguin, d'une forte constitution, d'un embonpoint très-marqué, d'un caractère apathique; il n'a que des passions modérées.

105. Le 31 novembre 1817, Cordier éprouva dans la soirée un grand froid, un violent mal de tête, et des lassitudes. Pendant les deux jours suivans, les symptômes continuèrent, et cependant le malade ne cessa pas de travailler. Le 3 décembre, le mal ayant augmenté, Cordier fut forcé de s'aliter; il survint de la chaleur et de la sueur après qu'il eut pris du vin chaud et sucré. Pendant les six jours suivans, il ne fit usage, par le conseil d'un herboriste, que de boissons rafraîchissantes et de quelques bouillons.

106. Cordier entre à l'Hospice clinique le 9 décembre. La courbature est générale, l'accablement est très-marqué; il y a de la douleur de tête, principalement au-dessus des sourcils; les conjonctives sont injectées; le visage est coloré, surtout aux pommettes; les lèvres sont vermeilles et sèches; la langue est blanche au milieu, rouge sur les bords; la bouche est sèche et pâteuse; la soif est modérée, l'anorexie est complète; l'haleine est un peu fétide; il y a une très-legère douleur dans l'estomac et les hypochondres; la respiration est facile; le pouls est

dans l'état naturel; il y a un peu de toux, qui paraît être d'irritation.

107. On prescrit l'infusion de bourrache et de chicorée avec l'oxymel simple, des lavemens émolliens, et la diète.

108. Le 11, trouvant la langue très-humide, et le malade ayant éprouvé quelques nausées, on ordonna un vomitif, qui fit rendre une assez grande quantité de matière bilieuse d'une couleur jaune et un peu verdâtre.

109. Dès le même jour, l'appétit se fit sentir; on continua les boissons délayantes et les lavemens; il y eut des garde-robes abondantes; les forces ne tardèrent pas à revenir, et le malade, parfaitement guéri, sortit de l'Hospice le 17 décembre, huit jours après son entrée.

QUATRIÈME EXTRAIT D'OBSERVATION.

Embarras gastrique et catarrhe pulmonaire.

110. Kiersnert (Joseph), âgé de vingt-deux ans, marchand de coutellerie dans les rues, d'un tempérament lymphatique, d'une faible constitution, d'un caractère vif et gai, a pour les femmes une passion ardente.

111. Il y a douze jours, cet homme fut pris tout à coup d'un violent mal de tête, de courbature, de douleur dans l'estomac, d'inappé-

tence et d'une grande soif; en même temps il commença à tousser.

112. Entré à la Clinique interne le 25 décembre 1812, la figure est pâle, l'air est souffrant; il y a de la céphalalgie sus-orbitaire; des douleurs contusives dans les membres et dans la poitrine, surtout derrière le sternum; de l'anorexie. La langue est recouverte d'un léger enduit jaunâtre, la soif est vive; la région épigastrique est douloureuse; les selles et les urines sont dans l'état naturel; le sommeil est troublé par une toux fréquente, suivie de crachats muqueux et puriformes très-abondans; la peau est sèche et chaude; le pouls est faible et lent.

113. On prescrit sur-le-champ quinze grains (8 décigrammes) d'ipécacuanha, avec un grain (5 centigrammes de tartre stibié (tartrate de potasse antimonié); on donne ensuite l'infusion pectorale, avec le sirop de guimauve, le look blanc, et pour tout aliment deux bouillons.

114. Ce régime (excepté l'ipécacuanha), auquel on ajouta par la suite l'apozème chicoracé avec le sulfate de soude, suffit pour faire disparaître tous les symptômes qui s'étaient manifestés du côté de l'estomac et de la poitrine. On augmenta progressivement la nourriture, et le 6 janvier Kiersnert sortit en parfaite santé.

CINQUIÈME EXTRAIT D'OBSERVATION.

Embarras gastrique avec érysipèle.

115. Largé (Nicolas-Brutus), âgé de seize ans, apprenti fourbisseur, d'un tempérament bilieux et sanguin, d'une assez forte constitution, d'un caractère gai, éprouva le 17 novembre 1809 un engorgement inflammatoire des glandes inguinales du côté gauche, avec frisson suivi de sueur, lassitudes générales, céphalalgie sus-orbitaire; la bouche était amère; il y eut des envies de vomir. Le 18, il survint à la jambe gauche un gonflement érysipélateux qui depuis a fait des progrès au point d'envahir toute la jambe.

116. C'est dans cet état que Largé est entré à la Clinique interne le 21 du mois. Il a présenté les symptômes que nous venons d'énumérer. La face était colorée, les lèvres étaient vermeilles, les gencives étaient mollasses et blafardes, l'enduit de la langue était blanchâtre; l'appétit existait encore, mais il était très-diminué; il n'y avait point de soif; le pouls était plein, mou, mais point fiévreux; l'abdomen était tendu, mais n'était point douloureux; les déjections alvines et les urines étaient comme dans l'état de santé.

117. On prescrivit un éméto-cathartique, qui fit vomir une assez grande quantité de bile, et procura plusieurs selles. On donna pour boisson

l'infusion de chicorée et de bourrache avec l'oxymel simple; on fit sur la jambe des fomentations émollientes.

118. Dès le 23, les signes d'embarras gastrique avaient disparu; le malade ne se plaignait plus que de l'engorgement des glandes inguinales et de l'érysipèle.

119. Le premier décembre, on appliqua des cataplasmes sur les glandes engorgées, l'érysipèle n'existait plus, la tuméfaction des glandes se dissipa progressivement; le malade fut mis aux amers et purgé deux fois; il sortit parfaitement guéri le 14 décembre.

SIXIÈME EXTRAIT D'OBSERVATION.

Embarras gastrique accompagné de fièvre intermittente quotidienne.

120. Pourelson (Antoine), âgé de seize ans, ramoneur, est d'un tempérament bilieux et sanguin, d'une constitution moyenne et d'une très-petite taille.

121. Le 26 juin 1818, ce jeune homme, étant en sueur, alla se baigner dans la Seine. En sortant de l'eau, il sentit un frisson général, et il fut pris d'un mal de tête. Ses camarades le ramenèrent à son logis; il se mit au lit; il survint une chaleur brûlante qui dura deux heures, et fut suivie d'une sueur abondante.

122. Le lendemain, la céphalalgie était augmentée; la bouche était amère, la soif était très-vive; il y avait un malaise général, de la courbature, de la douleur dans l'épigastre et des nausées sans vomissement.

123. Depuis ce moment, le malade eut tous les jours un accès de fièvre, qui commençait à trois heures après midi, et finissait à huit heures du soir. Son hôtesse lui donna seulement de l'eau froide, dont il but abondamment. Tels sont les seuls renseignemens que l'on put tirer de ce jeune malade.

124. Pourelson entre à la Clinique interne le 11 juillet 1818. La peau est chaude et sèche, la céphalalgie est intense, la bouche est amère, la langue est blanche au milieu et rouge sur ses bords; la soif est vive, l'anorexie et le dégoût sont extrêmes; le ventre est sensible à la pression, la région épigastrique est douloureuse, la constipation existe, les urines sont rares; la respiration est haute et fréquente; il y a un peu de toux; les crachats, fort peu abondans, sont visqueux; le pouls est serré et fréquent.

125. On ne fit d'abord qu'une médecine expectante; pendant deux jours, le malade ne prit que du petit-lait édulcoré et l'infusion de bourrache avec l'oxymel simple. Le 14, on le fit vomir, et l'on continua les mêmes boissons. Du 15

au 25 du mois, tous les symptômes avaient disparu; on lui donna l'apozème chicoracé avec le sulfate de soude. Le 26, il fut purgé, et le 31, étant en parfaite santé, il sortit de l'Hospice.

Réflexions générales sur la manière d'établir le diagnostic.

126. Vous ne pouvez point, Messieurs, vous flatter d'établir le diagnostic d'une manière satisfaisante sans explorer tous les symptômes d'une maladie, sans remonter aux causes qui l'ont produite.

127. Avant de poursuivre l'examen des diverses affections morbides des organes du corps humain, je crois devoir fixer votre attention sur quelques considérations qui me paraissent importantes.

128. Au lieu de m'appesantir sur la recherche et la découverte des symptômes, je ne vous en présenterai, comme j'ai fait jusqu'à présent, qu'une sorte d'esquisse. Le tableau se trouvera terminé par le nombre d'observations que je soumettrai à votre méditation; ces faits vous prouveront de plus en plus que les maladies sont individuelles.

129. Mais tous les signes, tous les symptômes, tous les épiphénomènes qui se manifestent dans le cours d'une maladie, toutes les complications

qui peuvent s'y joindre, toutes les transformations qui peuvent survenir, toutes les manières dont l'affection principale peut être larvée, toutes les terminaisons qu'elle peut éprouver, soit la mort, soit la guérison, soit la dégénérescence en une maladie secondaire, dépendent nécessairement d'une ou de plusieurs causes qu'il serait très-avantageux de connaître.

130. C'est donc sur l'examen des causes que nous devons chercher ensemble à fixer nos idées, sans préjugés quelconques, sans préventions antérieures, avec toute la bonne foi qui convient au médecin probe.

131. Les causes occasionnelles ou accidentelles paraissent faciles à découvrir; mais, si l'on veut se rendre raison de ce qui les a fait naître elles-mêmes, on conviendra qu'elles ne sont que des effets d'une cause que l'on ignore. Soit en exemple la phlegmasie d'un organe : vous voyez bien que c'est l'impression du froid, ou toute autre circonstance sensible qui l'a produite; mais comment le froid a-t-il agi? Quelle propriété a-t-il pour causer une phlegmasie? Dans quelle disposition doit être l'organe pour s'enflammer? Pourquoi sera-ce plutôt le poumon ou l'estomac que le foie ou les intestins?..... On l'ignorera toujours; et cependant ce sont ces différentes conditions qui sont la vraie cause de l'effet que

l'on aperçoit, et qu'on est forcé de regarder comme une cause.

132. On peut avancer que les causes prédisposantes de toutes les affections morbides sont produites par *l'organisation* de l'individu, par sa *première* et sa *seconde éducation physiques*, par son *éducation morale*, par son *éducation secondaire*, que j'appelle *pratique*.

Organisation.

133. L'organisation d'un fœtus dans le sein de sa mère est le résultat des circonstances dans lesquelles se trouvaient ses parens au moment de la conception; de leurs formes, de leur structure, de leur couleur, propres selon les climats, selon les races ou pures, ou croisées; de leur santé bonne ou mauvaise; de leurs qualités ou de leurs défauts. Elle dépend des divers accidens qui peuvent survenir pendant la grossesse ou accompagner l'accouchement. L'organisation dépend ensuite de la nourriture du nouveau-né, des qualités de son alimentation, soit par l'allaitement maternel, soit par l'allaitement d'une nourrice étrangère, soit par une nourriture artificielle avec du lait des femelles d'animaux, ou avec d'autres alimens, comme panades, bouillies, etc., etc. Elle dépend encore des soins que, dans le très-jeune âge, l'enfant reçoit de sa mère

ou de sa nourrice; de leurs qualités physiques et morales; du régime qu'elles suivent elles-mêmes; des travaux auxquels elles se livrent; de leur santé ou de leurs infirmités; de leurs passions et de leurs habitudes.

134. Vous voyez, Messieurs, sans que je vous le dise, que ce qui constitue l'organisation est un effet, et non point une cause.

135. L'organisation contribue à former le tempérament, le caractère, les inclinations qu'on regarde comme naturelles. Dans l'organisation se trouve aussi le germe des passions, la semence des vertus et des vices, des qualités et des défauts.

Première éducation physique.

136. Il est certain, comme l'a dit J. J. Rousseau, que l'éducation de l'homme commence à la mamelle. C'est l'hygiène qui vous apprendra comment l'enfant doit être traité, jusqu'où il faut porter des soins bien entendus, à quel degré on doit s'arrêter pour ne pas tomber dans l'excès; ce qu'il convient de faire dans notre climat, sous la température de la France, comparée à celle des régions glacées ou des régions équatoriales, d'après notre degré de civilisation comparée aux peuples plus près de la nature, ou tout-à-fait dans l'état sauvage.

Seconde éducation physique.

137. Cette éducation commence lorsque l'enfant compte quelques années ; elle se prolonge jusqu'à la jeunesse. Elle contribue puissamment à former le tempérament. Selon qu'elle sera bien ou mal dirigée, on procurera à son élève une constitution robuste ou délicate ; une grande force de corps, ou de la faiblesse ; de la hardiesse ou de la pusillanimité ; de l'adresse ou de la gaucherie ; de l'aptitude aux divers exercices, ou de la nonchalance, de l'apathie. On développera ou l'on corrigera les dons ou les erreurs de l'organisation qui a jeté les bases d'un tempérament sanguin ou nerveux, lymphatique ou bilieux ; on rendra cet élève plus ou moins propre à recevoir le bienfait de l'éducation morale.

Éducation morale.

138. Les deux éducations physiques sont, dans le bas âge, le champ qu'on laboure, et sur lequel on répand de l'engrais. L'éducation morale est la semence qu'on jette dans les sillons ; cette semence germe, et couvre le sol de jeunes plantes qui promettent d'abondantes récoltes.

139. L'éducation morale forme le caractère. Elle s'appuie sur des principes sages, présentés, développés avec intelligence, appropriés aux dis-

positions de l'élève, convenables à l'état auquel on le destine, ou que l'on est forcé de lui laisser prendre, s'il est entraîné par une forte inclination, par une vocation naturelle.

140. L'éducation morale se donne moins par des préceptes que par de bons exemples. C'est en vain que vous prêcherez la morale la plus pure à votre fils ou à votre élève, si vos mœurs ne répondent point à vos leçons; c'est en vain que vous lui recommanderez la piété, s'il ne vous voit pas la pratiquer; la bravoure, si vous vous conduisez en lâche; l'amitié, la sensibilité, l'humanité, la reconnaissance, s'il vous connaît indifférent, dur, ingrat; l'amour du travail, le goût de l'étude, si vous êtes paresseux et désœuvré; la sobriété, si vous êtes intempérant; l'exactitude à remplir ses devoirs, si vous les négligez; l'application aux affaires, si vous êtes adonné aux plaisirs, etc., etc.

141. Toutes ces leçons, tirées de l'exemple, sont relatives à l'état des parens, à leur profession, à leur fortune, au pays, an canton, peut-être au quartier qu'ils habitent. Assurément l'éducation d'un laboureur, d'un artisan, d'un homme en service, ne ressemble pas, en général, à celle d'un homme placé dans les hautes classes de la société, d'un savant, d'un artiste, d'un militaire, d'un ministre des autels, etc., etc.;

et cependant c'est la bonne éducation morale qui a tant de fois fait sortir, pour ainsi dire, de la poussière des hommes de génie, des hommes qui ont illustré leur pays et leur siècle, qui ont contribué au bonheur de leurs concitoyens.

142. Mais, dans toutes les conditions, c'est l'éducation morale qui forme un honnête homme ou un fripon; un homme ayant des mœurs ou un débauché; un homme brave ou un poltron; un homme à tête bien organisée ou une espèce de fou, un esprit gauche, un esprit faussé; un homme sensible, humain, compatissant, juste, ou un être barbare, atroce, un vrai scélérat, capable de tous les crimes; un homme sincèrement pieux ou un hypocrite; un homme sensé, raisonnable, ou un imbécille crédule et superstitieux; un homme franc, loyal, ou un fourbe, un astucieux; c'est l'éducation morale qui fait un bon citoyen, un bon fils, un bon époux, un bon père, ou un homme dangereux pour son pays, le malheur de ses parens, le tyran de sa famille, etc., etc.

143. Quelque puissance qu'exerce l'éducation morale, il y a des caractères de fer, des caractères indomptables qu'aucun précepte, aucun exemple ne peut vaincre. Heureusement ils sont très-rares! Et remarquez, je vous prie, que je ne confonds point ici l'éducation avec l'instruction.

144. Eh bien ! Messieurs, vous aurez souvent besoin de ces renseignemens pour éclairer votre diagnostic; vous vous croirez en droit de les regarder comme des causes de la maladie que vous vous proposez de combattre; réfléchissez-y, vous vous convaincrez qu'elles ne sont que des effets dont la cause vous échappe.

Éducation secondaire, ou pratique.

145. C'est celle qu'un homme bien né se donne à lui-même, ou qu'il reçoit des circonstances dans lesquelles il se trouve; elle est le fruit de l'expérience et de la réflexion; c'est elle qui achève de former son caractère, qui lui donne sa façon de penser et de sentir, qui règle ses passions ou le laisse s'y abandonner, qui décide de sa vie entière. C'est par elle qu'un homme acquiert de l'empire sur lui-même, qu'il réprime ses défauts, qu'il est son censeur le plus sévere, qu'il réfléchit sur ses actions, sur ses paroles, sur ses écrits; en un mot, c'est par elle qu'il devient *vertueux*.

146. Vous sentez bien, Messieurs, que je n'ai pas prétendu traiter de l'éducation en détail, que je n'ai pas même voulu en présenter une simple ébauche, et que je n'en ai parlé que parce que ces réflexions me conduisent à vous entretenir des causes des maladies, connaissances indispensables pour établir le diagnostic. Mais ma

dernière observation est celle-ci : Eussiez-vous acquis tout ce que l'on peut apprendre sur *l'organisation*, sur les deux *éducations physiques*, sur *l'éducation morale*, sur *l'éducation pratique*, par conséquent sur le *tempérament*, sur le *caractère*, sur la *façon de penser* de votre malade, sur ses *passions*, vous ne connaîtrez encore que des *effets* dont vous ignorerez les véritables *causes*. Renversez ce mur que votre imagination a élevé entre ce que vous percevez et la vérité nue; laissez de côté les prétentions de la science, les flatteries de l'amour-propre, vous conviendrez que, pour connaître la cause de ce que vous observez, il faut recourir à la nature même..... N'en restez pas là; élevez votre pensée, vous arriverez à l'Être suprême, au créateur, à l'ordonnateur de l'univers, à Dieu..... Eh bien! croyez-vous que Dieu ait donné à une chétive créature le don de pénétrer ses décrets, de lire dans le grand livre où il dépose le secret de ses merveilles?..... Mes chers élèves! observez, méditez, comparez les observations; mais ne prétendez pas expliquer tout ce que vous voyez, encore moins tout ce que vous rêvez, ce que vous ne comprendrez jamais. N'ayez pas la vaine prétention de tout connaître, de tout savoir, et surtout de découvrir des *causes* là où il n'y a que des *effets*.

147. Je ne vous ai parlé ici de l'éducation que

pour vous faire sentir que ce que l'on est réduit à prendre pour *causes* dans les maladies n'était que des *effets*. Quant aux vraies causes, ceux qui nous ont précédés les ont ignorées, nous les ignorons, et ceux qui nous succéderont les ignoreront à jamais, parce qu'il n'est pas donné à l'homme de les découvrir. Si je ne suis point entré dans de plus grandes explications, c'est que j'ai cherché plutôt à vous faire penser vous-mêmes qu'à vous exposer mes pensées propres. Mais, Messieurs, je me propose, dans la seconde section de cet ouvrage, de traiter plus en détail de l'éducation secondaire, ou pratique, pour en faire l'application à ceux qui se destinent à l'étude et à l'exercice de la médecine; je tâcherai de la lier intimement à l'instruction qu'il leur convient d'acquérir.

FIN DU TOME PREMIER.

TABLE.

Pages.

Dédicace aux élèves. 3
Avant-propos. 5
Liste des élèves qui ont recueilli des observations. 11
Discours d'ouverture. 25
Première section. 27
Deuxième section. 35

PREMIÈRE LEÇON.

La médecine existe. Il n'y a qu'une médecine, la médecine d'observation. 49
Médecine d'instinct. 50
Médecine due au hasard. 51
Médecine d'observation. 53
Médecine enrichie par les connaissances humaines. 60
Des systèmes. 72
Des théories. 76

DEUXIÈME LEÇON.

De la santé. 82
Du diagnostic. 84
Du préjugement. 85
Du diagnostic proprement dit. 97
Des symptômes communs. . . . . *ib.*
Suite du diagnostic. — Système ou appareil cutané en général. 104

TROISIÈME LEÇON.

SUITE DU DIAGNOSTIC.

Des maladies de la peau. 107
De la petite vérole. 109
Invasion. 111
Éruption. 112
Suppuration. 114

Pages.

Dessiccation. 115
Observations, au nombre de six. 117
Remarques. 143
Suites de la petite vérole. 156
De l'inoculation. 159
De la vaccine. 160
De la vaccine vraie. 161
De la vaccine fausse. 162
Réflexions. 163
De la varicelle. 166
Observation. 167

QUATRIÈME LEÇON.

SUITE DU DIAGNOSTIC.

Suite des maladies de la peau. 169
Du zona. 170

Observations.

Première, zona simple. 171
Deuxième, zona avorté, suivi d'engorgement sous l'aisselle. . . 172
Troisième, zona précédé de dysenterie et compliqué d'une légère péripneumonie. 175
De la rougeole. 178

Observations.

Première, rougeole et varicelle. 182
Deuxième, rougeole précédée de tuméfaction de la rate, suite d'une fièvre intermittente. 184
De la scarlatine. 187

Observations.

Première, scarlatine simple. 189
Deuxième, scarlatine simple. 191
Troisième, scarlatine compliquée de miliaire. 193
Quatrième, scarlatine compliquée d'une éruption pétéchiale, etc. 195
De la miliaire. 198
De l'érysipèle. 199
Remarques. 200

Pages.

Extraits d'observations.

Premier, érysipèle devenu gangréneux. 202
Deuxième, érysipèle terminé par un anthrax gangréneux. . . . 203
Troisième, érysipèle suivi d'un anthrax gangréneux. 204
Quatrième, érysipèle suivi de métastase. 206

Observations.

Première, érysipèle à la tête. 207
Deuxième, érysipèle à la tête, compliqué de fièvre putride et suivi de dépôts purulens. 210
Troisième, érysipèle à la face, avec fièvre putride et lésion organique du cœur. 212
Quatrième, érysipèle à la face, compliqué de fièvre putride et d'affection du poumon. 218
Cinquième, érysipèle gangréneux aux membres abdominaux, etc. 223
Du coup de soleil. 227
Observation. . . . . *ib.*
De l'urticaire. 230
Observation. 231
Du pemphigus. 234
Du prurigo. . . . . *ib.*
Du furoncle et de l'anthrax. 235
De la pustule maligne. 236
Observation. . . . . *ib.*
Des éruptions anomales. 238

Observations.

Première, éruption causée par le suc du rhus toxicodendron. . 239
Deuxième, éruption causée par l'arsenic réduit en poudre. . . 241

CINQUIÈME LEÇON.

SUITE DU DIAGNOSTIC.

Des maladies chroniques de la peau. 245
De la croûte laiteuse. *ib.*
Observation. 247

Pages.

De la teigne. 248

Des dartres. 250

Observations.

Première, dartre scrophuleuse. . . . . *ib.*

Deuxième, dartre vénérienne. 252

Troisième, dartre compliquée de scorbut. 255

De la gale. 259

De la lèpre. 269

De l'éléphantiasis. 270

Observation. 271

Système pileux. 280

SIXIÈME LEÇON.

SUITE DU DIAGNOSTIC.

De la digestion. 285

Observations.

Première, cancer de la langue, hématémèse. 307

Deuxième, squirrhe ulcéré de l'œsophage par suite d'une brûlure. 315

Troisième, dépôt et squirrhe de l'œsophage. 317

Quatrième, gangrène de l'œsophage, etc. 327

Cinquième, squirrhe ulcéré de l'œsophage, du cardia, de la grande courbure de l'estomac, du foie, etc. 333

SEPTIÈME LEÇON.

SUITE DU DIAGNOSTIC.

Suite de la digestion 340

De l'estomac. 342

Des usages de l'estomac. 344

Formation du chyme. 345

Dimensions de l'estomac. 351

Déplacement de l'estomac. 352

Impression que l'estomac reçoit et rend. 353

Influence des sens sur l'estomac. 355

Pages.
De la vue. . . . . *ib.*
De l'ouïe. . . . . *ib.*
Du toucher. . . . . *ib.*
De l'odorat. 356
Du goût. . . . . *ib.*
Autres usages de l'estomac. 357
De l'appétit. 360
Des antipathies. 363
De la faim. 364
Des appétits désordonnés. 366
De la faim extrême par manque d'alimens. 370
De l'usage des boissons fermentées. 372
Du vomissement spontané. 373
De l'ivresse. 375

HUITIÈME LEÇON.

SUITE DU DIAGNOSTIC.

Suite de la digestion et des affections de l'estomac. — Réflexions générales. 379
Maladies de l'estomac. 386
Des indispositions. 387
Des affections symptomatiques. 389
Des affections sympathiques. 390
Des hernies de l'estomac. 391
De la gastrite. 392

Observations.

Première, gastrite causée par une chute sur l'épigastre, compliquée de fièvre intermittente tierce et d'affection scorbutique. 394
Deuxième, gastrite aiguë, éruption de pétéchies. 399
Troisième, gastrite aiguë, suivie de gangrène. 402
Quatrième, gastrite chronique, suite d'un coup. Suppuration du rein. Squirrhe de l'utérus. 406
De l'embarras gastrique. 413

Extraits d'observations.

Premier, embarras gastrique. 414

Pages.

Deuxième, embarras gastrique 415

Troisième, embarras gastrique. 416

Quatrième, embarras gastrique et catarrhe pulmonaire. . . . 418

Cinquième, embarras gastrique avec érysipèle. 420

Sixième, embarras gastrique accompagné de fièvre intermittente quotidienne. 421

Réflexions générales sur la manière d'établir le diagnostic. . . 423

Organisation. 425

Première éducation physique. 426

Seconde éducation physique. 427

Éducation morale. . . . . ib.

Éducation secondaire, ou pratique. 430

FIN DE LA TABLE.

www.ingramcontent.com/pod-product-compliance
Ingram Content Group UK Ltd.
Pitfield, Milton Keynes, MK11 3LW, UK
UKHW012147240726
13966UKWH00001B/175

9 782012 394803